"十二五"普通高等教育本科国

全国高等医药院校规划教材

案例版™

供临床、预防、基础、口腔、麻醉、影像、药学、检验、护理、法医等专业使用

局部解剖学

第 3 版

主　　　编　刘学政　金昌洙
副 主 编　王　玮　阎文柱　何　欣　吕广明　洪乐鹏
编　　委　（以姓氏笔画为序）

于振海	滨州医学院	何　欣	北华大学
马志健	海南医学院	余崇林	泸州医学院
王利民	滨州医学院	初国良	中山大学
王　玮	福建医科大学	张莲香	宁夏医科大学
韦　力	广西医科大学	张　潜	遵义医学院
左中夫	辽宁医学院	陈绍春	昆明医科大学
田国忠	佳木斯大学	邵　珩	天津医科大学
田顺亮	桂林医学院	金昌洙	滨州医学院
吕　华	山西医科大学	周播江	遵义医学院
吕广明	南通大学	赵小贞	福建医科大学
刘仁刚	华中科技大学	赵建军	杭州师范大学
刘学政	辽宁医学院	洪乐鹏	广州医科大学
李文春	湖北医药学院	姚立杰	齐齐哈尔医学院
李启华	赣南医学院	徐旭东	济宁医学院
李艳君	佳木斯大学	阎文柱	辽宁医学院
李鸿文	桂林医学院	雍刘军	成都医学院

科学出版社

北　京

内 容 简 介

本教材以教学大纲为指导,遵循"思想性、科学性、先进性、启发性、实用性"的方针,从编写形式、内容取舍、图文匹配上既保留传统局部解剖学的精华,又重视基本理论、基本知识、基本技能和科学素养的培养。各章节基本由体表标志、层次构造、局部器官和结构、案例和提示以及"视窗"五部分组成。"体表标志"记载人体各部体表标志及其与深部器官、结构之间的相互定位关系;"层次构造"叙述人体各部组织结构的层次及特点;局部器官和结构阐述局部解剖学最基本、最关键、最必需的知识,主要讲述人体结构或器官的形态、位置、毗邻关系、血管神经的分布和有关的临床意义;案例和提示来自和章节内容相关的真实临床病例和简略分析总结;"视窗"部分所选内容为有关临床疾病的诊疗过程、技术进展、科学发现和健康常识。第3版对上一版的文字进行了全面订正,特别是对"案例"、"提示"和"视窗"部分进行了较大幅度修改,努力反应最新的临床技术和诊疗方法,撤换、修改了部分插图。

本书适合于全国各医学院校临床、预防、基础、口腔、麻醉、影像、药学、检验、护理等专业本科生、研究生教学用书,及相关专业人员参考用书。

图书在版编目(CIP)数据

局部解剖学:案例版/刘学政,金昌洙主编 . —3 版 . —北京:科学出版社,2015.6

"十二五"普通高等教育本科国家级规划教材·全国高等医药院校规划教材

ISBN 978-7-03-043293-3

Ⅰ.①局… Ⅱ.①刘… ②金… Ⅲ.①局部解剖学-医学院校-教材 Ⅳ.①R323

中国版本图书馆 CIP 数据核字(2015)第 026354 号

责任编辑:朱　华/责任校对:纪振红
责任印制:赵　博/封面设计:范璧合

科 学 出 版 社　出版
北京东黄城根北街 16 号
邮政编码:100717
http://www.sciencep.com

北京世汉凌云印刷有限公司　印刷
科学出版社发行　各地新华书店经销
*
2007 年 3 月第 一 版　开本:850×1160　1/16
2015 年 6 月第 三 版　印张:15
2019 年 1 月第十三次印刷　字数:685 000
定价:65.00 元
(如有印装质量问题,我社负责调换)

第 3 版前言

局部解剖学是阐述人体各部层次构造,器官结构的形态特点和相互毗邻关系的科学;应用性强,是临床医学,特别是常用手术为治疗手段的学科和影像诊断学科的重要基础课程,是基础医学与临床医学之间的"桥梁"课程,是为医学实践服务、医学生迈向成才之路的必修课。

《局部解剖学》(案例版)贯彻"教材必须遵循思想性、科学性、先进性、启发性、实用性"的方针,以教学大纲为指导,从编写形式、内容取舍、图文匹配上既保留传统局部解剖学的精华,又重视基本理论、基本知识、基本技能和科学素养的培养,以期夯实基础,拓宽视野,达到增强学生素质、提高培养质量和水平的目的。

本书各章节基本由体表标志、层次构造、局部器官和结构、案例和提示以及"视窗"五部分组成。"体表标志"记载人体各部体表标志及其与深部器官、结构之间的相互定位关系;"层次构造"叙述人体各部组织结构的层次及特点;局部器官和结构阐述局部解剖学最基本、最关键、最必需的知识,主要讲述人体结构或器官的形态、位置、毗邻关系、血管神经的分布和有关的临床意义;案例和提示来自和章节内容相关的真实临床病例和简略分析总结,以期调动学生的学习兴趣,吸引学生积极参与、积极思考,提高学生分析问题、解决问题的能力;"视窗"部分所选内容为有关临床疾病的诊疗过程、技术进展、科学发现和健康常识,用以激发学生的求知欲望、创新愿望和自学能力,增强技能和方法训练,为获得相关医学知识和接受继续教育打下基础。

《局部解剖学》(案例版)力求准确把握教育规律和科学发展的脉搏,博采众长,推陈出新;体现最新教材编写理念和方式,构建完备的知识体系,传授先进的教学理念,实现教材作为人才培养、知识创新和知识传播的独特功能,承担为局部解剖学教学实践服务的作用。从而使《局部解剖学》(案例版)既具有传统的局部解剖学完整、系统的学科知识,又密切结合临床实践,以局部解剖学知识为根本,融合渗透具有导向性、启迪性的临床医学和科学研究思路的内容,彰显局部解剖学作为"桥梁"课程的学科特点和实用价值。

《局部解剖学》(案例版)第3版对上一版的文字进行了全面订正,特别是对"案例""提示"和"视窗"部分进行了较大幅度修改,努力反应最新的临床技术和诊疗方法,撤换、修改了部分插图。在编写方法上仍沿袭分工著述、主编全面负责审阅修改之惯例,力求以丰富完整、准确无误、科学系统的知识奉献于读者。水平所限,疏漏谬误难免,祈望读者指正。

刘学政

2015 年 3 月

目　　录

绪 论

局部解剖学 regional anatomy 是研究人体各个局部区域的层次构筑及特点,结构和器官的形态、位置、毗邻及其临床应用的一门科学,是解剖学的分科之一。它是在学习系统解剖学的基础上,通过尸体解剖和观察,进一步学习正常人体形态结构知识。学习局部解剖学可为后续课程的学习和临床应用,尤其是手术学科提供必要的形态学基础,因此,它是基础医学与临床医学之间的"桥梁"课程。

一、局部解剖学的发展简史

局部解剖学是前人在漫长的历史过程中不断地探索、实践和逐步积累而发展起来的。解剖学的知识可从古代的中国、印度和埃及的一些书籍中见到,这些知识也仅是当初在祭祀、狩猎、屠宰和战争负伤时偶然观察获得的。当时搜集有关人体结构知识的主要动机是以研究和治疗疾病为目的,后来才发展为专门的学科。解剖学知识是从零散的、孤立的人体结构知识,逐步积累成为完整的、系统的关于人体形态方面的科学。

◾ (一)西方发展史

西方医学对解剖学的明确记载,是从古代希腊名医希波克拉底(Hippocrates,公元前460~377年)开始的。他的医学观点对以后西方医学的发展有巨大的影响,被尊为"医学之父",他对骨骼、关节、肌肉等都有详细的研究,正确地描述了颅骨,但混淆神经和肌腱。古希腊的另一位学者亚里士多德(Aristotle,公元前384~322年)是动物学的创始人,他把神经和肌腱区别开来,指出心是血液循环的中枢,血液自心流入血管,但他把动物解剖所得的结果移用于人体,错误较多。希腊解剖学家希罗菲卢斯(Herophilus,公元前335~280年)被称为"人体解剖之父"。他推翻了当时权威的亚里士多德的"心脏是思维器官"的理论,提出脑是思维器官,人的一切感觉都是通过脑神经传递的,并在临床诊断方面发现了脉搏的重要性,他是第一个把人体动脉和静脉区别开来的人,并且对血液循环、神经、眼睛、肝脏等器官进行过详细的描述。他发现小肠起始段长约12个指幅,将其命名为十二指肠。在公元272年,亚历山大港图书馆火灾中罗菲卢斯撰写的医学书籍遗失,但是他的医学技术被罗马医师盖伦继承发扬。盖伦(Galenus,130~200年)是古罗马著名医生和解剖学家,撰写了许多关于医学和解剖学的著作,他考察了心脏的作用,对脑和脊髓进行了研究,认识到神经起源于脊髓,人体有消化、呼吸和神经等系统。他看到猴子和猿类的身体结构与人很相似,因而把在动物实验中获得的知识应用到人体中,对骨骼、肌肉作了细致的观察,指出血管里保存的是血液,而不是空气,发现脊神经是按区域分布的。在中世纪宗教统治一切的时代,绝对禁止解剖人的尸体,他研究的材料只限于动物,以致使解剖学上的一些错误见解延续长达千余年之久。

15世纪文艺复兴以后,科学和艺术上开始了独立研究和创作的新时代,人体解剖学也有了巨大的发展。具有科学家和艺术家之称的达芬奇(Leonardo da Vinci,1452~1519年),也曾解剖过尸体,对人体结构有较详细的研究。其著作《论人体的形态》中绘制了一系列素描,留下了大量有关人体结构的图画。维萨里(A. Vesalius,1514~1564年),比利时医生,近代解剖学的创始人,1543年维萨里邀请约翰内斯·奥坡瑞努斯帮助他印刷七卷本的《人体的构造》一书,这本书详细地介绍和研究解剖学,更附有他亲手绘制的有关人体骨骼和神经的插图。哈维(W. Harvey,1578~1657年),英国医生,早年致力于古典医学著作的研究,发现先辈的著作中对于心脏及血液运动没有一个明晰的概念。经过对八十余种动物进行实验研究,最后将他多年来的研究成果写成《心血液运动论》,哈维由于发现了血液循环而把生理学(人体生理学和动物生理学)确立为科学。马尔丕基(M. Malpighi,1628~1694年)证明了动脉与静脉的沟通,并进一步研究了动、植物的微细构造。

19世纪达尔文(C. Darwin,1809~1882年)的《物种起源》和《人类起源和性的选择》,为探索人体形态结构的发展规律提供了理论基础。俄国解剖学家扎果尔斯基(Л. А. Загорский,1764~1846年)开始研究结构的变异和异常,提出机能决定器官形态的见解,并开始引用比较解剖学的材料去理解人体的结构。俄罗斯战场外科医生,外科试验解剖学和局部解剖学的奠基者尼古拉·比罗果夫(Н. и. ЛиогоВ,1810~1881年),第一个在战场进行外科手术(1847年),提出了很多重要的外科手术和方法。1844年出版《实用解剖学全书》,1859年出版《局部解剖学图谱》从而使局部解剖学成为相对独立的学科,侧重从局部着眼,研究人体结构,为临床诊疗奠定形态基础。

随着科技的进步,临床医学的发展,局部解剖学已成为人体解剖学的重要研究领域。*American Journal of Anatomy* 和 *Anatomic Record* 等期刊发表了许多高水平的研究论文。1978 年,西欧解剖学专家和临床医学专家创办了期刊 *Journal of Clinical Anatomy*、*Gray's Anatomy*、*Grant's Method of Anatomy*、*Grant's Dissector*、*Clinical Anatomy Principles* 和 *Last's Anatomy: Regional and Applied* 等已成为局部解剖学的经典教材和参考文献。

（二）中国发展史

我国文化历史悠久,远在春秋战国时代,最早的一部医学著作《皇帝内经》(约公元前 500 年)就有关于人体形态的记载,"若夫八尺之士,皮肉在此,外可度量切循而得之,其尸可解剖而视之……"。秦汉时代如《汉书·王莽传》记载新莽天凤 3 年(公元 16 年),王莽令太医尚方与巧屠一起解剖被判死刑的公孙庆的尸体,不仅测量内脏器官,而且"以竹筵导其脉,知其始终……"。这是当时我国对人体解剖的较详细的描述。三国时代名医华佗(约145~208 年)不但擅长医术,而且对人体结构有较深的了解,能用麻醉剂施行外科手术。晋代针灸大为发展,王叔和(201~280 年)著《脉经》和皇甫谧(215~282 年)著《甲乙经》有许多内脏度量衡的记载。宋代王唯一铸铜人(1029 年),分脏腑十三经和旁注腧穴,是人体模型的创始。北宋年间产生的两部人体解剖学图谱—《欧希范五脏图》和《存真图》。宋仁宗庆历年间(1041~1048 年),广西地方官府处死欧希范等五十六名反叛者,并解剖死者的胸腹,宜州推官吴简(一作灵简)与医生和画工较仔细地观察了这些尸体的内脏器官,并由画工宋景描绘成图,这便是《欧希范五脏图》。《存真图》是宋徽宗崇宁年间(1102~1106 年)由医家杨介和画工根据他们所观察到的被宋廷处决剖剜的反叛者的胸腹内脏绘制而成的解剖图谱。《存真图》至清代初期尚存,《文渊阁书目》和《汲古阁毛氏藏书目录·医家类》均有著录。元、明时期的一些医书还转录了其解剖图谱及其说明性文字,《存真图》现在虽已佚失,但其部分内容却由这些医书而得以保存下来。从中可知,《存真图》的绘制十分简细具体,它不仅有人体胸腹内脏的正面、背面和侧面全图,而且还有分系统、分部位的分图,所绘诸图及其文字说明大致正确。《欧希范五脏图》和《存真图》的出现及其影响,说明我国人体解剖学的水平,早在十一世纪曾处于当时的世界领先地位,可惜囿于长时期封建社会诸种因素的束缚,没有进一步发展起来。

宋代宋慈(1186~1249 年)著《洗冤录》,对人体骨骼及胚胎等有较详细的记载,并附有检骨图。清代王清任(1768~1831 年)著有《医林改错》一书,对古医书中的错误进行了修正,尤其对内脏的记载甚为详细。

中国近代第一代西医学者黄宽(1828~1878 年)于 1857 年,在英国爱丁堡大学获得理学博士学位后归国,在南华医学校从事解剖学、生理学和外科学的教学工作。1867 年,他在教学过程中亲自解剖 1 具尸体。我国于 1881 年在天津开办了医学馆,1893 年该医学馆改名为北洋医学堂,开设了人体解剖学课程。

1913 年,我国明确人体解剖学为医学生的必修课。解剖学者勇于探索教学方法,积极编写适用于国内教学的解剖学教材。《解剖学提纲》(汤尔和,1924 年)、《局部解剖学》(李定、汤肇虞,1935 年)、《精选解剖学》(汤尔和,1937 年)、《解剖学指导》(张查理,1938 年)和《应用解剖学》(陶熙,1948 年)等教科书为我国局部解剖学的发展奠定了基础。

新中国成立后,随着医学教育的发展和革新,人体解剖学分为系统解剖学、局部解剖学和组织胚胎学 3 门学科。各高等医药院校为本科生和专科生开设了局部解剖学课程,并根据教学特点自编或合编了教材。全国高等医药院校五年制规划教材《局部解剖学》自 1979 年出版发行以来,已再版了 8 次,分别由曹献廷、徐恩多、彭裕文、刘树伟担任主编,对于局部解剖学的教学起到了重要作用。为顺应医学发展趋势和满足临床医学需要,解剖学工作者编写了各类面向临床医师使用的局部解剖学参考书。钟世镇总主编的《临床解剖学丛书》(头颈分册,张为龙和钟世镇主编,1988 年;胸部和脊柱分册,刘正津和陈尔瑜主编,1989 年;四肢分册,王启华和孙博主编,1991 年;腹盆部分册,韩永坚和刘牧之主编,1992 年)等参考书对局部解剖学的学习和临床应用具有促进作用。近几年来,多数高等医药院校为临床医学专业的研究生开设了局部解剖学课程,学生选课踊跃,兴趣浓厚。随着教学环境的改善和教学设备的更新,局部解剖学的教学水平逐渐提高。局部解剖学的研究工作非常活跃,在《解剖学报》《解剖学杂志》和《中国临床解剖学杂志》等期刊上发表的科研论文反映了我国局部解剖学研究处于国际先进行列。恩格斯说:"没有解剖学就没有医学"。局部解剖学将继续对基础医学和临床医学的发展发挥巨大的基础性作用。

二、人体基本结构及层次

人体可分为头部、颈部、胸部、腹部、盆部、会阴部、脊柱区、上肢和下肢等。各局部的层次结构具有许多相似之处,由浅入深为皮肤、浅筋膜、深筋膜、肌、骨、体腔和腔内器官等。

（一）皮肤 skin

皮肤被覆体表,由表皮和真皮组成,属于人体的体被系统。由表皮衍生而来的结构包括指（趾）甲、皮脂腺、汗腺、毛发和毳毛，并有丰富的血管、淋巴管和神经分布；真皮由致密结缔组织组成，其内分布着各种结缔组织细胞以及大量胶原纤维和弹性纤维，使皮肤既有弹性，又有韧性。结缔组织细胞以成纤维细胞和肥大细胞为多。皮肤具有重要的屏障、保护、调节体温及感觉功能，由于参与免疫应答反应，也是人体免疫系统的重要组成部分。全身各部皮肤厚薄不一，厚者可达 4mm，薄者不足 1mm。一般规律是男性皮肤比女性厚，成人皮肤比小儿厚，腹侧（屈侧）皮肤较薄，背侧（伸侧）皮肤较厚，但在手掌和足底则相反，解剖时尤其做皮肤切口应予以注意。

（二）浅筋膜 superficial fascia

位于皮下，又称皮下组织或皮下脂肪，由疏松结缔组织构成且富有脂肪，配布于全身。在不同部位，浅筋膜的厚薄差别很大，除眼睑、乳头及男性外生殖器等处的浅筋膜内不含脂肪组织外，其余各部均含有多少不等的脂肪组织。浅筋膜内纤维束强弱和松紧，关系皮肤移动度大小，剥离皮肤的难易。浅动脉、浅静脉、浅淋巴管和皮神经行于浅筋膜中。在头颈部、腋窝及腹股沟等部位的浅筋膜内还有浅淋巴结。

（三）深筋膜 deep fascia

位于浅筋膜深面，又称固有筋膜 proper fascia，由致密结缔组织构成，包被于体壁和四肢肌的表面。它形成的主要结构有：深筋膜伸入肌群之间，附着于骨，形成肌间隔 intermuscular septum；包裹大血管神经干形成血管神经鞘，如腋鞘和颈动脉鞘；包裹腺体形成筋膜鞘或囊，如甲状腺鞘；在腕部和踝部增厚并附着于骨形成支持带。另外，深筋膜、肌间隔与骨和骨膜之间可形成骨筋膜鞘或筋膜间隙。在感染性疾患时，骨筋膜鞘一方面可以潴留积液而阻止感染的扩散，另一方面感染又可沿骨筋膜鞘或筋膜间隙按一定方向蔓延。因此，了解骨筋膜鞘和筋膜间隙的走向，对探知感染的蔓延和积液的扩散途径有重要的临床意义，尤其在四肢更为重要。此外，血管神经束常沿筋膜间隙走行，掌握深筋膜知识，也有助于寻找血管和神经。

（四）肌 muscle

包括分布于内脏器官的平滑肌、特有的心肌和分布于躯干及四肢的骨骼肌。骨骼肌由肌腹与肌腱构成。肌腹由肌纤维构成的肌束组成，具有收缩功能。肌腱附着于骨面或筋膜，主要由致密的胶原纤维构成。神经、血管进入肌的部位称为神经血管门，它对带血管蒂的游离肌瓣移植具有重要意义。

（五）血管 blood vessel

动脉管径比伴行静脉小且圆，管壁厚而富有弹性。尸体上动脉颜色发白，内腔空虚。静脉壁薄而缺乏弹性，尸体的静脉腔内常有凝血块，呈紫蓝色。浅静脉多单独走行，深静脉多以两支与同名动脉伴行。

（六）淋巴管和淋巴结 lymphatic vessel and lymphatic node

淋巴管壁薄，形态与静脉相似，一般不易辨认，浅淋巴管炎呈现"红线"状，方可为肉眼所见。深淋巴管常与深层血管伴行，借助肌肉收缩可使管内的淋巴向心回流而在淋巴结附近的淋巴管则较易剖露。淋巴结呈圆形或椭圆形，质地较软，受感染或有癌侵袭后，淋巴结肿大、坚实。淋巴结常沿血管配布，多位于肢体屈侧或较为隐蔽的部位。某些部位的淋巴结集聚成群，如在颈部、腋窝及腹股沟部，有益于发挥其屏蔽作用。

（七）神经 nerve

除浅筋膜内的皮神经外，神经常与血管伴行，呈白色条索状并被深筋膜包裹形成血管神经束。胸腔和腹腔内的内脏神经常，形成神经丛，缠绕在脏器和血管壁上随血管分支分布，解剖时较难分离。

（八）体腔 body cavity

包括胸膜腔、心包腔、腹膜腔和鞘膜腔等，是由壁、脏层浆膜返折形成。体腔多呈负压，内有少量浆液，可减少脏器摩擦。炎症时，可出现积液或浆膜粘连。

（九）内脏器官 visceral organ

大部分位于胸腔、腹腔和盆腔内，少部分位于头颈部和会阴部。中空性器官借孔道与外界相通。实质性器官包有结缔组织被膜或浆膜。在肺、肝和肾等实质性器官，血管和神经等结构经器官门出入。出入肺门、肝门和肾门的诸结构被结缔组织包绕分别构成肺根、肝蒂和肾蒂。因此，手术时在器官门处显露出入结构时应注意保护血管和神经。肺段、肝段和肾段有着一定的分布规律，对于疾病诊断和手术治疗具有重要意义。

三、学习局部解剖学的观点和方法

（一）理论联系实践的观点

理论联系实践的原则是学习任何知识所必须遵循的原则，即在学习局部解剖学时应将理论和实际解剖、标本观察、活体触摸以及临床应用有机地结合起来，用局部解剖学的理论来解决有关临床问题，为以后的临床工作和科研工作奠定基础。

（二）局部与整体统一的观点

人体是一个统一整体，任何器官或局部都是整体不可分割的一部分，局部和整体在结构和功能上是相互联系又相互影响的。因此,既要重视对局部区域的研究又必须从整体的角度认识个别器官或局部。用局部与整体统一的观点来指导学习,防止认识上的片面性。

(三) 充分利用各种资源提高学习效率

局部解剖学是一门形态科学,不可能通过文字描述来凭空构想人体的结构,因此,在学习局部解剖学时,应注重通过实际解剖,标本、图片或动画的观察来学习解剖学知识,这样学来的知识是鲜活生动的,是将来在实际工作中能够用得上的。因其符合人类认知的一般规律,学习效率必将得到提高,达到事半功倍的效果。

(四) 注重课外学习

由于局部解剖学的授课时间有限,预习是很有必要的。通过预习,了解所涉及的器官和结构以及主要学习内容,做到心中有数。课后应认真复习学过的内容,及时整理和记录授课要点和难点。对于在教材内没能解决的问题,可通过查阅相关参考书进一步解决。互联网上有大量有关解剖学的图片、动画、视频等,要合法利用这些网络资源来学习局部解剖学这门课程。

(辽宁医学院　刘学政)

第1章 头 部

第1节 概 述

头部是脑、感觉器官及其保护结构共同构成的一特殊局部,由颅与面两部分组成。颅容纳脑及其被膜;面部有**特殊感觉器 special sense organ**(眼、耳、鼻、口、舌),并是呼吸、消化系统的门户。头部的血液供应来自颈内、外动脉和椎动脉,经颈内、外静脉回流至心,淋巴直接或间接注入颈深淋巴结,神经主要是脑神经。

一、境界与分区

头部借下颌骨下缘、下颌角、乳突尖端、上项线和枕外隆凸的连线与颈部分界。头部又以眶上缘、颧弓上缘、外耳门上缘和乳突的连线为界,分为前下方的面部和后上方的颅部。

二、体表标志

人体的一些重要解剖结构(深层或腔内的结构),常需要一些在体表较明显、固定的结构标志来确定它们的位置,并投射到体表,对临床诊断、分析和治疗有着重要的意义,这些结构可以是骨、肌腱、肌肉或软组织等。

(一)骨性标志

在颅面有一些重要的体表标志与颅内重要结构相对应。颅内一些重要结构的损伤也可以通过一些受伤的部位和临床表现对其临床诊断有重要辅助意义。颅面的体表标志可归纳为一线(**上项线**)、二弓(**眉弓、颧弓**)、三孔(**眶上孔、眶下孔、颏孔**)、四点(**翼点、前囟点、人字点、星点**)及五个突起(**乳突、枕外隆凸、下颌支的髁突、下颌角、额结节**)(图1-1,图1-2)。

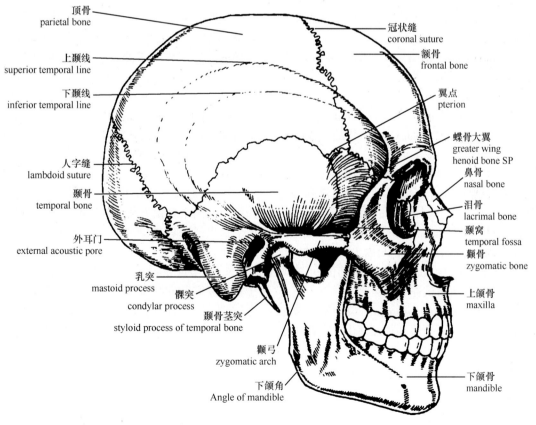

图1-1 颅骨侧面

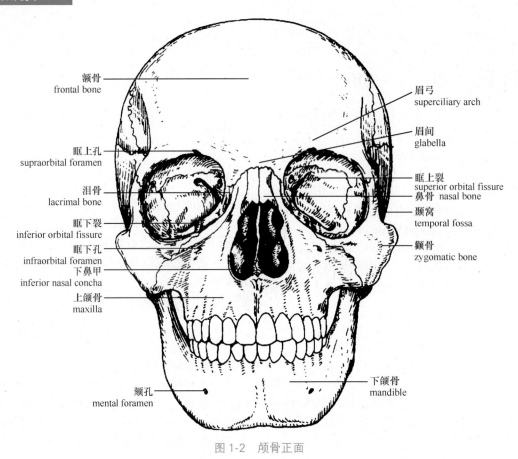

额骨 frontal bone
眉弓 superciliary arch
眉间 glabella
眶上孔 supraorbital foramen
泪骨 lacrimal bone
眶上裂 superior orbital fissure
鼻骨 nasal bone
颞窝 temporal fossa
眶下裂 inferior orbital fissure
眶下孔 infraorbital foramen
颧骨 zygomatic bone
下鼻甲 inferior nasal concha
上颌骨 maxilla
颏孔 mental foramen
下颌骨 mandible

图 1-2　颅骨正面

1. **上项线 superior nuchal lines**　位于枕外隆凸的两侧骨嵴,内面适平横窦。

2. **眉弓 superciliary arch**　位于额结节下方、眶上缘上方的弓状隆起,适对大脑额叶的下缘,其内侧部的深面有额窦。

3. **颧弓 zygomatic arch**　位于外耳门前方的水平线上,全长约 3 横指(5~6cm),由颞骨的颧突和颧骨的颞突共同构成,位于皮下可触及。颧弓上缘相当于大脑颞叶前端下缘,颧弓下缘与下颌切迹之间的半月形中点为咬肌神经封闭及上、下颌神经阻滞麻醉的进针部位。

4. **眶上孔(切迹) supraorbital foramen (notch)**　有的为眶上切迹,位于眶上缘中、内 1/3 相交界处,有眶上血管及神经穿出。如用力按压此部位,可有明显疼痛,临床常用此法测试昏迷的程度。

5. **眶下孔 infraorbital foramen**　位于眶下缘中点下方约 1cm 处,有眶下血管和神经穿出。在此可进行眶下神经阻滞麻醉。

6. **颏孔 mental foramen**　成人位于下颌第 2 前磨牙根的下方,下颌体上、下缘连线的中点,距正中线约 2.5cm 处。颏孔为下颌管的下口,多呈卵圆形,开口朝向后上外方,有颏血管、神经穿出,为颏神经麻醉的穿刺部位。

7. **翼点 pterion**　位于颞区,为蝶骨大翼、额骨、

顶骨和颞骨鳞部相连接处的缝,多数呈“H”形,有时可呈“N”形。此处相当于在颧弓上方横放两指,与颧骨额突后方竖放拇指的相交处(或颧弓中点上方约 4cm 与额骨颧突后方 2.5~3cm 的交点处)。该区是颅骨骨质薄弱的部位,其内面有脑膜中动脉的前支经过,大脑外侧沟起始点的投影也在翼点。此处受暴力打击时,易发生骨折,并常伴有上述血管撕裂出血,形成硬脑膜外血肿(硬膜外血肿)。

8. **前囟点 bregma**　是冠状缝与矢状缝的相交点,故又称冠矢点或额顶点。新生儿此处呈菱形,称为前囟。因未骨化为结缔组织膜所覆盖,临床常借前囟的膨出或凹陷,判断颅内压和脱水情况。前囟在生后一年半左右闭合。

9. **人字点 lambda**　又称人字缝尖或顶枕点,位于枕外隆突上方约 6cm 处,为人字缝与矢状缝的相交点,新生儿的后囟即位于此处。后囟呈三角形,于生后不久即闭合。患佝偻病和脑积水时,前、后囟均闭合较晚。

10. **星点 asterion**　为顶、颞、枕三骨外面相接处,新生儿此处为**乳突囟**。

11. **乳突 mastoid process**　位于耳垂的后方,为一圆锥形隆起,其根部的前内方有茎乳孔,面神经由此出颅腔。在乳突后部的颅底内面有乙状窦沟,容纳乙状窦。乳突根治术中,注意勿损伤面神经及乙状窦。

12. **枕外隆凸 external occipital protuberance** 是枕骨外面中部的最突出的隆起,极易触及,与枕骨内面硬脑膜窦的窦汇相对,在幼儿不明显。隆突向两侧的弓形骨嵴称上项线。枕外隆凸的下方有枕骨导血管,当颅内压增高时此导血管扩张。颅后窝开颅术时如果沿枕外隆凸作正中切口时,注意勿损伤导血管和窦汇,以免导致大出血。

13. **髁突 condylar process** 为下颌支上端后方的突起,位于颧弓下方,耳屏前方。当张、闭口时,在耳屏前方可触摸,可感知髁突向前、后滑动。若髁突滑动受限,将导致张口困难。

14. **下颌角 angle of mandible** 位于下颌体下缘(下颌底)与下颌支后缘相交处。下颌角位置突出,骨质较薄,为骨折的好发部位。

15. **额结节 frontal tuber** 位于两侧额鳞外面向前隆突的部分,深面适对大脑两半球的额中回。

(二)体表投影

1. **脑膜中动脉 middle meningeal artery** 为划定其体表投影,需先确定几条标线:①下水平线:是经眶下缘向后与外耳门上缘的水平线;②上水平线:是经眶上缘向后与下水平线相平行的线;③前垂直线:经颧弓中点作一与上、下水平线垂直的线;④中垂直线:是一条经过下颌骨髁突中点与前垂直线平行的线。脑膜中动脉由棘孔入颅后,继沿颞骨内板上行,平颧弓中点上方约3cm处,分为前、后两支。脑膜中动脉主干的投影,位于下水平线与前垂直线的相交处。前支经过上水平线与前垂直线的交点,向后上弯曲走向颅顶,后支经过上水平线与中垂直线的交点,斜向顶骨与枕骨相会的人字点(图1-3)。

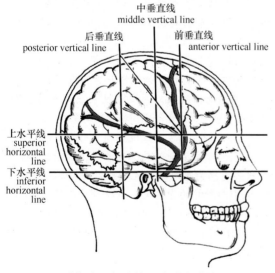

图 1-3 头部表面标志线及脑膜中动脉和大脑外侧面主要沟回的体表投影

2. **面神经 facial nerve** 面神经出茎乳孔的主干,经乳突的前内、耳垂下方,走向腮腺的后缘。

3. **腮腺管 parotid duct** 相当于自鼻翼与口角间的连线中点至耳屏间切迹连线的中 1/3 段。

4. **面动脉 facial artery** 自下颌骨下缘与咬肌前缘的交点,经口角外侧约 1cm 至内眦的连线上。

5. **中央沟 sentral sulcus** 在前垂直线和上水平线交点与后垂直线和矢状线交点的连线上,介于后垂直线与中垂直线间的一段,此段下端在颞下颌关节上方约 5cm 处。

6. **中央前、后回 precentral gyrus、postcentral gyrus** 分别位于中央沟投影线前、后各约 1.5cm 范围内。

7. **大脑外侧沟** 其后支位于等分上水平线与中央沟投影线夹角的斜线上。

8. **大脑下缘** 由鼻根中点上方 1.25cm 处开始向外,沿眶上缘向后,经颧弓上缘、外耳门上缘至枕外隆凸的连线。

(滨州医学院 金昌洙 王利民)

第 2 节 颅 部

颅部由颅顶、颅底、颅腔及其内容物等组成。颅顶分为额顶枕区和颞区,由颅顶软组织及其深面的颅盖骨等构成;颅底内面自前向后由前、中、后 3 个颅窝组成;颅腔是由颅骨围成的空腔,容纳脑及其血管和被膜。

一、颅 顶

颅顶外被软组织,在不同的部位其层次及结构特点是有一定差异的,分为额顶枕区和颞区。额顶枕区相当于额、顶、枕骨所在的区域,颞区相当于颞骨鳞部所在的区域,两区以上颞线为界。

案例 1-1

患者,男性,20 岁,因被一台球击到头部右侧颞区,短暂意识不清,近 50 秒后清醒,无其他神经症状及尿、便障碍。被送到急诊,患者意识清楚,状态良好。4 小时后患者出现头痛加剧,烦躁不安等症状,急诊入院。既往健康,无家族遗传病史。体格检查:一般状态差,面色苍白,压眶上切迹反应差,伴有喷射性呕吐,右侧瞳孔散大,同侧对光反射迟钝。急诊医生怀疑有颅内出血,行头部 CT 检查。初步诊断:硬膜外血肿。

请思考以下问题:

1. 为什么颞区损伤易造成硬膜外血肿?

2. 如何在体表标定出损伤血管的位置?

3. 为什么压眶上切迹?

4. 如何解释右侧瞳孔散大,同侧对光反射迟钝?

5. 若从颞区开颅取出血肿,所经层次结构有哪些?

（一）额顶枕区软组织层次及结构特点

额顶枕区的前界为眶上缘，后界为枕外隆凸及上项线，两侧借上颞线与颞区分界。此区软组织由浅入深分为5层：皮肤、浅筋膜（皮下组织）、帽状腱膜及枕额肌、腱膜下疏松结缔组织（腱膜下间隙）和颅骨外膜（图1-4）。

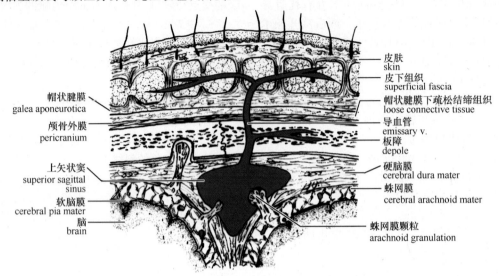

图1-4　颅顶层次

（图中标注）
皮肤 skin
皮下组织 superficial fascia
帽状腱膜下疏松结缔组织 loose connective tissue
导血管 emissary v.
板障 depole
硬脑膜 cerebral dura mater
蛛网膜 cerebral arachnoid mater
蛛网膜颗粒 arachnoid granulation
帽状腱膜 galea aponeurotica
颅骨外膜 pericranium
上矢状窦 superior sagittal sinus
软脑膜 cerebral pia mater
脑 brain

1. 皮肤 skin　厚而致密，含有大量毛囊、汗腺、皮脂腺，是某些皮肤病（疖肿和皮脂腺囊肿等）好发部位，同时也是一个良好的供皮区。因血液循环丰富，故损伤易出血，但伤口愈合也较快。

2. 浅筋膜 superficial fascia　由致密结缔组织和脂肪组织构成，并有许多结缔组织小梁，外连皮肤，内接深层帽状腱膜，这些紧密的小格内充填脂肪和血管、神经，而且丰富的血管多被周围的结缔组织所支撑。依此结构特点，就可以解释为什么感染时疼痛较剧、损伤时出血较多、常需缝合止血了。

3. 帽状腱膜 epicranial aponeurosis　是一层坚韧而厚的腱膜，相当于枕额肌前后两对扁肌腹间的肌腱，并与两侧的颞浅筋膜相续。由于皮肤与帽状腱膜被浅筋膜内的结缔组织紧密连接在一起，故分离困难，临床上将此三层统称为**头皮 scalp**。处理帽状腱膜切创时，要将其细致缝合，以减少皮肤张力，有利于止血和伤口的愈合。

4. 腱膜下疏松结缔组织 subaponeurotic loose connective tissue　头皮和颅骨外膜之间的疏松结缔组织，此层只含少量的结缔组织，解剖时很易潜行剥离，因此是个潜在的腔隙，又称为**腱膜下间隙 subaponeurotic space**。血肿和感染可沿此间隙蔓延至整个额顶枕区。此间隙内有导静脉，其外连头皮静脉，内连颅顶骨内的板障静脉和颅内硬脑膜静脉窦，这样形成了感染的颅骨和颅内扩散的通路，因此称腱膜下间隙为颅顶部的"危险区"。在此层置入头皮扩张器，依靠其深面的颅骨作衬垫，扩张其浅面的有发头皮来修复秃发区，是目前治疗秃发最有效的方法之一。

5. 颅骨外膜 pericranium　即颅骨的骨膜为致密结缔组织，易与颅骨分离，但在骨缝处与缝韧带紧密愈着，不易分开。颅骨外膜下感染或发生血肿，常局限在一块颅骨的范围内。婴儿骨膜下血肿蔓延，不超过骨缝，血肿形状如同所在部位的颅骨。

视窗1-1　头皮撕裂和头皮感染

皮肤、浅筋膜和帽状腱膜相互紧密联系，它们又由疏松结缔组织与骨膜分离，头皮的皮肤内有大量的皮脂腺，其导管易于感染，所以皮脂腺囊肿很常见。

头皮撕裂：头皮血液供应丰富，即使较小的裂口也能够引起严重失血，因为血管壁附着于浅筋膜的纤维隔而不能使血管收缩，所以头皮伤口自行止血困难，压迫头皮止血是常用的办法。帽状腱膜的张力由枕额肌的伸缩性产生，对头皮内的深部伤口非常重要。如果帽状腱膜在冠状方向上分离，伤口会出现裂口。要使头皮伤口愈合良好，缝合头皮时，必须缝合好帽状腱膜的裂口。

头皮感染：由于头皮浅筋膜中有丰富的纤维结缔组织，所以感染一般局限在原位，疼痛较为剧烈，但是头皮感染也可通过无瓣膜的导静脉扩散到颅骨内，引起颅骨的骨髓炎。板障静脉内受感染的血液有可能由导静脉进入静脉窦，引起静脉窦血栓。

头皮感染或外伤后，炎性分泌物或血液可能聚集在帽状腱膜下的潜在的间隙中，由于前方有眶缘，后方有上项线，两侧方有颞线等的限制，所以一般局限于颅顶部，其位于骨膜下的炎性分泌物或血液，由于骨膜附着在骨缝上，所以一般仅局限在一块骨的范围内。

（二）颞区的软组织层次及结构特点

颞区上界为上颞线，下界为颧弓上缘，前界为额骨和颧骨的结合部，后界为上颞线的后下段。此区软组织大致与额顶枕区相应，由浅入深也分为五层：皮肤、浅筋膜、颞筋膜、颞肌和颅骨外膜。

1. 皮肤 skin 此区皮肤较额顶枕区稍薄，移动性较大，有利于切口缝合。

2. 浅筋膜 superficial fascia 此层中含脂肪组织较少，向上与颅顶帽状腱膜相延续，向下与其深面的颞筋膜的浅层汇合后附着于颧弓外缘。

3. 颞筋膜 temporal fascia 较致密，颞筋膜上方附着于上颞线，向下分为深、浅两层，分别附着于颧弓的内、外面，分别称之为颞筋膜浅层、颞筋膜深层。浅、深两层之间有脂肪和颞中血管。

4. 颞肌 temporal muscle 颞肌覆盖着颞骨鳞部，呈扇形，起自颞窝的颅骨外膜和颞筋膜深面，前部肌纤维向下，后部肌纤维向前，逐渐集中经颧弓的深方，止于下颌骨的冠突和下颌支前缘。经此开颅切除颞骨鳞部时，颞肌及筋膜有保护脑膜及脑组织的作用，故颞区为开颅减压手术的常用部位。在颞肌的周围存在脂肪组织，形成潜在性间隙，感染可向此间隙内扩散。颞肌深面有颞深血管和神经，来自**上颌动脉 maxillary artery** 和**下颌神经 mandibular nerve**。

5. 颅骨外膜 pericranium 较薄，紧贴颞骨表面，剥离困难，故很少发生颞骨骨膜下血肿。颅骨外膜与颞肌之间含有大量脂肪组织，称颞筋膜下疏松结缔组织。

（三）颅顶部的血管和神经

分布于颅顶软组织的血管、神经主干，多位于浅筋膜内，可分为前、外、后三组（图 1-5）。血管、神经走行特点都是由下向上呈放射状走向颅顶，当颅顶软组织创伤出血时，单一部位的压迫止血往往效果不理想，需要包扎止血；另一方面，颅顶手术时，切口应与血管、神经平行。颅顶皮肤的神经分布、来源不同，并且互有重叠，因此应同时进行相邻的神经干阻滞麻醉，才有良好效果。

1. 前组

（1）滑车上血管、神经：**滑车上动脉 supratrochlear artery** 是眼动脉的终支；**滑车上神经 supratrochlear nerve** 是额神经（眼神经发出）的分支。两者伴行于眶上缘内侧浅出，分布于额内侧软组织。

（2）眶上血管、神经：**眶上动脉 supraorbital artery** 自眼动脉发出；**眶上神经 supraorbital nerve** 为额神经发出的较大的分支。两者伴行经眶上孔（切迹）分布于额顶部软组织；**眶上静脉 supraorbital vein** 的一支汇入滑车上静脉、内眦静脉，另一支汇入眼上静脉。

2. 外侧组 可分为耳前组和耳后组。

（1）耳前组：位于耳郭前方，血管、神经分布于耳前和颞区软组织，包括颞浅血管和耳颞神经。**颞浅动脉 superficial temporal artery** 为**颈外动脉 external carotid artery** 的终支之一，在**腮腺 parotid gland** 的深部发出。该动脉在颧弓下方发出面横动脉，于颧弓下方 2～3cm 处分为额支与顶支。临床上，麻醉医生常于颧弓后端上方触摸此动脉监测脉搏。**颞浅静脉 superficial temporal vein** 伴之下行，该静脉在下颌支后方与上颌静脉汇合成下颌后静脉。**耳颞神经 auriculotemporal nerve** 伴行于颞浅血管的后方，为三叉神经 **trigeminal nerve** 下颌神经 **mandibular nerve** 的分支，经下颌颈后内侧，分布于耳前和颞区的皮肤。

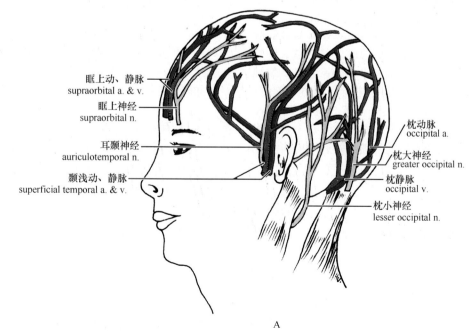

眶上动、静脉 supraorbital a. & v.
眶上神经 supraorbital n.
耳颞神经 auriculotemporal n.
颞浅动、静脉 superficial temporal a. & v.
枕动脉 occipital a.
枕大神经 greater occipital n.
枕静脉 occipital v.
枕小神经 lesser occipital n.

A

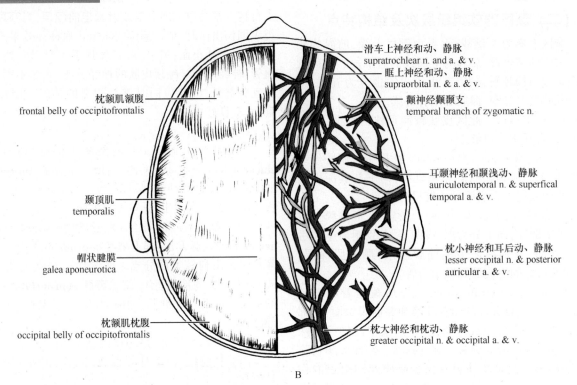

图 1-5 颅顶部的血管和神经

A. 颅顶部的血管、神经 (侧面) ;B. 枕额肌和颅顶部的血管、神经 (颅顶上面)

（2）耳后组：包括**耳后血管**、**耳大神经 greater auricular nerve**、**枕小神经 lesser occipital nerve**，分布于耳郭及耳后的大部分组织。**耳后动脉 posterior auricular artery** 发自颈深动脉，在乳突前方上行，分布于腮腺和耳郭。**耳后静脉 posterior auricular vein** 伴行于同名动脉。耳大神经和枕小神经是颈丛的皮支，分布于耳郭及耳后皮肤。

3. **后组** 包括**枕血管**和**枕大神经**、**第 3 枕神经**。**枕动脉 occipital artery** 发自颈外动脉，沿二腹肌后腹深面行向后上方，在斜方肌和胸锁乳突肌止点之间穿至皮下，分布于枕部。**枕静脉 occipital vein** 与耳后静脉汇合后，在腮腺下方与下颌后静脉后支汇合成颈外静脉。**枕大神经 greater occipital nerve** 为第 2 颈神经后支的分支，位于枕动脉的内侧，穿过斜方肌起腱，分布于上项线以上颅顶部皮肤。**第 3 枕神经 third occipital nerve** 位于枕大神经的内侧，是第 3 颈神经后支的一个小分支，分布于枕外隆凸附近的皮肤。

案例 1-1 提示

根据台球撞击的部位，相当于体表右侧翼点处，造成闭合性颅骨骨折，致使脑膜中动脉损伤、出血，形成右侧颞区的硬膜外血肿；阅读 CT 片的基础是充分了解相应的脑断面结构；该病例所出现的临床症状是由于血肿压迫了相应的脑区或脑神经；手术入路要经过颞区软组织层次结构及颅骨。

视窗 1-2   颞浅动脉的临床应用

由于颞浅动脉的位置比较恒定而浅表，临床上不仅用来监测脉搏和压迫止血，而且在颌面部恶性肿瘤患者，还可经该动脉逆行插管，注入化疗药物。掌握颞浅动脉、上颌动脉、颈外动脉三者的位置关系，对于正确进行插管术非常重要。多数颞浅动脉与颈外动脉呈一直线，但少数可呈一定角度（120°～170°），尤其老年人颞浅动脉多迂曲，以致与颈外动脉之间也常呈一定角度。也有的颈外动脉发自上颌动脉。颧骨颧突根部上缘与颈总动脉分叉点之间的平均距离为 8.7cm，是决定插管长度的重要标志。此外颞浅动脉顶支的管径和长度都适合在颅内、外搭桥术中使用。

（四）颅顶骨

颅顶骨是由扁骨构成的，前方是额骨，后方为枕骨，其间是一对顶骨，共同构成穹隆状的**颅盖 calvaria**，侧前方小部分为蝶骨大翼，侧后方大部分为颞骨鳞部。颅顶骨各骨之间以缝相连接，颅内压增高时，小儿骨缝可以稍微分离。

成人颅骨的厚度各部位不一，枕部可厚达 1.2～2.0cm，顶骨可达 5～6mm，颞区最薄处仅 1～2mm，因此各部的抗力程度也不同。颅顶骨呈圆顶状，并有一定的弹性。

颅顶骨分为**外板**、**板障**和**内板**三层。外板较厚、致密,抗张力性强。内板较薄,质地较为脆弱,又称玻璃样板。内外板由骨密质构成,中层**板障 diploe** 是松质骨,内含**骨髓 bone marrow** 和**板障静脉 diploic vein**,板障对外力有缓冲和分散作用。板障静脉位于板障管内,主要有**额板障静脉 frontal diploic vein**、**颞前板障静脉 anterior temporal diploic vein**、**颞后板障静脉 posterior temporal diploic vein** 和**枕板障静脉 occipital diploic vein** 等。板障静脉由于处于板障内松质骨之间,切创出血无法结扎,常用骨蜡塞堵止血。在受冲击力时,外板可有一定程度的耐力,但可造成内板较大范围的骨折,颅盖骨骨折多见于内板,骨折片可损伤深层的血管、脑膜和脑组织等。

二、颅 底

案例 1-2

患者,男性,21 岁,因骑摩托车摔伤后急诊入院。体格检查:神志不清,呈嗜睡状态,呼之可应,反应迟钝,双瞳孔等大同圆,对光反射灵敏,右眼青肿,双耳有血性液体流出。CT 显示硬膜外血肿,颅内大量积气,颅底骨折。诊断:硬膜外血肿,颅底骨折。

请思考以下问题:

1. 颅底骨折发生在颅前窝、颅中窝和颅后窝有何不同临床表现?推断该病例大致骨折部位。

2. 颅底骨为什么容易发生骨折(与颅顶骨相比)?

3. 为什么颅底骨折常伴有血性脑脊液流出(鼻、耳等处)?

4. 该病例颅底骨折部位可能会损伤哪些脑神经?

前自眉弓后达枕外隆凸,位于颅两侧画一环形线,线以上为颅盖,以下为颅底。颅底内面分成前、中、后三个颅窝,自前向后依次呈阶梯状排列。

(一)颅前窝 anterior cranial fossa

颅前窝容纳大脑额叶,由额骨、蝶骨和筛骨组成。前界为额鳞,以蝶骨小翼后缘与颅中窝分界。窝的前部沿正中线有一隆起称为鸡冠。鸡冠两侧为**筛骨筛板**,板上有**嗅神经 olfactory nerve** 穿过的许多筛孔。筛板上面接**嗅球 olfactory bulb**,其下面为鼻腔上壁,筛板两侧为眶上壁,借此壁颅前窝与眶相隔。颅前窝骨质菲薄,易发生颅底骨折。颅前窝骨折伤及筛板时,常伴有鼻腔顶部黏膜撕裂和嗅神经受损,引起鼻出血(鼻衄)、**脑脊液 cerebral spinal fluid** 鼻漏及嗅觉障碍等;当骨折线经过额骨眶板时,可出现眼周、结膜下出血或眶内出血。

(二)颅中窝 middle cranial fossa

颅中窝容纳大脑颞叶和脑垂体,主要由蝶骨、颞骨组成。以颞骨岩部上缘和鞍背与颅后窝分界,该窝分中间部(蝶鞍区)和两侧部。中间部上面呈鞍状称**蝶鞍**,其中央部凹陷为**垂体窝 hypophyseal fossa**,容纳**垂体 hypophysis**。垂体的前后径约 0.8cm,垂直径约 0.6cm,借漏斗经鞍膈与第三脑室底的灰结节相连。垂体肿瘤时可突入第三脑室,引起脑脊液循环障碍,导致颅内压增高。垂体窝的顶,为硬脑膜形成的**鞍膈**,在鞍膈的前上方有**视交叉 optic chiasm** 和**视神经 optic nerve**;垂体窝的窝底,仅隔一薄层骨板与蝶窦相邻;垂体窝的前方为**鞍结节 tuberculum sellae**,后方为**鞍背 dorsum sellae**;垂体窝两侧的硬脑膜间隙,称为**海绵窦 cavernous sinus**。当垂体发生肿瘤时,可侵及周围结构,出现相应病变。肿瘤向前鞍结节和鞍背可因受压而使骨质变薄或出现骨质破坏现象;肿瘤向下可使垂体窝的深度增加,甚至侵及蝶骨体;垂体肿瘤向两侧扩散时,可压迫海绵窦,发生海绵窦综合征。

两侧部的前上方有眶上裂,第Ⅲ、Ⅳ、Ⅵ对脑神经和第Ⅴ对脑神经的**眼神经 ophthalmic nerve**,都经此裂出入颅腔。眶上裂内侧端的后下方有圆孔、卵圆孔和棘孔。**三叉神经 trigeminal nerve** 的上颌神经 **maxillary nerve** 穿圆孔,下颌神经 **mandibular nerve** 穿卵圆孔出颅,**脑膜中动脉 middle meningeal artery** 穿棘孔入颅腔。在卵圆孔内侧的破裂孔处,于岩尖的前端有颈动脉管内口,**颈内动脉 internal carotid artery** 经此入颅,与蝶鞍两侧的颈动脉沟相续。在颞骨岩部前上面,近破裂孔处有三叉神经压迹,压迹后外方的薄骨板为鼓室盖。

(三)颅后窝 posterior cranial fossa

颅后窝容纳脑桥、延髓和小脑,由蝶骨体、颞骨岩部和枕骨共同组成。颅后窝中部有**枕骨大孔 foramen magnum**,**延髓 medulla oblongata** 经此孔与**脊髓 spinal cord** 相连,是颅腔与椎管的相接处,并有左、**右椎动脉 vertebral artery** 与**副神经 accessory nerve** 的**脊髓根 spinal root** 通过。孔的前方为蝶骨体和枕骨体相连构成的斜坡,承托脑桥和延髓。孔的后上方可见**枕内隆凸 internal occipital protuberance**,为**窦汇 confluence of sinus** 所在部位,隆凸向两侧为横窦沟。**横窦 transverse sinus** 起自窦汇,向两侧在横窦沟内行在颞骨岩部上缘的后端,续于**乙状窦 sigmoid sinus**,乙状窦向前下在颈静脉孔出颅续为**颈内静脉 internal jugular vein**。此孔有颈内静脉及第Ⅸ~Ⅺ对脑神经通过。于颞骨岩部后上面的中部,有一朝前内侧开放的孔称为内耳门,有**面神经 facial nerve** 和**前庭蜗神经 vestibulocochlear nerve** 出入颅腔。在枕骨大孔前外方、枕骨髁的上方,有舌下神经管,**舌下神经 hypoglossal nerve** 经此出颅腔(图 1-6)。

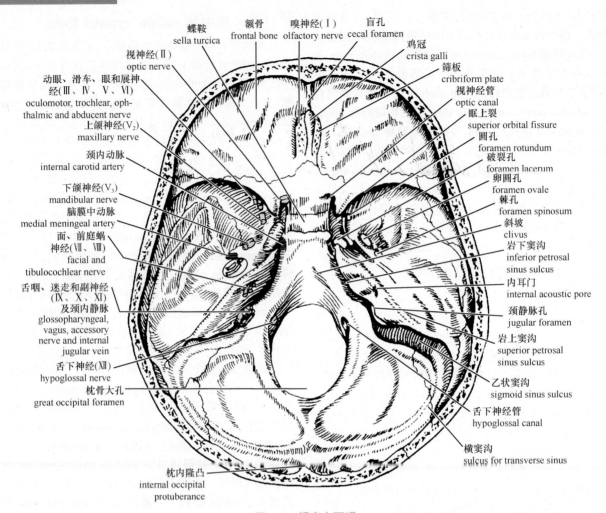

图 1-6 颅底内面观

枕骨大孔的后上方邻近小脑半球下面前内侧部有**小脑扁桃体 tonsil of cerebellum**。当颅内压升高或小脑肿瘤时,小脑扁桃体有可能被挤压而嵌入枕骨大孔,形成**枕骨大孔疝（小脑扁桃体疝）**,压迫延髓内的呼吸中枢和心血管运动中枢,可危及生命。

小脑幕 tentorium cerebelli 是介于大脑枕叶与小脑上面之间,由硬脑膜形成的一个呈水平位的拱形隔板(图 1-7),伸入大脑横裂内分隔大、小脑,构成颅后窝的顶。

颅后窝骨质最厚,发生骨折较颅前窝、颅中窝为少,但一旦发生后果极为严重。如骨折发生于枕骨大孔处,易伤及延髓可引起死亡。

颅底可分为内、外侧面。颅底由额骨、筛骨、蝶骨、颞骨及枕骨等构成。其特点是:①由前向后骨质逐渐增厚;②含气骨多,重要血管、神经穿经的孔道多。**颅前窝 anterior cranial fossa** 的筛板上有第Ⅰ对脑神经经筛孔入颅。**颅中窝 middle cranial fossa** 有第Ⅱ~Ⅵ对脑神经和颈内动脉出入孔、管、裂。**颅后窝 posterior cranial fossa** 有第Ⅵ~Ⅻ对脑神经及颈内静脉出入颅底的门、孔、管;③从颅腔的额状面看颅顶骨弯如"弓背",其下的颅底骨张如"弓弦",在

颅顶骨承受冲击力时,薄弱的颅底骨受张力的作用而易发颅底骨折,由于颅底骨与脑膜紧密愈着,因而脑膜同时受损。颅前窝的骨折可引起眶内淤血或鼻孔流脑脊液以及嗅觉障碍。颅中窝骨折若伤及颞骨锥体,血液或脑脊液则进入鼓室,进一步经咽鼓管入口腔,也可经破裂的鼓膜,从外耳道流出。若骨折线涉及孔和裂,常伴有脑神经和血管损伤,如听觉、味觉和位置觉出现障碍;④颅底和颅外的一些结构紧密相接,如翼腭间隙、咽旁间隙、眶等,这些部位病变可殃及颅内,反之颅内的病变也可引起其中某些部位的症状。

三、颅腔内容物

颅腔容纳脑及其附属结构,附属结构主要是起保护和营养脑的作用。

（一）脑膜

脑膜 cranial meninges 是包裹在脑表面的三层被膜。由外及里是硬脑膜、蛛网膜、软脑膜,具有营养、支持和保护脑的作用。

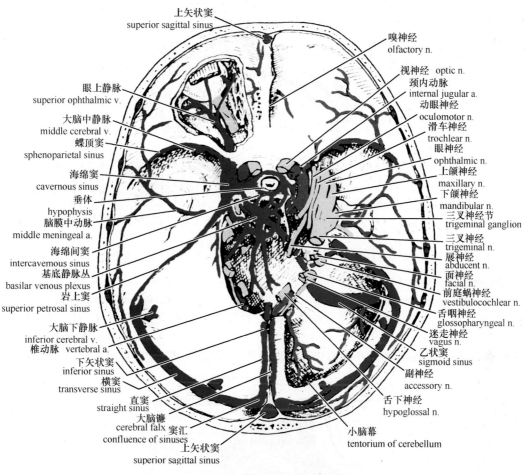

上矢状窦
superior sagittal sinus

眼上静脉
superior ophthalmic v.

大脑中静脉
middle cerebral v.

蝶顶窦
sphenoparietal sinus

海绵窦
cavernous sinus

垂体
hypophysis

脑膜中动脉
middle meningeal a.

海绵间窦
intercavernous sinus

基底静脉丛
basilar venous plexus

岩上窦
superior petrosal sinus

大脑下静脉
inferior cerebral v.
椎动脉 vertebral a.

下矢状窦
inferior sinus

横窦
transverse sinus

直窦
straight sinus

大脑镰
cerebral falx 窦汇
confluence of sinuses
上矢状窦
superior sagittal sinus

嗅神经
olfactory n.

视神经 optic n.
颈内动脉
internal jugular a.
动眼神经
oculomotor n.
滑车神经
trochlear n.
眼神经
ophthalmic n.
上颌神经
maxillary n.
下颌神经
mandibular n.
三叉神经节
trigeminal ganglion
三叉神经
trigeminal n.
展神经
abducent n.
面神经
facial n.
前庭蜗神经
vestibulocochlear n.
舌咽神经
glossopharyngeal n.
迷走神经
vagus n.
乙状窦
sigmoid sinus
副神经
accessory n.
舌下神经
hypoglossal n.
小脑幕
tentorium of cerebellum

图 1-7 小脑幕及颅底的静脉窦

1. 硬脑膜 cerebral dura mater 呈乳白色,较坚韧有光泽但弹性较小,分布血管和神经,由两层结缔组织所构成,其外层可视作颅骨的内骨膜。成人颅顶骨的硬脑膜与颅骨之间附着较疏松,两者之间有一处潜在性的**硬膜外隙 epidural space**,受外伤时硬脑膜血管受损出血,可在此隙形成硬脑膜外血肿。硬脑膜在**缝 suture** 和颅底处则与颅骨结合紧密,故颅底骨折时,易将硬脑膜与脑蛛网膜同时撕裂,使脑脊液外漏。如颅前窝骨折时,脑脊液可流入鼻腔,形成鼻出血。

硬脑膜突入脑部之间,形成一些间隔,对脑起撑托分隔作用,由硬脑膜形成的结构包括:

(1) **大脑镰 cerebral falx**:从正中线上垂向下突入两大脑半球之间的大脑纵裂、呈矢状位的镰形襞,前端连于鸡冠,后端连于小脑幕的顶,下缘游离与胼胝体上面相对。

(2) **小脑幕 tentorium of cerebellum**:是硬脑膜伸入大脑与小脑之间的近水平位的拱形隔板,将颅腔分为小脑幕上区和小脑幕下区,分别容纳端脑和小脑。小脑幕的后外侧缘附着于颞骨岩部上缘和枕骨的横窦沟。小脑幕前内侧缘游离,称为小脑幕切迹,小脑幕切迹与鞍背间形成小脑幕裂孔,其中有中脑及血管通过。中脑的两侧、裂孔的上方,正常时有海马

旁回和海马回钩,当小脑幕上区颅脑病变引起颅内压增高时,海马旁回和海马回钩可向下突入小脑幕切迹孔内,形成小脑幕切迹疝(钩回疝),压迫患侧的动眼神经和**脑干 brain stem**,出现同侧瞳孔散大和瞳孔对光反射消失,剧烈头痛及频繁呕吐,意识改变,对侧肢体轻瘫等相应临床症状和体征。

(3) **小脑镰 cerebellar falx**:是小脑幕下面正中突入两小脑半球之间的小襞。

(4) **鞍膈 diaphragma sellae**:是硬脑膜于垂体的上方形成的一较小的水平位皱襞,构成垂体窝的顶壁,鞍膈的中心部通过连于丘脑和垂体之间的漏斗。

硬脑膜两层在某些部位分开,内面衬以内皮细胞,构成相应的**硬脑膜窦(静脉窦)sinus of dura mater**(图 1-8)。窦内含有静脉血,窦壁无平滑肌和瓣膜,不能收缩,故损伤出血时难以止血,易形成颅内血肿。主要的硬脑膜窦包括:

(1) **上矢状窦 superior sagittal sinus**:位于大脑镰的上缘,前方起自盲孔,向后流入**窦汇 confluence of sinus**。窦汇由上矢状窦和直窦在枕内隆凸处汇合而成。

(2) **下矢状窦 inferior sagittal sinus**:在大脑镰的下缘,向后汇入直窦。

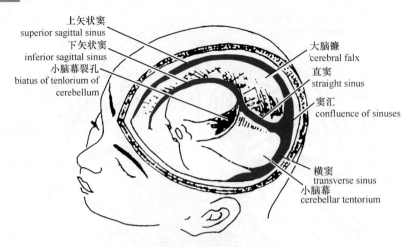

图 1-8　硬脑膜和硬脑膜静脉窦

（3）**直窦 straight sinus**：位于大脑镰与小脑幕连接处，由**大脑大静脉 great cerebral vein** 和下矢状窦汇合而成，向后汇入窦汇，窦汇向两侧分出左、右横窦。

（4）**横窦 transverse sinus**：位于小脑幕后外侧缘附着处的枕骨横窦沟处，连接窦汇与乙状窦。

（5）**乙状窦 sigmoid sinus**：是横窦的延续，位于乙状窦沟内，向前下在颈静脉孔处出颅续为颈内静脉。

（6）**海绵窦 cavernous sinus**：是一对位于蝶鞍（垂体）两侧硬脑膜双层间所形成的静脉窦（图 1-9）。

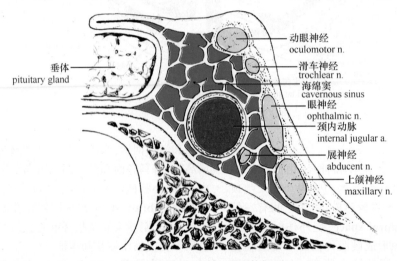

图 1-9　海绵窦（冠状切面）

海绵窦具有重要的解剖学和临床学意义：①海绵窦内有许多结缔组织小梁，将窦腔分隔成许多小的腔，窦中血流缓慢，当海绵窦感染时易形成栓塞。②作为静脉窦，它是构成颅内外静脉交通的枢纽之一。两侧海绵窦经鞍膈的前、后海绵间窦相交通；窦的前端与颅外的眼静脉、翼丛、面静脉和鼻腔的静脉相通；窦的后端通过颞骨岩部上的岩上窦、岩下窦与横窦（或乙状窦）及颈内静脉、基底静脉丛相连。这样，以海绵窦为中介，可使颅外的感染蔓延至颅内。③海绵窦内有重要的血管、神经通过。在窦的外侧壁，自上而下排列有第Ⅲ（**动眼神经 oculomotor nerve**）、Ⅳ（**滑车神经 trochlear nerve**）、Ⅴ（**三叉神经 trigeminal nerve** 的眼神经 **ophthalmic nerve** 和上颌神经 **maxillary nerve**）三对脑神经通过。在靠近窦的

内侧壁，还有颈内动脉和第Ⅵ对脑神经（**展神经 abducent nerve**）通过，神经在动脉的外侧，因此，当病变涉及海绵窦时，可出现海绵窦综合征，即上述神经麻痹或神经痛、眼结膜充血及眼睑、视乳头水肿等。

2. **蛛网膜 arachnoid mater**　薄而透明，无血管。其与硬脑膜之间有硬脑膜下隙，与软脑膜之间为**蛛网膜下隙 subarachnoid space**，腔内充满脑脊液。蛛网膜紧贴硬脑膜，在上矢状窦处形成许多绒毛状突起，突入上矢状窦内，称为**蛛网膜粒 arachnoid-granulations**，脑脊液经这些蛛网膜粒渗入硬脑膜窦内，回流入静脉。蛛网膜是构成**血-脑屏障 blood-brain barrier** 的结构之一。

由于脑的表面凸凹不平，使蛛网膜下隙在一些凹处扩大，形成了**蛛网膜下池（脑池）subarachnoid cisterns**，各池之间彼此相通（图 1-10）。

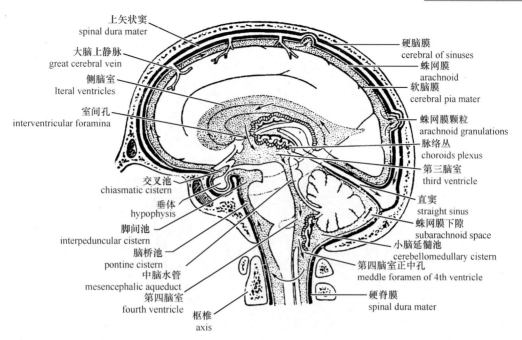

图 1-10　脑室和蛛网膜下隙的位置及其沟通

在影像学上能显示的蛛网膜下池(脑池)主要有:

(1)脚间池、终板池和大脑中动脉池:**脚间池 interpeduncular-cistern** 位于左、右大脑脚之间;**终板池 cistern of lamina terminalis** 位于额叶直回之间,视交叉前方,向前通纵裂;大脑中动脉池位于脑底大脑中动脉续于颈内动脉处,向前外侧是大脑外侧沟。脚间池、终板池和一对大脑中动脉池围绕在蝶鞍垂体的上方,统称为鞍上池,基底动脉环位于此池内(图 1-11)。

(2)**桥池 pontine cistern**:位于脑桥基底和延髓的腹侧,基底动脉及其分支位于其中。

(3)**环池 cistern ambeins**:位于脑干周围,是脚间池向后延续部分。在中脑外侧的狭窄部分是侧环池。

侧环池向后延续,在四叠体后面胼胝体压部下、蚓部前方形成**大脑大静脉池 cistern of great cerebral vein**(又称**四叠体池 cistern of corpus quadrigeminal cistern**),其间有**松果体 pineal body** 和**大脑大静脉 great cerebral vein**。

(4)**小脑延髓池 cerebello-medullary cistern**:位于小脑和延髓背面之间、颅后窝的最后方,被小脑镰分为两半,池内有椎动脉及小脑下后动脉通过,是最大的脑池,又叫枕大池。临床上可在此进行穿刺,抽取脑脊液进行检查。

3. 软脑膜 cerebral pia mater　薄而透明,紧贴于脑的表面,并伸入脑的沟裂,富有血管和神经。在脑室的某些部分,软脑膜与血管形成**脉络丛 choroid plexus** 和脉络组织,具有产生脑脊液的功能。

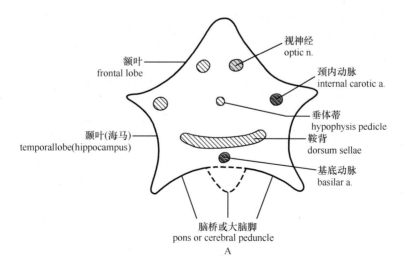

A

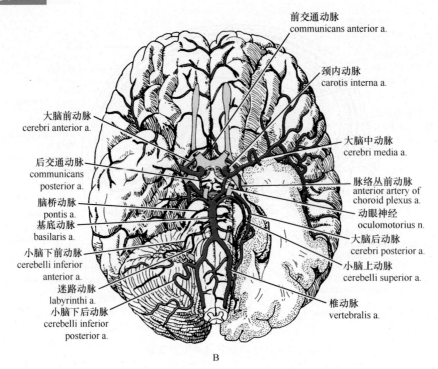

图 1-11　正常鞍上池结构
A. 正常鞍上池结构；B. 脑底的动脉

前交通动脉
communicans anterior a.

颈内动脉
carotis interna a.

大脑前动脉
cerebri anterior a.

大脑中动脉
cerebri media a.

后交通动脉
communicans posterior a.

脉络丛前动脉
anterior artery of choroid plexus a.

脑桥动脉
pontis a.

动眼神经
oculomotorius n.

基底动脉
basilaris a.

大脑后动脉
cerebri posterior a.

小脑下前动脉
cerebelli inferior anterior a.

小脑上动脉
cerebelli superior a.

迷路动脉
labyrinthi a.

椎动脉
vertebralis a.

小脑下后动脉
cerebelli inferior posterior a.

B

案例 1-2 提示

　　根据脑神经损伤的不同临床表现,结合脑神经的出入颅部位以及脑脊液流出部位,推断骨折部位及不同的临床症状;根据颅底骨和颅顶骨的特点及与硬脑膜愈着的紧密程度考虑颅底骨易骨折及脑脊液的流出;骨折部位及邻近处有哪些脑神经出入颅,判断可能损伤的脑神经。

视窗 1-3　　颅顶骨血管和神经的分布与临床应用

　　由于颅顶血管和神经均由四周走向颅顶骨,在行头皮单纯切口时,易采取放射状切口,以免损伤血管和神经;由于颅顶的神经分布互有重叠,故在局部麻醉时需扩大神经阻滞范围;由于颅顶的动脉来源于颈内动脉和颈外动脉,其分支之间存在广泛的吻合,即使头皮大面积撕裂时也不易缺血坏死。

视窗 1-4　　颅内结构与脑疝

　　颅腔被小脑幕分为幕上腔和幕下腔:幕上腔被大脑镰分隔成左、右分腔,容纳左、右大脑半球;幕下腔容纳脑桥、延髓及小脑。由于两侧幕上分腔借大脑镰下的镰下孔相通,所以,左右大脑半球的活动度较大。中脑在小脑幕切迹裂孔中通过,其外侧面与颞叶的钩回和海马回等相邻,

颅腔与脊髓相连处的出口为枕骨大孔,延髓下端通过此孔与脊髓相连。当颅内发生占位性病变引起颅内压增高,可推挤位于小脑幕孔或枕骨大孔周围的脑组织,分别向二孔移位,使相邻的脑神经和脑组织受到挤压,出现相应的临床症状和体征,分别称小脑幕切迹疝和枕骨大孔疝。脑疝还可挤压或损伤其邻近的血管,阻碍脑脊液循环通路,从而引起脑血液、脑脊液的循环障碍,使颅内压更加增高,进一步挤压脑组织,形成恶性循环甚至危及生命。

（二）颅内、外静脉的交通

案例 1-3

　　患者,男性,38 岁,右侧鼻唇沟处一疖肿,因挤压后出现眼球运动受限和复视就诊。体格检查:右侧眼睑下垂,瞳孔散大,对光反射消失,眼球运动受限,出现复视。右侧球结膜有水肿,眼球轻度突出,眼睑不能闭合。诊断:面部感染继发海绵窦炎性血栓形成。
请思考以下问题:
　　1. 面部感染继发海绵窦炎症的扩散途径?
　　2. 出现眼睑下垂、瞳孔散大,对光反射消失,眼球运动障碍临床表现的解剖学基础是什么?
　　3. 海绵窦炎为什么出现球结膜水肿和眼球突出?
　　4. 海绵窦感染为什么易形成血栓?

颅内的硬脑膜（静脉）窦,除经乙状窦汇入颈内静脉外,尚有三种途径与颅外静脉相交通(图 1-12)。

（1）通过海绵窦至面静脉和翼丛途径:颅内静脉血→海绵窦→眼上、下静脉→颅外的面部静脉和**翼丛 pterygoid venous plexus**→颈内静脉→头臂静脉→上腔静脉→心脏(右心房)。

（2）通过导静脉途径:颅内静脉血→**导静脉 emissary vein**(顶孔、乳突孔、髁管、盲孔等)→颞浅静脉、鼻腔静脉、枕静脉和枕下静脉等。

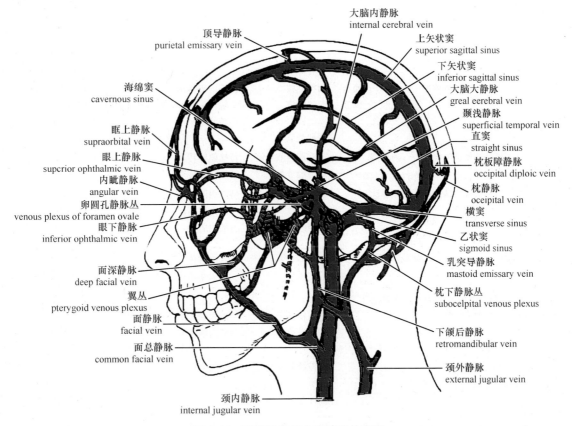

图 1-12　面静脉与颅内海绵窦的交通

（3）通过板障静脉途径:颅内静脉血→**板障静脉 diploic vein**→颅外的眶上静脉、颞深静脉、枕静脉等。

（三）脑神经

脑神经 cranial nerve 是与脑相连的周围神经,共有 12 对,它将脑与头颈及胸腹部器官的感受器和效应器联系起来。脑神经的成分很复杂,含有躯体、内脏的感觉和运动等 7 种纤维。其中仅含感觉纤维的感觉性神经有Ⅰ、Ⅱ、Ⅷ对脑神经;仅含有运动纤维的运动性神经有Ⅲ、Ⅳ、Ⅵ、Ⅺ、Ⅻ对脑神经;既含有感觉纤维,又含有运动纤维的混合性神经有Ⅴ、Ⅶ、Ⅸ、Ⅹ对脑神经。感觉纤维的胞体在脑外聚集成节,包括三叉神经节、膝神经节、舌咽神经和迷走神经的上神经节和下神经节以及前庭神经节和蜗神经节等,多位于颅腔外。与脑神经内脏运动纤维相连属的有 4 对副交感神经节,即睫状神经节、翼腭神经节、耳神经节和下颌下神经节。与第 10 对脑神经中的内脏运动纤维相连属的副交感神经节多位于其所支配器官的附近或壁内。第 1~12 对脑神经在颅底出入颅的部位及其所含纤维成分和主要功能见表 1-1。12 对脑神经的起核、终核、分布以及损伤症状的临床表现见表 1-2。

表 1-1　脑神经摘要

神经名称	连接的脑部	出入颅腔的部位	胞体位置	纤维成分	主要功能
Ⅰ嗅神经	嗅球	筛孔	鼻腔嗅区黏膜	特殊内脏传入	嗅觉
Ⅱ视神经	视交叉	视神经管	视网膜节细胞	特殊躯体传入	视觉
Ⅲ动眼神经	大脑脚内侧（脚间窝）	眶上裂	动眼神经核	躯体传出	部分眼球外肌运动
			动眼神经副核	一般内脏传出(睫状神经节)	缩瞳和晶状体曲度调节
Ⅳ滑车神经	下丘下方	眶上裂	滑车神经核	躯体传出	眼球外肌(上斜肌运动)

神经名称	连接的脑部	出入颅腔的部位	胞体位置	纤维成分	主要功能
V三叉神经	脑桥腹侧与小脑中脚交界处	眶上裂、圆孔、卵圆孔	三叉神经运动核 三叉神经节	特殊内脏传出 一般躯体传入	咀嚼肌的运动 头面部皮肤、眼球、牙、口腔和鼻腔黏膜、硬脑膜等的一般感觉
VI展神经	延髓脑桥沟内侧部	眶上裂	展神经核	躯体传出	眼球外肌(外直肌)运动
VII面神经	延髓脑桥沟外侧部	内耳门、面神经管和茎乳孔	面神经核 上泌涎核 膝神经节	特殊内脏传出 一般内脏传出(翼腭和下颌下神经节)	面肌的运动 泪腺、下颌下腺、舌下腺等的分泌 舌前2/3的味觉
VIII前庭蜗神经	延髓脑桥沟外侧部	内耳门	前庭神经节 蜗神经节	特殊躯体传入 特殊躯体传入	平衡觉 听觉
IX舌咽神经	延髓橄榄后沟上部	颈静脉孔	疑核 下泌涎核 下神经节 下神经节 上神经节	特殊内脏传出 一般内脏传出(耳神经节) 一般内脏传入 特殊内脏传入 一般躯体传入	提咽运动 腮腺分泌 咽、软腭、舌后1/3黏膜等的一般感觉 舌后1/3的味觉 外耳和中耳的感觉
X迷走神经 (包括副神经的颅根)	延髓橄榄后沟中、下部	颈静脉孔	疑核 迷走神经背核 下神经节 下神经节 上神经节	特殊内脏传出 一般内脏传出 一般内脏传入 特殊内脏传入 一般躯体传入	咽、喉肌的运动 胸、腹内脏运动和分泌 咽、喉以及胸腹内脏的感觉 味觉(会厌及腭的味蕾) 外耳的感觉
XI副神经脊髓根	脊髓颈1~6节前后根之间	颈静脉孔	脊髓颈节副神经核	特殊内脏传出	胸锁乳突肌和斜方肌的运动
XII舌下神经	延髓前外侧沟	舌下神经管	舌下神经核	躯体传出	舌肌的运动

表 1-2　脑神经简表

顺序及名称	起核	终核	分部	损伤症状
I 嗅神经		嗅球 鼻腔嗅黏膜		嗅觉障碍
II 视神经		外侧膝状体 眼球视网膜		视觉障碍
III 动眼神经	动眼神经核		上、下、内直肌,下斜肌、上睑提肌	眼外斜视、上睑下垂
	动眼神经副核(E-W核)		瞳孔括约肌,睫状肌	对光及调节反射消失
IV 滑车神经	滑车神经核		上斜肌	眼不能外下斜视
V 三叉神经		三叉神经脊束核、三叉神经脑桥核、三叉神经中脑核	头面部皮肤、口腔、鼻腔黏膜、牙及牙龈、眼球、硬脑膜等	头面部感觉障碍
	三叉神经运动核		咀嚼肌、二腹肌前腹、下颌舌骨肌、鼓膜张肌和腭帆张肌	咀嚼肌瘫痪
VI 展神经	展神经核		外直肌	眼内斜视

续表

顺序及名称	起核	终核	分部	损伤症状
VII面神经		三叉神经脊束核	耳部皮肤	感觉障碍
	面神经核		面肌、颈阔肌、茎突舌骨肌、二腹肌后腹、镫骨肌	额纹消失、眼不能闭合、口角歪向健侧、鼻唇沟变浅
	上泌涎核		泪腺、下颌下腺、舌下腺及鼻腔和腭的腺体	分泌障碍
		孤束核上部	舌前 2/3 味蕾	舌前 2/3 味觉障碍
VIII前庭蜗神经		前庭神经核群	半规管壶腹嵴、球囊斑和椭圆囊斑	眩晕、眼球震颤等
		蜗神经核	耳蜗螺旋器	听力障碍
IX舌咽神经	疑核		茎突咽肌	
	下泌涎核		腮腺	分泌障碍
		孤束核	咽及咽鼓管、鼓室、软腭、舌后 1/3 黏膜、颈动脉窦、颈动脉小球	咽后及舌后 1/3 感觉障碍、咽反射消失
		孤束核上部	舌后 1/3 味蕾	舌后 1/3 味觉丧失
		三叉神经脊束核	耳后皮肤	分布区感觉障碍
X迷走神经	迷走神经背核		颈、胸、腹内脏平滑肌、心肌、腺体	心动过速、内脏活动障碍
	疑核		咽喉肌	发生困难、声音嘶哑、呛咳、吞咽障碍
		孤束核	颈、胸、腹腔脏器、咽喉黏膜	分布区感觉障碍
		三叉神经脊束核	硬脑膜、耳廓及外耳道皮肤	分布区感觉障碍
XI副神经	疑核(脑部)		咽喉肌	咽喉肌功能障碍
	副神经核(脊髓部)		胸锁乳突肌、斜方肌	一侧胸锁乳突肌瘫痪，面无力转向对侧；斜方肌瘫痪，肩下垂，提肩无力
XII舌下神经	舌下神经核		舌内肌和部分舌外肌	舌肌瘫痪、萎缩、伸舌时舌尖偏向患侧

（滨州医学院　金昌洙　王利民）

第 3 节　面　　部

面部位于脑颅部的前下方，有视器、位听器、口和鼻等重要器官，在交流中能传递各种表情，同时也是人体外形美的重要代表区和敏感部位。面部上界起发际，下达下颌骨下缘，两侧至下颌支后缘，故又称颜面部，根据其形态和解剖学特点，面部可分为眶区、鼻区、口区和面侧区，面侧区又分为颊区、腮腺咬肌区、耳区和面侧深区。本节主要介绍面部浅层结构和面侧区两部分内容。

一、面部浅层结构

▌（一）皮肤与浅筋膜

面部皮肤薄而柔嫩，含有丰富的毛囊、汗腺和皮脂腺，因而面部能保持光泽和润滑，但也是皮脂腺囊肿和疖肿的好发部位。皮肤真皮内含有大量的胶原纤维和弹性纤维使得皮肤富于韧性和弹性。面部皮肤血管密集，血供丰富，手术或外伤时出血较多，但再生、修复和抗感染力强，有利于创口愈合。

浅筋膜即皮下组织由疏松结缔组织和一定量的脂肪构成，疏松，易伸展移动，其中颊部皮下脂肪聚集成块称颊脂垫，睑部皮下组织一般不含脂肪，因而易发生水肿。但在颏部，尤其是鼻翼的皮肤与皮下组织结合紧密，不易剥离，故在清创时必须注意，以免发生缝合困难。浅筋膜内有表情肌及血管、神经及腮腺导管穿行，故手术除注意皮肤皱纹和皮纹的行走外，尚要注意避免上述结构的损伤。浅筋膜内的皮下支持带垂直连于真皮乳头（睑部除外），加之真皮内有大量的弹性纤维和胶原纤维，外伤和手术切开皮肤时，皮肤创缘易向内卷。

视窗 1-5　Langer 线发现及意义

1834 年法国的外科医生 Duputren 用圆锥穿刺尸体的皮肤时，其穿刺口呈宽窄不一的线状裂缝，且身体不同部位裂缝排列方向不相同。1861

年奥地利解剖学家 Langer 重复 Duputren 的试验,根据尸体上穿刺口裂缝方向绘出第一张人体皮肤裂纹图,并指出皮肤裂纹线的排列方向与真皮内胶原纤维和弹力纤维的排列方向一致,故称 Langer 线,也叫皮纹线。

Langer 线在外科学,特别整形外科有着重要的应用价值,如皮肤手术切口与 Langer 皮纹线一致时,术后愈合好,瘢痕也小。但也有人认为面部皱纹线明显时,皱纹线为首选切口方向,而不是皮纹线。

(二) 面肌

面肌 **facial muscles** 又称表情肌,位于浅筋膜内,属于皮肌,主要分布于面部孔裂的周围,薄而纤细,起于面颅骨膜或筋膜,止于皮肤,收缩时牵拉皮肤,呈现出喜、怒、哀、乐等各种表情,同时也参与咀嚼、吮吸、吞咽、呼吸和语言等活动。面肌肌纤维的走向,常与面部皮肤的皮纹相交错,当面部外伤或切断面肌后,因面肌的牵引,可以导致创口裂开,因而在缝合时,应缝合面肌(图 1-13)。

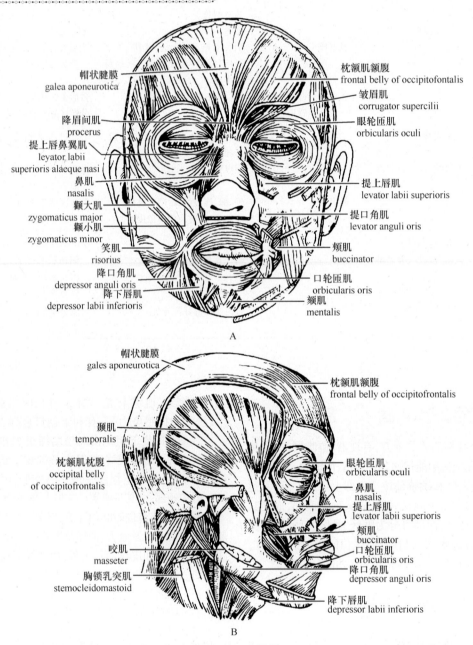

图 1-13　表情肌
A. 表情肌(前面观);B. 表情肌(右侧面观)

面肌依肌纤维方向可分为环形肌和辐射状肌两种,前者有关闭孔裂的作用,后者有开大孔裂的作用。

面肌按所在的部位分为口、鼻、眶、耳及颅顶肌等五组,在人类口周围肌发达,耳周围肌肉退化。面肌的供血十分丰富,主要来自于面动脉和颞浅动脉,此外,眼动脉和上颌动脉的分支也有参与。面肌的运动受面神经支配,一旦面神经受损,则出现患侧额纹消失、睑裂不能闭合、食物留于齿颊之间、笑时口角歪向健侧等面肌瘫痪症状。有关面肌的名称、起止、作用和神经支配见表1-3。

表 1-3　面肌

肌	起点	止点	主要作用	神经支配
眼裂周围肌群				
眼轮匝肌				
-眶部	上颌骨额突,睑内侧韧带	肌束呈弧形围绕眶缘	闭眼	颞支和颧支(Ⅶ)
-睑部	睑内侧韧带及附近骨点	睑外侧缝线	眨眼	颞支和颧支(Ⅶ)
-泪囊部	泪后嵴	眼轮匝肌睑部纤维	扩大泪囊	颞支和颧支(Ⅶ)
皱眉肌	额骨鼻部	眉内侧半皮肤	牵眉向内下	颞支(Ⅶ)
鼻周围肌群				
鼻肌				
-横部	上颌骨鼻切迹外侧	鼻背腱膜	缩小鼻孔	颊支(Ⅶ)
-翼部	浅部,口轮匝肌;	鼻翼软骨的外侧面	扩大鼻孔	颊支(Ⅶ)
降鼻中隔肌	深部,上颌骨上方的切牙窝	隔软骨和鼻翼后部	向下牵拉鼻中隔	颊支(Ⅶ)
降眉间肌	鼻根部	眉间部皮肤	向下牵引眉间皮肤	颊支(Ⅶ)
口周围肌群				
笑肌	腮腺咬肌筋膜,鼻唇沟附近的皮肤	口角皮肤	口角向外侧	颊支(Ⅶ)
提上唇肌	上颌骨眶下缘	上唇上外侧半皮肤	提上唇	颊支(Ⅶ)
提口角肌	眶下孔下方尖牙窝	口角皮肤	提口角	颊支(Ⅶ)
提上唇鼻翼肌	上颌骨额突	鼻翼软骨和上唇皮肤	提口角和开大鼻孔	颊支(Ⅶ)
颧小肌	颧骨外侧面	上唇	提上唇	颊支(Ⅶ)
颧大肌	颧骨	口角皮肤	向上外提口角	颊支(Ⅶ)
口轮匝肌	环绕口裂周围	环绕口裂周围	闭合口裂	颊支(Ⅶ)
颊肌	翼突下颌缝,上、下颌骨后部	口轮匝肌	向后牵拉口角,助咀嚼与吸吮	颊支(Ⅶ)
降口角肌	下颌骨体的下缘	口角皮肤和口轮匝肌	降口角	下颌缘支(Ⅶ)
降下唇肌	下颌体前面的斜线	下唇和口轮匝肌	降下唇	下颌缘支(Ⅶ)
颏肌	下颌骨的切牙窝	颏部皮肤	上抬下唇和颏唇沟,产生颏部皱纹	下颌缘支(Ⅶ)
耳周围肌群				
耳上肌	帽状腱膜	耳郭	上提耳郭	颞支和耳后支(Ⅶ)
耳前肌	帽状腱膜	耳郭软骨前部	牵耳郭向前	颞支(Ⅶ)
耳后肌	乳突外面	耳郭软骨后面	牵引耳郭向后	耳后支(Ⅶ)
枕额肌				
-额腹	眉弓	帽状腱膜	提眉	颞支(Ⅶ)
-枕腹	上项线		向后牵拉头皮	耳后支(Ⅶ)

▌(三) 面浅部血管、神经和淋巴

1. 血管　面部主要由面动脉和上颌动脉的分支供血,静脉回流入面静脉,并经多条途径与颅内静脉交通(图1-14)。

(1)动脉:面部的动脉极为丰富,除眼内眦部、鼻背及颞部由颈内动脉分支供应外,其他部分均直接或间接由颈外动脉分支供应,其中,面浅层主要由面动脉和颞浅动脉分支供应,面深部由上颌动脉供应。在面浅层,尤其是在睑裂、口裂周围,这些动脉的分支之间形成广泛的吻合(图 1-14)。

1) **面动脉 facial artery**:分颈段和面段,在颈动脉三角内于舌骨大角稍上方发自颈外动脉,行向前上,经茎突舌骨肌、二腹肌和舌下神经深面,进入下颌下三角,在此三角内经下颌下腺的深面或穿下颌下腺实质,并发出分支营养该腺,继而向前行至咬肌前缘处,绕下颌体下缘移行为面段。在此处可触及动脉搏动,也是压迫止血点。在面部,面动脉位于颈阔肌、笑肌和颧肌深面,颊肌和提口角肌的浅面,向内上方走行,行至内眦。面动脉在面部行程弯曲为其特点,以适应唇颊部的活动。在口角外侧发出上、下唇动脉,在鼻的外侧发出鼻外侧动脉,终支易名为内眦动脉,各支分布于相应的部位。上唇动脉还发支至鼻中隔。两侧的面动脉彼此有丰富的吻合(图 1-14)。

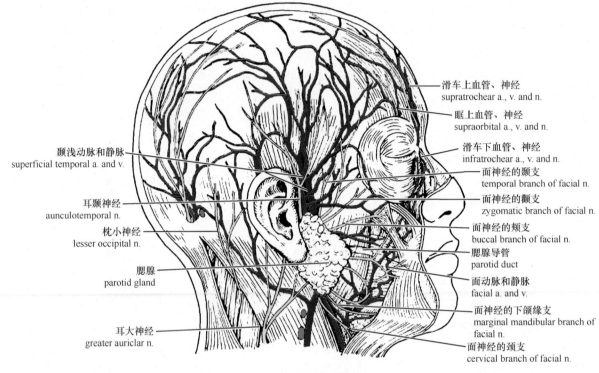

滑车上血管、神经
supratrochear a., v. and n.

眶上血管、神经
supraorbital a., v. and n.

滑车下血管、神经
infratrochear a., v. and n.

面神经的颞支
temporal branch of facial n.

面神经的颧支
zygomatic branch of facial n.

面神经的颊支
buccal branch of facial n.

腮腺导管
parotid duct

面动脉和静脉
facial a. and v.

面神经的下颌缘支
marginal mandibular branch of facial n.

面神经的颈支
cervical branch of facial n.

颞浅动脉和静脉
superficial temporal a. and v.

耳颞神经
aunculotemporal n.

枕小神经
lesser occipital n.

腮腺
parotid gland

耳大神经
greater auriclar n.

图 1-14　面部浅层结构

2) **颞浅动脉 superficial temporal artery**:颈外动脉的终支之一,为颈外动脉的直接延续,从下颌颈的后方起始,于颞下颌关节与外耳道间上行于腮腺深部,穿出腮腺上缘至皮下,经颧弓根表面继续上行,与耳颞神经和颞浅静脉伴行。颞浅动脉在颧弓上方约 5cm 处分为额、顶两终支。主要分支为面横动脉,颧眶动脉和耳前动脉,各分支营养相应的部位(图 1-14)。

3) **上颌动脉 maxillary artery**:颈外动脉的终支之一,该动脉至面浅层的分支为眶下动脉、颊动脉和颏动脉。

(2) 静脉:颌面部浅静脉与同名动脉伴行,主要接受口腔颌面部浅层的血液,最后经颈内静脉和颈外静脉回流(图 1-14)。面浅部的静脉主要有两条:

1) **面静脉 facial vein**(图 1-15):起自内眦静脉,先伴行于面动脉面段的后外方,走行于面肌之间或表面,后行至下颌下三角内,位于下颌下腺的浅面。在下颌角的下方,下颌后静脉的前支汇入,再穿深筋膜于舌骨平面汇入颈内静脉。面静脉沿途收集鼻外侧静脉、面深静脉、上唇静脉、下唇静脉的静脉血。面静脉可经内眦静脉、眼上、下静脉与海绵窦相交通,也可以经面深静脉、翼静脉丛与海绵窦相交通(图 1-15)。一般认为面静脉内无瓣膜,但也有国内、外学者报道面静脉可以有瓣膜,出现率约为 70%,主要位于口角平面以下,而位于口角平面以上者,仅占 5.7%。当面部发生化脓性感染时,特别是上唇和鼻部的感染,其感染源可借眼静脉和面深静脉、翼静脉丛向颅内蔓延。临床上常将鼻根和两侧口角连成的三角区称为**面部危险三角**(图 1-16)。

2) **颞浅静脉 superficial temporal vein**:起于头皮内静脉网,由额支和顶支在颧弓上方汇合,于颧弓根浅面穿入腮腺,沿途收集颞浅动脉分布区域的静脉血,最后于下颌骨髁突颈后方与上颌静脉合成**下颌后静脉 retromandibular vein**(图 1-14、图 1-15)。

2. 神经　支配面肌运动的神经是面神经,管理面部感觉的神经除来源于三叉神经皮支外,颈丛的耳大神经也参与,主要管理腮腺区部分皮肤。

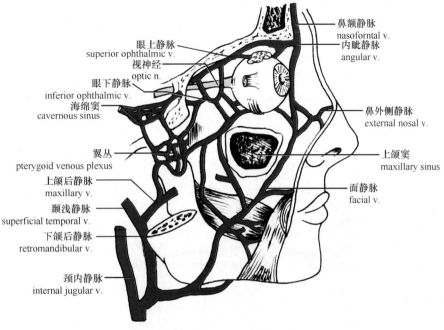

图 1-15 面静脉与海绵窦的交通

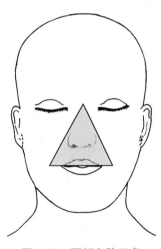

图 1-16 面部危险三角

（1）**面神经 facial nerve** 的面部分支（图 1-14，表 1-3）。

1）**颞支 temporal branches**：多为 2 支，在耳屏基部前 1~1.5cm 处或颞浅动脉前约 1cm 处穿出腮腺上缘，故耳屏或颞浅动脉可以作为显露该分支的标志。该分支分布至枕额肌的额腹、眼轮匝肌上部、耳上肌和耳前肌。

2）**颧支 zygomatic branches**：多为 2~3 支，由腮腺前缘上份穿出，与面横动脉伴行，分布于眼轮匝肌、提上唇肌等。

3）**颊支 buccal branches**：多为 3~5 支，出腮腺前缘，沿腮腺管的上、下方行向口角，根据其与腮腺管的位置关系，可将其分为上颊支和下颊支。上颊支位于腮腺管上方，较粗，位置较恒定，其体表投影约位于屏间切迹与鼻翼下缘的连线上；下颊支位于腮腺管下

方，位置不恒定，可在口角水平或稍上方向前。各颊支间常吻合成袢，由袢再发分支至颊肌、口轮匝肌及其他口裂周围肌。由于颊支与腮腺管相伴行，所以可以腮腺管作为寻找颊支的标志。

4）**下颌缘支 marginal mandibular branches**：多为 1~3 支，于腮腺下端穿出，沿下颌下缘上至 12mm 下至 7mm 的范围内行走，支配降口角肌等。临床上在行下颌区切口时，为防止损伤此支，切口应选择在下颌体下缘下方 15mm 处。该支在行程中依次跨过下颌后静脉、下颌角和面静脉的浅面，因此在行腮腺手术时，可以下颌角和下颌后静脉为标志。

5）**颈支 cervical branches**：多为 1~2 支，由腮腺下缘穿出，位于颈阔肌深面，分支支配颈阔肌。

面神经分支在腮腺周缘穿出，呈扇形分布，故该处面部手术，应考虑其分支情况和分布方向做切口，以避免损伤神经而致表情肌瘫痪。

（2）**三叉神经 trigeminal nerve**：是混合神经，发出眼神经、上颌神经和下颌神经三大分支，其感觉支主要管理面部皮肤和黏膜感觉。眼神经分布于眼裂以上面部皮肤黏膜，上颌神经分布于眼裂与口裂间皮肤黏膜，口裂以下皮肤黏膜由下颌神经分布（图 1-17）。面部皮肤的感觉不仅有上述的三叉神经周围型的分布特点，而且也具有三叉神经中枢型分布特点，即呈同心圆或洋葱皮样：面部周围部、中间部和最内侧部（鼻尖及上唇）皮肤的感觉分别由三叉神经脊束核的下段、中段和上段管理。因此，当面部皮肤出现痛、温觉障碍时，可根据三叉神经分支和三叉神经核管理面部皮肤感觉的特点，判断三叉神经病变的部位。分布于面部皮肤的皮神经有：

1) 眼神经的皮神经:**眶上神经 supraorbital nerve** 和**滑车上神经 supratrochlear nerve**,为额神经的分支。眶上神经与眶上血管伴行,经眶上切迹或眶上孔穿出,分布于上睑及额、顶部皮肤。滑车上神经行经眶上缘内侧穿出,分布于上睑内侧部皮肤及额部中线附近皮肤。**滑车下神经 infratrochlear**

nerve 和**鼻外侧神经 external nasal nerve** 为鼻睫神经的分支。滑车下神经在近眼内眦处穿出眼轮匝肌,分为上、下两支,分布内眦部及鼻背的皮肤。鼻外侧神经在鼻软骨上缘穿出,分布于鼻背下份及鼻尖部皮肤。**泪腺神经 lacrimal nerve** 分布于外眦附近皮肤(图 1-17、图 1-18)。

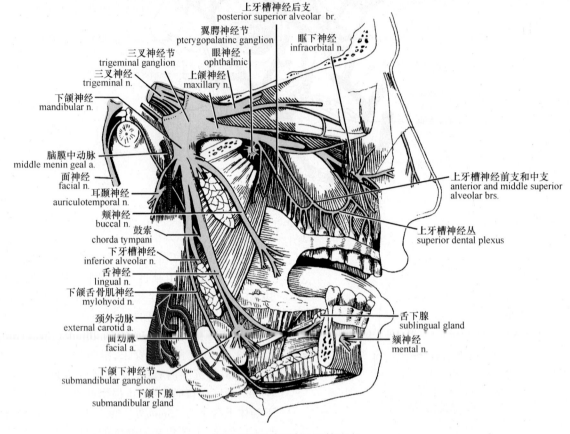

图 1-17　三叉神经及其分支

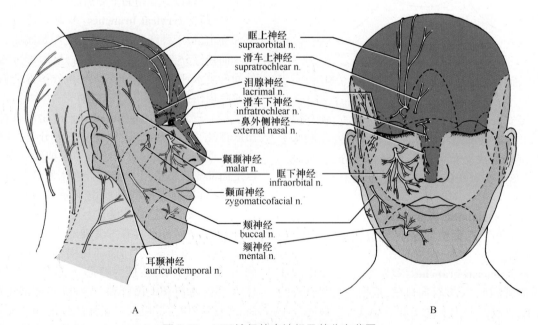

图 1-18　三叉神经的皮神经及其分布范围

A. 右侧面观;B. 前面观

2）上颌神经的皮神经：**眶下神经 infraorbital nerve** 为上牙槽神经的分支，在眼轮匝肌深面，伴行眶下血管穿出眶下孔，随即分为睑支、鼻支和上唇支，分别分布下睑、鼻外侧、上唇及附近颊部的皮肤。**颧颞神经 malar nerve** 和**颧面神经 zygomaticofacial nerve** 为颧神经发出分支，在眶外侧壁。颧颞神经经颧颞孔穿出后，分布于颞前部皮肤。颧面神经经颧面孔穿出，分布于颧骨表面的皮肤（图1-17、图1-18）。

3）下颌神经的皮神经：**耳颞神经 auriculotemporal nerve** 在腮腺上端穿出深筋膜，紧贴耳郭前方上行，跨过颧弓根部，沿颞浅动脉的后侧上行，沿途发出关节支、耳前支、外耳道支与腮腺支，分别分布于颞下颌关节、耳郭前上部、外耳道及腮腺，终支分布于颞部皮肤。**颏神经 mental nerve** 是下牙槽神经的终末支，在降口角肌深面穿出颏孔，分布于颏部及下唇的皮肤。**颊神经 buccal nerve** 在下颌支和咬肌的覆盖下行至颊肌的表面，分布于颊部皮肤（图1-17、图1-18）。

视窗 1-6　三叉神经痛（Trigeminal neuralgia，TN）

三叉神经痛是指第 5 对脑神经感觉根感觉混乱，以上颌神经最为常见，其次为下颌神经，眼神经很少发生，发病年龄多在 40 岁以后，女性多于男性。疼痛如刀割、撕裂、烧灼或电击样，持续时间不等，可达 15 分钟或更长，因疼痛常人难以忍受，故常伴有忧郁和自杀性倾向。"触发点"常位于上唇、鼻翼、齿龈、口角、舌、眉等处，说话、吃饭、洗脸、剃须、刷牙以及风吹等均可诱发发作，以致患者惶惶不可终日，精神委靡不振，行动谨小慎微，甚至不敢洗脸、刷牙、进食，说话也小心，唯恐引起发作。目前三叉神经痛的原因尚未清楚。有报道认为大部分三叉神经痛的患者是异常的血管压迫三叉感觉根造成，解除血管压迫后症状通常消失。有些三叉神经痛治疗可通过切断三叉神经感觉根。也有些人认为三叉神经痛与周围因素影响三叉神经节或脑干三叉神经感觉核的神经元有关。

---

3. 淋巴　面部浅层的淋巴管非常丰富，吻合成网，淋巴结较身体其他部位的淋巴结小，而且数目也少，了解面部淋巴结的分布、收集范围及淋巴引流方向，对面部炎症或肿瘤的诊断与治疗有重要意义。根据面部淋巴结所在部分，淋巴结大致可分为四组（图1-19）。

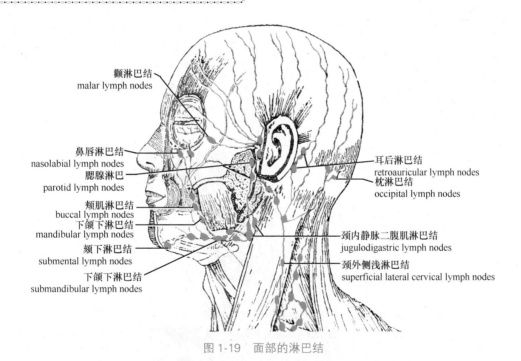

图 1-19　面部的淋巴结

颧淋巴结　malar lymph nodes
鼻唇淋巴结　nasolabial lymph nodes
腮腺淋巴　parotid lymph nodes
颊肌淋巴结　buccal lymph nodes
下颌下淋巴结　mandibular lymph nodes
颏下淋巴结　submental lymph nodes
下颌下淋巴结　submandibular lymph nodes
耳后淋巴结　retroauricular lymph nodes
枕淋巴结　occipital lymph nodes
颈内静脉二腹肌淋巴结　jugulodigastric lymph nodes
颈外侧浅淋巴结　superficial lateral cervical lymph nodes

（1）**腮腺淋巴结**：一般约有 20 多个，根据其与腮腺的关系，可分为浅、深两组。

1）**腮腺浅淋巴结**：位于腮腺表面和腮腺咬肌筋膜的浅面，可分为耳前淋巴结和耳下淋巴结。耳前淋巴结位于耳屏前方，沿颞浅血管排列；耳下淋巴结位于腮腺的下端表面，沿下颌后静脉分布。此组淋巴收集颞部和额部头皮、眼睑外侧、耳廓以及外耳道的淋巴，其输出管注入颈深上淋巴结和腮腺深淋巴结。

2）**腮腺深淋巴结**：位于腮腺实质内，沿下颌后静脉和面神经排列，有时深达腮腺与咽侧壁间。此组淋巴结除收集腮腺浅淋巴结的输出管外，还收集腮腺、眼睑外侧结合部、外耳道、中耳、颊深部、软腭及鼻腔后部的淋巴。其浅部输出管注入颈深上淋巴结和颈外侧浅淋巴结，深部的输出管可注入颈深上淋巴结的颈静脉二腹肌淋巴结。

（2）**面淋巴结**：较小且不恒定，沿面动脉与面静脉排列,该组可分为:①颊肌淋巴结,位于颊肌表面,腮腺管下方;②鼻唇淋巴结,较罕见,位于眶下孔附近,双称眶下淋巴结;③颧淋巴结,位于颧肌表面,眼外眦下方,也较为罕见;④颌上淋巴结,位于咬肌前缘,面动脉的前后。该组淋巴结收集鼻、唇、颊、睑、口腔黏膜以及上、下颌牙齿、牙龈等处的淋巴,其输出管主要至下颌下淋巴结。

(3) **颏下淋巴结**:2~4个,位于左右二腹肌前腹与舌骨之间的颏下三角内,在下颌舌骨肌表面,收集颏部、舌尖、口腔底和下唇中部及下颌前部诸牙和牙龈的淋巴,其输出管注下颌下淋巴结、颈前淋巴结或颈深上淋巴结。

(4) **下颌下淋巴结**:3~10个,位于下颌下三角内,收集面部、鼻部及口腔器官的淋巴,以及下颌下腺及舌下腺的淋巴,其输出管伴面静脉和面动脉注入颈深上淋巴结,一部分也可注入颈外侧浅淋巴结。

二、面　侧　区

面侧区相当于下颌支所在部位,下颌支浅面为腮腺咬肌区,其深面为面侧深区。

案例 1-4

患者,男性,25岁,因左耳垂下方无痛性肿物3年余,加重2个月入院。该患者3年前发现左侧耳垂下方区有一肿块,无痛,未在意。随着时间的推移,该肿块逐渐变大变硬,近2个月来患者感觉左侧面部无力而就诊。检查:左侧腮腺咬肌肿大。CT:左侧腮腺肿块大小约 2.5cm×2.2cm,异常密度灶,边界欠清,未见强化。临床诊断:腮腺混合瘤。

入院治疗:手术后出现口角下垂且向健侧偏斜,流泪或流涎,左侧鼻唇沟变浅、消失,额纹消失,不能皱眉、闭目等。另查明泪腺分泌正常,舌前2/3味觉正常,听觉不灵敏,用力向下压下颌不引起下颌向健侧偏斜。

请思考以下问题:

1. 腮腺位于何处? 其形态如何?
2. 术前,为什么患者感觉到面部无力?
3. 术中如何选择切口? 并简述理由。
4. 术后出现的临床症状是何原因? 术中应如何显露这些结构?

（一）腮腺咬肌区

1. 境界　腮腺咬肌区指腮腺和咬肌及其周围组织所在的下颌支外面和下颌后窝。其前界为咬肌前缘,后界为胸锁乳突肌、乳突及二腹肌后腹的前缘,上为颧弓和外耳道,下为下颌骨下缘。下颌支后缘以后部分为下颌后窝。此区的结构主要是腮腺、咬肌及相关的血管、神经等(图1-20)。

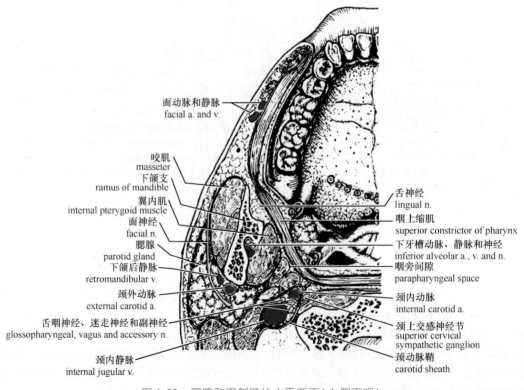

面动脉和静脉
facial a. and v.

咬肌
masseter
下颌支
ramus of mandible
翼内肌
internal pterygoid muscle
面神经
facial n.
腮腺
parotid gland
下颌后静脉
retromandibular v.
颈外动脉
external carotid a.
舌咽神经、迷走神经和副神经
glossopharyngeal, vagus and accessory n.
颈内静脉
internal jugular v.

舌神经
lingual n.
咽上缩肌
superior constrictor of pharynx
下牙槽动脉、静脉和神经
inferior alveolar a., v. and n.
咽旁间隙
parapharyngeal space
颈内动脉
internal carotid a.
颈上交感神经节
superior cervical sympathetic ganglion
颈动脉鞘
carotid sheath

图 1-20　腮腺和面侧区的水平断面(左侧面观)

2. 内容

（1）**腮腺咬肌筋膜 fascia parotidea masseterica**：来自颈深筋膜浅层，因其包绕腮腺、覆盖咬肌而得名。筋膜在腮腺后缘分为浅、深两层，包绕腮腺的部分称为腮腺鞘，两层在腮腺前缘处融合，覆盖于咬肌表面，称为咬肌筋膜。腮腺鞘浅层致密，覆盖腮腺并向上连于颧弓，此层与腺实质黏着，并向腺实质发出许多间隔，将腮腺分成许多小叶，因而在腮腺切开排脓时，注意开放腮腺内的各间隔，以便引流通畅；位于腮腺深面的腮腺鞘深层被覆于腮腺的上面、前内侧面和后内侧面，此层向上后方附着于颞骨鼓部与茎突，向下附着于下颌支内侧面和茎突下颌韧带。腮腺鞘深层薄弱且不完整，因而腮腺脓肿不易穿破浅层，而易经深层薄弱部分，经茎突与翼内肌之间隙流向咽旁间隙和翼下颌间隙，形成咽旁脓肿。腮腺鞘上部与外耳道紧密相连，并发出索状纤维束，深入外耳道前下壁软骨部的裂隙内，腮腺的小血管、神经和淋巴管经该裂隙进出外耳道，因此化脓性感染可在腮腺与外耳道间相互蔓延（图 1-20）。

（2）腮腺

1）形态和位置：**腮腺 parotid gland** 位于外耳道前下方，腮腺间隙内，似一三边锥体形楔入面侧区。其底朝外，尖朝内凸向咽旁间隙，分为上、外、前内和后内等 4 面。通常以下颌骨后缘或穿过腮腺的面神经干及分支作为标志，将腮腺分为浅、深两部。浅部较大，位于面神经干和丛的浅面，深部位于面神经干和丛的深面，较小，其经下颌后窝突入咽旁间隙的部分称为下颌后突。连接腮腺浅、深两部的腺组织称峡部，位于下颌支后缘（图 1-20、图 1-21）。

2）毗邻结构：腮腺借腮腺鞘与下列结构相毗邻，其上缘形凹，邻近外耳道及颞下颌关节后面，外面邻浅筋膜内的耳大神经和腮腺浅淋巴结，前内面邻近咬肌、下颌支及翼内肌后部，后内面与乳突、胸锁乳突肌、二腹肌后腹、茎突及茎突诸肌、颈内血管和后 4 对脑神经相毗邻。茎突、起于茎突的诸肌及深部的颈内血管、舌咽神经、迷走神经、副神经、舌下神经等结构与腮腺深部相邻，故临床上称之"腮腺床"（图 1-20、图 1-21）。腮腺床内后 4 对脑神经可以通过寰椎横突进行辨别和寻找，寰椎横突的前方，这些脑神经开始分开，舌咽神经在颈内、外动脉之间向前下；迷走神经于颈内动、静脉之间的后方下行；副神经越过颈内静脉浅面或深面行向外下，舌下神经则在下颌角下方，越过颈内、外动脉的浅面行向前。了解"腮腺床"内各血管神经的毗邻，对腮腺手术及颈淋巴结清扫术等，都具有重要意义。

3）**腮腺管 parotid duct**（图 1-21）：长 3.5～5cm。从腮腺浅叶前缘内面发出，约距颧弓下 1cm 与颧弓平行向前横过咬肌表面，至咬肌前缘，以直角转折向内穿过颊肌，故用力咬合时，在颧弓下一横指咬肌前缘处可触及腮腺管如麻绳状。腮腺导管行程中，上有面神经上颊支和面横动脉，下有面神经下颊支伴行，故腮腺导管可用作寻找面神经颊支的标志。腮腺导管在颊肌和黏膜间行一段距离后，开口于上颌第 2 磨牙牙冠颊面相对的颊黏膜上，开口处隆起，形成腮腺管乳头。开口部位的导管最狭窄，导管穿过颊肌的部分也比较狭窄，因而易有结石潴留。在腮腺导管的前上方，有时会有形态大小不一的孤立小腺体，称为**副腮腺**，其导管汇入腮腺导管。

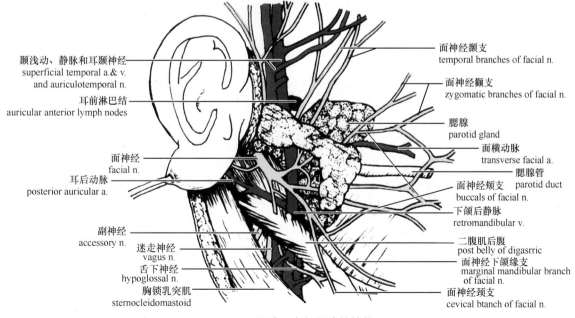

颞浅动、静脉和耳颞神经
superficial temporal a.& v.
and auriculotemporal n.

耳前淋巴结
auricular anterior lymph nodes

面神经
facial n.

耳后动脉
posterior auricular a.

副神经
accessory n.

迷走神经
vagus n.

舌下神经
hypoglossal n.

胸锁乳突肌
sternocleidomastoid

面神经颞支
temporal branches of facial n.

面神经颧支
zygomatic branches of facial n.

腮腺
parotid gland

面横动脉
transverse facial a.

腮腺管　parotid duct

面神经颊支
buccals of facial n.

下颌后静脉
retromandibular v.

二腹肌后腹
post belly of digasrric

面神经下颌缘支
marginal mandibular branch of facial n.

面神经颈支
cevical btanch of facial n.

图 1-21　腮腺及穿经腮腺的结构

4）腮腺的血液供应、神经支配及淋巴回流：腮腺的血液供应来自**颞浅动脉**发出的腮腺支和**面横动脉**的分支，其静脉经上颌后静脉回流至颈外静脉。管理腮腺的感觉由**耳大神经**和**耳颞神经**。管理腮腺分泌的神经，有交感神经和副交感神经。交感神经节后纤维来自颈上节，随颈外动脉进入腮腺。副交感神经为舌咽神经的副交感神经纤维，在耳神经节换元后，经耳颞神经至腮腺。面神经穿过腮腺，但是不参与管理腮腺的分泌活动和感觉。腮腺的淋巴可经腮腺浅、深淋巴注入颈外侧浅淋巴结和颈外侧深淋巴结。

（3）穿经腮腺的血管、神经：根据腮腺内神经血管的走向，穿经腮腺的血管、神经可分为纵行组和横行组（图 1-21、图 1-22）。纵行的有颈外动脉，颞浅动、静脉，下颌后静脉及耳颞神经；横行的有

上颌动、静脉，面横动、静脉及面神经的分支。上述血管神经的位置关系，由浅入深，依次为面神经及其分支、下颌后静脉、颈外动脉及耳颞神经。由于穿经腮腺血管和神经的解剖特点，腮腺炎或肿瘤，除使腮腺肿大外，尚可产生压迫症状：如压迫面神经可引起面瘫，如受压耳颞神经，除腮腺部位疼痛外，尚出现颞区、耳等疼痛。正常情况下，面神经外膜与腮腺组织容易分离，但在病变时，两者常紧密粘连，术中分离较为困难。

1）面神经：面神经根据其行程可分为面神经管段和颅外段。面神经管段发出分支管理泪腺、鼻腭腺体、舌下腺和下颌下腺的分泌和分布于舌前 2/3 味蕾。面神经自茎乳孔穿出后，依其走行过程中与腮腺的关系分为三段（图 1-21、图 1-22）。

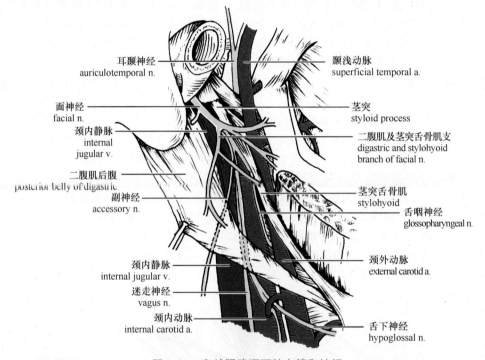

图 1-22　穿越腮腺深面的血管和神经

第一段为腮腺前段，指面神经干从茎乳孔穿出至进入腮腺以前的一段，很短，位置较深，距皮肤 20 ~ 40mm 深处，其毗邻结构是：上为外耳道软骨及骨部，下为二腹肌后腹，前为茎突，后为乳突前缘，此段虽被腮腺浅叶遮盖，但尚未进入腮腺实质，故显露面神经主干可在此处进行。

第二段为腮腺内段，面神主干入腮腺后，行走于腮腺深、浅两部间，行经颈外动脉和下颌后静脉的浅面，分为上、下两干，即颞面干与颈面干。由两干再发出分支，彼此交织成丛，最后形成颞支、颧支、颊支、下颌缘支与颈支五组分支。

第三段为面神经穿出腮腺以后，呈扇形分布，至各相应区域，支配面肌（表 1-3）。

2）**颈外动脉 external carotid artery**：由颈部上

行，经二腹肌后腹和茎突舌骨肌深面进入下颌后窝，在下颌后静脉的前内侧行于腮腺内，并与腺组织连接紧密，至下颌颈平面，分为上颌动脉和颞浅动脉。上颌动脉向内前方至颞下窝，颞浅动脉与耳颞神经伴行，在颧弓下方，耳屏前穿出腮腺上缘至皮下，然后越颧弓至颞部。在腮腺内，颞浅动脉发出面横动脉，在腮腺上缘处，耳颞神经居颞浅动、静脉后方或居两者之间。

3）**下颌后静脉 retromandibular vein**：由颞浅静脉和上颌静脉汇合而成，在颈外动脉浅面下行，分为前、后支，前支汇入面静脉，后支注入颈内静脉。后支尚与耳后静脉、枕静脉合成颈外静脉。

（4）**咬肌 masseter**：分为三层，向前融合。浅层最大，起于颧骨下颌突的厚腱膜和颧弓下缘前 2/3 部分，肌纤维向后向下行走，止于侧面下方后部和下颌

角;中层起于颧弓前 2/3 内侧面和颧弓后 1/3 下缘,止于下颌支中部;深层颧弓深面,止于下颌支上部和冠突。中层肌和深层肌间无明显界限,此两层合称为咬肌深部咬肌后上部为腮腺浅部所覆盖,浅面自上而下有面横血管、面神经上颊支、腮腺导管、面神经下颊支和面神经下颌缘支横过。咬肌受来自下颌神经的咬肌神经支配,其血供来自上颌动脉分支。咬肌与颞肌、翼内肌和翼外肌共同组成咀嚼肌,参与颞下颌关节运动。

(二)面侧深区

1. 境界 位于腮腺咬肌区前部的深面,颅底下方,口咽的外侧。其顶为蝶骨大翼的颞下面,底平下颌骨下缘,前壁为上颌骨体的后面,后壁为腮腺深部,外侧壁为下颌支,内侧壁为翼突外侧板和咽侧壁,主要内容为翼内、外肌,以及分布于口鼻腔的重要血管、神经(图 1-20、图 1-23)。

2. 内容

(1)**翼内、外肌 medial and lateral pterygoid**:翼外肌有两头,上头起自蝶骨大翼的下面,下头起自翼突外侧板的外面,肌纤维束几乎呈水平方向,由前内向后外行走,上头小部分纤维止于颞下颌关节囊前内面和关节盘的前部,上头的部分和下头止于下颌颈前面的翼肌凹,翼外肌的主要作用是牵引髁突和关节盘向前下,双侧收缩可以使下颌向前下,单侧收缩可以使下颌向对侧。翼外肌受下颌神经的翼外肌神经支配;翼内肌以深、浅两头分别起自翼窝和上颌结节,肌腹斜向外下,以腱板止于下颌角内侧面翼肌粗隆,该肌与下颌支内板潜在的间隙称翼颌间隙。翼内肌的作用类似咬肌,主要是提下颌骨,并辅助下颌前伸和侧方运动,受下颌神经的翼内肌神经支配(图 1-23)。

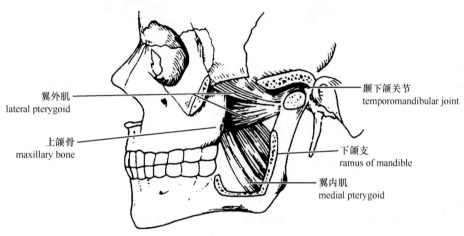

图 1-23 面侧深区

(2)**上颌动脉 maxillary artery**:是颈外动脉的两终支之一,以翼外肌为标志可分为 3 段。平下颌颈水平起自颈外动脉,经下颌颈深面弯向上内,至翼外肌下缘处为第 1 段;行于翼外肌浅面,为第 2 段;继而从翼外肌两头之间,经翼上颌裂入翼腭窝,以后为第 3 段(图 1-24)。各段主要分支如下:

第 1 段下颌段:位于下颌颈深面,临床行髁突切除或行颞下颌关节成形术时,应注意保护该段动脉,主要分支有:①**下牙槽动脉 inferior alveolar artery**,由第 1 段向下发出,与下牙槽神经伴行,经下颌孔入下颌管,经颏孔穿出,移行为颏动脉 mental artery,营养下颌骨、下颌牙齿及牙龈;②**脑膜中动脉 middle meningeal artery** 由第 1 段向上发出,穿耳颞神经两根间伴脑膜支,经棘孔入颅至脑膜。

第 2 段翼肌段:位于翼外肌的深面或浅面,分支与同名神经、静脉伴行,分布于咀嚼肌,另发出**颊动脉 buccal artery** 伴下颌神经前干分支颊神经至颊部及附近牙龈等。

第 3 段翼腭窝段:位于翼腭窝内,与上颌神经的分支伴行,主要分支:①**上牙槽后动脉 posterior superior alveolar artery** 伴上牙槽后神经,沿上颌骨体后面下行,经牙槽孔进入牙槽管,分布于后磨牙及上颌窦黏膜;②**眶下动脉 infraorbital artery** 伴眶下神经入眶,再经眶下沟、眶下管出眶下孔至面部,分布于邻近的结构;③**蝶腭动脉 sphenopalatine artery** 为上颌动脉的终支,经蝶腭孔至鼻腔后部,分为鼻后外侧动脉和鼻后中隔支,是鼻部的主要血液来源;④**腭降动脉 descending palatine artery** 在翼腭窝内发出,沿翼腭管下降,分为腭大、小动脉,分别穿出腭大孔和腭小孔至硬腭、软腭、扁桃体和鼻咽部。

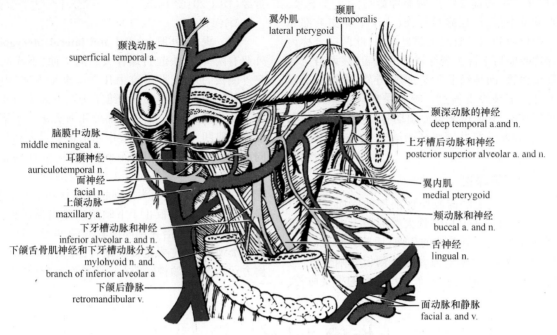

颞浅动脉 superficial temporal a.
翼外肌 lateral pterygoid
颞肌 temporalis
脑膜中动脉 middle meningeal a.
耳颞神经 auriculotemporal n.
面神经 facial n.
上颌动脉 maxillary a.
下牙槽动脉和神经 inferior alveolar a. and n.
下颌舌骨肌神经和下牙槽动脉分支 mylohyoid n. and. branch of inferior alveolar a
下颌后静脉 retromandibular v.
颞深动脉的神经 deep temporal a.and n.
上牙槽后动脉和神经 posterior superior alveolar a. and n.
翼内肌 medial pterygoid
颊动脉和神经 buccal a. and n.
舌神经 lingual n.
面动脉和静脉 facial a. and v.

图 1-24　面侧深区的血管和神经

（3）**翼静脉丛 pterygoid venous plexus**：收纳与上颌动脉分支所伴行的静脉属支，在翼内、外肌与颞肌之间吻合成翼静脉丛，其输出静脉为上颌静脉。翼丛位置较浅，是颅外与颅内静脉交通的枢纽之一，经面部的深静脉与面静脉交通，并经卵圆孔静脉丛及破裂孔静脉丛与海绵窦交通，故口、咽等部的感染，可沿上述途径蔓延至颅内（图 1-15）。

（4）**下颌神经 mandibular nerve**：是三叉神经最大分支，为混合性神经。经卵圆孔出颅，下行于翼外肌深面，在分前、后两干前分出翼内肌神经，支配翼内肌。前干大部分为运动纤维，主要分支有：①颞深神经，分布颞肌；②咬肌神经，支配咬肌；③翼外肌神经，支配翼外肌；④颊神经，为感觉神经，管理颊皮肤和黏膜。后干大部分为感觉纤维，主要分支有耳颞神经、下牙槽神经和舌神经（图 1-24）。

1）**舌神经 ingual nerve**：起自下颌神经后干，经翼外肌深面至其下缘穿出后，经翼内肌和下颌支至第 3 磨牙根内侧，此处仅被牙龈黏膜覆盖，位置较为表浅，因而采用口内法行下牙槽神经阻滞麻醉时，既可麻醉下牙槽神经，同时也可麻醉舌神经。舌神经在翼外肌下缘接受了面神经的分支鼓索，继而舌骨舌肌与下颌舌骨肌之间前行，至舌骨舌肌前缘附近，舌神经先从下颌下腺导管上方至其外侧，然后向下其内侧前行，在颏舌肌外侧，伴行舌深动脉至舌尖。舌神经管理舌侧牙龈及舌前 2/3 的一般感觉及味觉，其副交感神经纤维管理舌下腺和下颌下腺分泌。（图 1-24）。

2）**下牙槽神经 inferior alveolar nerve**：下颌神经后干最大的分支，在翼外肌内侧下行，经翼外肌下缘穿出后，走行于蝶下颌韧带与下颌支之间，伴下牙槽血管经下颌孔进入下颌管，在管内分支至下颌牙齿及牙龈，其终支出颏孔后更名为颏神经。在进入下颌孔之前，下牙槽神经常发出下颌舌骨神经，向前下方行于下颌舌骨沟内，下颌骨与翼内肌之间，达下颌舌骨肌下面，分布于下颌舌骨肌及二腹肌前腹（图 1-24）。

3）**耳颞神经 auriculotemporal nerve**：向后经翼外肌及髁突颈部的深面，在其后方进入腮腺，颞下颌关节手术和腮腺手术等应注意此关系（图 1-24）。

（三）面侧区间隙

面部侧区的间隙是指位于颅底和上、下颌骨之间，散在于骨、肌肉和筋膜之间，间隙彼此相通。间隙内为疏松结缔组织所填充，感染时既可局限一个间隙，也可沿间隙扩散。本节主要介绍翼下颌间隙和咬肌间隙。

1. 翼颌间隙 pterygomandibular space　或称翼下颌间隙，位于下颌支与翼内肌之间，与咬肌间隙仅隔下颌支，两间隙经下颌切迹相通。前邻颊肌，后邻腮腺，间隙内有疏松结缔组织填充。该间隙内有舌神经、下牙槽神经和下牙槽动、静脉通过。下牙槽神经阻滞麻醉，麻药即注射于此间隙内，牙源性感染常累及此间隙（图 1-25）。

2. 咬肌间隙 masseter space　是位于咬肌深面与下颌支外板之间的潜在性间隙，咬肌的血管、神经通过下颌切迹穿入此间隙，从深面进入咬肌。此间隙前方紧邻下颌智齿（第 3 磨牙），后为腮腺。许多牙源性感染可扩散至此间隙（图 1-25）。

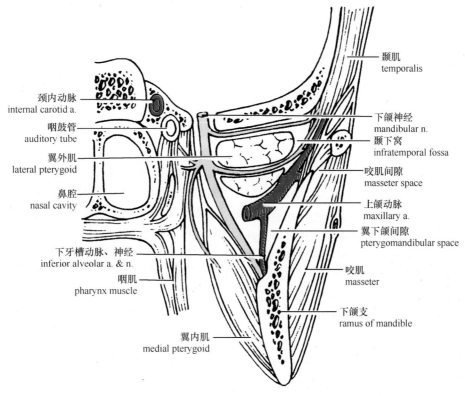

颞肌
temporalis

颈内动脉
internal carotid a.

咽鼓管
auditory tube

翼外肌
lateral pterygoid

鼻腔
nasal cavity

下牙槽动脉、神经
inferior alveolar a. & n.

咽肌
pharynx muscle

翼内肌
medial pterygoid

下颌神经
mandibular n.

颞下窝
infratemporal fossa

咬肌间隙
masseter space

上颌动脉
maxillary a.

翼下颌间隙
pterygomandibular space

咬肌
masseter

下颌支
ramus of mandible

图 1-25　面部的间隙(冠状面)

案例 1-4 提示

　　腮腺位于腮腺咬肌区的腮腺鞘内,似一三边锥体形,分为浅、深 2 叶。腮腺咬肌区中,血管神经较为丰富,纵行的有:颈外动脉,颞浅动、静脉,下颌后静脉及耳颞神经;横行的有:上颌动、静脉,面横动、静脉及面神经的分支。随腮腺肿瘤增大压迫面神经可引起表情肌无力,若压迫耳颞神经,尚可出现颞区、耳等疼痛。

　　穿越腮腺的重要的神经血管位于:①腮腺内;②从腮腺边缘呈辐射状露出;③腮腺深叶深面,而腮腺浅面并无重要结构,故在腮腺手术时,应避免在腮腺浅叶或颊部作垂直深切口,以免伤及腮腺内或腮腺浅叶前缘走出的面神经分支或腮腺导管,导致面瘫、腮腺体瘘或腮腺导管瘘。当腮腺肿瘤深入到"腮腺床"附近并与之有粘连,或颈淋巴组织整块切除涉及"腮腺床"时,应特别谨慎,避免损伤"腮腺床"的重要血管、神经。

　　面神经穿过腮腺,但不参与管理腮腺的感觉和分泌活动,而是支配表情肌。因而进行腮腺切除时,如何避免损伤面神经十分关键,临床上常根据肿瘤所在的部位和移动性显露面神经主干及其分支,一般采用两种不同方法解剖面神经:①先显露面神经主干,再循主干向远端分离其分支。显露面神经干的主要标志:乳突前缘,鼓乳裂,外耳道软骨,茎突和二腹肌后腹等。②先显露面神经分支,再循其分支分离主干。显露面神经分支的主要标志:颞支——耳屏和颞浅动脉;颧支——耳垂、眼外眦等;颊支——腮腺导管;下颌缘支——面动静脉、下颌角和颌后静脉;颈支——腮腺浅叶下端。

(广西医科大学　韦　力)

第2章　颈　部

第1节　概　述

颈部 neck 以脊柱颈段为支架,介于头部、胸部和上肢之间。前部正中有呼吸道和消化道的颈段;两侧纵行排列着大血管和神经;颈根部有胸膜顶和肺尖以及往返于颈部、胸部和上肢之间的血管和神经。颈部各结构之间,有疏松结缔组织填充,形成筋膜鞘和诸多筋膜间隙。颈部肌肉在脊柱后方分布较多且粗大,可使头颈部灵活运动,并参与呼吸、吞咽和发音。颈部淋巴结丰富,多沿血管和神经排列,肿瘤转移时易受累。

一、境界及分区

颈部上界以下颌骨下缘、下颌角、乳突尖、上项线和枕外隆凸的连线与头部分界,下界以胸骨颈静脉切迹、胸锁关节、锁骨上缘、肩峰至第 7 颈椎棘突的连线与胸部和上肢分界。

颈部分为固有颈部和项部,以斜方肌前缘和脊椎颈段前方为界,前半部为固有颈部(通常所指的颈部)和后半部的项部。固有颈部以胸锁乳突肌前、后缘为界,又分为颈前区、胸锁乳突肌区和颈外侧区。

1. 颈前区　上界为下颌骨下缘,内侧界为颈前正中线,外侧界为胸锁乳突肌前缘。颈前区又以舌骨为界,分为舌骨上区和舌骨下区。舌骨上区包括颏下三角和左、右下颌下三角;舌骨下区包括颈动脉三角和肌三角。

2. 胸锁乳突肌区　为胸锁乳突肌所占据和覆盖的区域。

3. 颈外侧区　位于胸锁乳突肌后缘、斜方肌前缘和锁骨中 1/3 上缘之间。肩胛舌骨肌将颈外侧区分为枕三角和锁骨上三角(大窝)(图 2-1)。

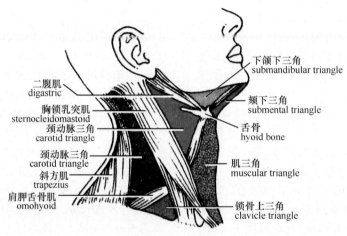

图 2-1　颈部分区

图中标注：
二腹肌 digastric
胸锁乳突肌 sternocleidomastoid
颈动脉三角 carotid triangle
颈动脉三角 carotid triangle
斜方肌 trapezius
肩胛舌骨肌 omohyoid
下颌下三角 submandibular triangle
颏下三角 submental triangle
舌骨 hyoid bone
肌三角 muscular triangle
锁骨上三角 clavicle triangle

二、表面解剖

(一) 体表标志

1. 舌骨 hyoid bone　舌骨体平颏隆凸下缘,后方平对第 3、4 颈椎之间的椎间盘。在舌骨体两侧可扪到舌骨大角,为寻找舌动脉的标志。

2. 甲状软骨 thyroid cartilage　位于舌骨下方,上缘平第 4 颈椎,前正中线上的向前突起为**喉结 laryngeal prominence**。颈总动脉约于甲状软骨上缘平面分为颈内、颈外动脉。

3. 环状软骨 cricoid cartilage　位于甲状软骨下方,环状软骨弓两侧平对第 6 颈椎横突,是喉与气管、咽与食管的分界标志,也是计数气管软骨环和甲状腺触诊的标志。

4. 颈动脉结节 carotid tubercle　即第 6 颈椎横突前结节,颈总动脉经其前方。在胸锁乳突肌前缘中点,平环状软骨弓处将颈总动脉压在该结节上,以暂时阻断血流,可起到压迫止血的作用。

5. 胸锁乳突肌 sternocleidomastoid　是颈部分区的重要标志,其起端两头之间称为锁骨上小窝,其位于胸锁关节上方。

6. 锁骨上大窝 greater supraclavicular fossa　位于锁骨中 1/3 上方,窝底可触及锁骨下动脉的搏动和第 1 肋骨,臂丛穿经此窝。

7. 胸骨上窝 suprasternal fossa　位于胸骨柄上

缘的皮肤凹处,在窝内或触及气管的颈段。

(二)体表投影

1. 颈总动脉及颈外动脉 common carotid artery and external carotid artery 自下颌角与乳突尖连线的中点,右侧至胸锁关节、左侧至胸锁关节稍外侧的连线,即两动脉的投影线,甲状软骨上缘是两者的分界标志(图2-2)。

2. 锁骨下动脉 subclavian artery 右侧相当于从胸锁关节、左侧自锁骨上小窝向外上至锁骨上缘中点所画一向上弧线,其最高点距锁骨上缘1cm(图2-2)。

3. 颈外静脉 external jugular vein 位于下颌角至锁骨中点的连线上,是小儿静脉穿刺的常用部位(图2-2)。

4. 副神经 accessory nerve 为下颌角与乳突尖连线的中点,经胸锁乳突肌后缘中、上1/3交点处,至斜方肌前缘中、下1/3交点处的连线(图2-2)。

5. 臂丛 brachial plexus 从胸锁乳突肌后缘中、下1/3交点处至锁骨中、外1/3交界处稍内侧的连线。

6. 神经点 是颈丛皮支浅出颈筋膜的集中点,约在胸锁乳突肌后缘中点处,是颈部皮神经阻滞麻醉的部位(图2-2)。

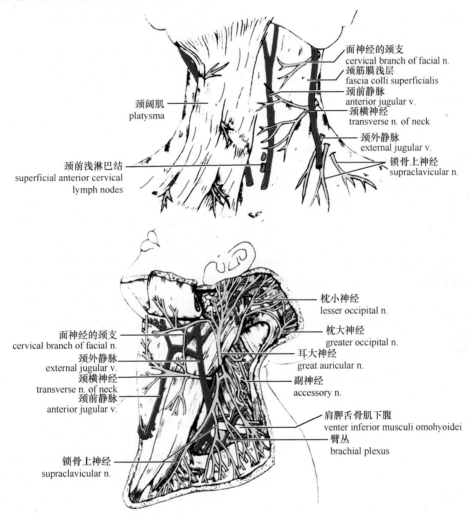

图2-2 颈部浅层结构

7. 胸膜顶及肺尖 cupula of pleura and apex of lung 位于锁骨内侧1/3段上方,最高点距锁骨上方2~3cm。

(佳木斯大学医学院 田国忠 李艳君)

第2节 颈部层次结构

颈部各结构之间,有疏松结缔组织填充,形成筋膜鞘和诸多筋膜间隙。

颈部由浅入深的层次为:皮肤、浅筋膜、深筋膜及其间的肌肉、脏器等结构。深筋膜又大致分成了浅、中、深三层,如三层圆形套筒样包按着浅、深不同的肌肉和器官,各层间有疏松结缔组织形成筋膜间隙。

> **案例 2-1**
> 患者,女性,45岁,纺织工人。主诉:左侧牙痛,行盐水漱口液治疗2周,伴有发热且谈话、吞咽时张口困难,情绪焦虑,流涎,呼吸有些急促。体格检查:患者体温38.5℃,左下颌第1磨牙痛,

左下颌区至咽部可见红肿,并已蔓延至颈部,压痛明显。临床诊确:下颌下蜂窝织炎。
请思考以下问题:
1. 试述颈部的分区。
2. 下颌下三角的构成及其内容。
3. 颈筋膜及其筋膜间隙的构成。

一、浅层结构

(一) 皮肤

颈部皮肤较薄且移动性较大,色泽与面部接近,可做面部皮肤缺损的供皮区。颈部皮肤纹理呈横向,故手术常做横切口,则有利于刀口愈合和术后皮肤美观。

(二) 浅筋膜

浅筋膜即以脂肪为主的皮下组织,在脂肪层深方位于颈前外侧部有一层皮肌,即**颈阔肌 platysma**,该肌起自胸大肌和三角肌筋膜,越过锁骨斜向上内方,其前部纤维附于下颌骨下缘,后部纤维附于腮腺咬肌筋膜,并移行于降下唇肌和笑肌。颈阔肌覆盖于颈部前外侧面,但在肌三角内侧部和枕三角上部未被颈阔肌覆盖。在此肌的深面有浅静脉、颈横神经、浅淋巴结和支配该肌的面神经颈支(图 2-2)。浅筋膜内的主要结构是浅静脉和颈丛皮支(图 2-2,图 1-5B)。

1. 浅静脉

(1) **颈前静脉 anterior jugular vein**:起自颏下部,两条分别沿颈前正中线两侧下行,在胸骨上方,穿深筋膜入胸骨上间隙,汇入颈外静脉末端或锁骨下静脉,少数汇入头臂静脉。左、右颈前静脉相互吻合成**颈静脉弓 jugular venous arch**。颈前静脉有时仅一条,位居中线,称颈前正中静脉。

(2) **颈外静脉 external jugular vein**:由下颌后静脉后支和耳后静脉、枕静脉在下颌角汇合而成,粗大易见,怒张时更明显。先行于胸锁乳突肌浅面,后在锁骨中点上方穿入深筋膜,汇入锁骨下静脉者占 1/3,汇入颈内静脉者占 2/3。颈外静脉末端虽有一对瓣膜,但不能阻止血液逆流,当上腔静脉血回心受阻时,可致颈外静脉曲张。颈外静脉穿深筋膜处,两者彼此紧密愈着,当静脉壁受伤破裂时,管腔不易闭合,可致气栓。

2. 神经

(1) **颈丛皮支**:在胸锁乳突肌后缘中点(即神经点)处浅出深筋膜,位置表浅且相对集中,常为颈丛皮支阻滞麻醉的穿刺点。

1) **枕小神经 lesser occipital nerve**:沿胸锁乳突肌后缘上升,分布于枕部及耳廓背面上部的皮肤。

2) **耳大神经 great auricular nerve**:为颈丛皮支中最大的分支。沿胸锁乳突肌表面伴颈外静脉上行,

分布于耳廓及腮腺区皮肤。

3) **颈横神经 transverse nerve of neck**:横过胸锁乳突肌中份,穿颈阔肌浅面向前,分布至颈前区皮肤。

4) **锁骨上神经 supraclavicular nerves**:分为 3 支行向外下方。在锁骨上缘处浅出,分布至颈前外侧部、胸前壁上部和肩部等皮肤。

(2) **面神经颈支 cervical branch of facial nerve**:自腮腺下缘浅出后行向前下,走行于颈阔肌深面,支配该肌。

> **视窗 2-1　头皮撕裂和头皮感染**
> 由于颈部皮纹呈横向分布故颈部手术常做横切口,有利于皮肤愈合和术后美观。颈部皮肤色泽接近面部,柔软细腻,是用以修复口腔、颌面部缺损较为理想的供体。
> 颈阔肌由面神经的颈支支配,神经受损可导致皮肤松弛。在颈部手术中,需保护面神经的颈支。在缝合颈部伤口时,需小心缝合皮肤和颈阔肌,否则皮肤收缩形成较明显的瘢痕。

二、颈筋膜及筋膜间隙

颈筋膜 cervical fascia 是位于浅筋膜和颈阔肌的深面,为颈深筋膜。由颈、项部肌肉的筋膜和颈内脏器的筋膜所组成,大体可分成三层,各层之间的疏松结缔组织构成筋膜间隙(图 2-3)。

(一) 颈筋膜分层

1. 浅层 又称**封套筋膜 investing fascia**,包裹着颌下、颈及项上部。颈深筋膜浅层包绕两肌、两腺,形成两个间隙。即向后包绕着斜方肌,向前包绕胸锁乳突肌。向上分别形成下颌下腺鞘和腮腺鞘,包绕着下颌下腺和腮腺。向下分成两层附着于胸骨上颈静脉切迹的前后缘,形成了胸骨上间隙,内有颈静脉弓和淋巴结。两层附于锁骨上形成了锁骨上间隙,内含颈前静脉和颈外静脉的末段。两侧颈深筋膜在前正中线愈合,参与构成颈白线。

2. 中层 即**气管前筋膜 pretracheal layer** 或称内脏筋膜,该筋膜包绕着喉、咽、气管颈段、食管颈段、甲状腺等颈内脏器,主要命名简记为"两个筋膜、两个鞘",即气管前筋膜、颊咽筋膜、甲状腺鞘、颈动脉鞘。前下覆盖气管的称为气管前筋膜,覆盖咽和食管的部分筋膜称为颊咽筋膜。包绕甲状腺形成甲状腺鞘,在甲状腺与气管、食管上端邻接处,腺鞘后层增厚形成甲状腺悬韧带。包裹颈总动脉、颈内动脉、颈内静脉和迷走神经形成颈动脉鞘。

3. 深层 即**椎前筋膜 prevertebral fascia**,较厚,上方附于颅底中部,向下覆盖在颈深肌、颈交感干和膈神经前方,并与胸内筋膜相延续。此层筋膜覆盖于锁骨下动脉和臂丛的前面,并随之延伸到腋区,包裹腋动脉和臂丛形成腋鞘。

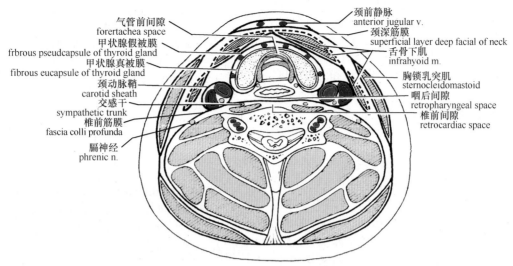

气管前间隙
forertachea space
甲状腺假被膜
frbrous pseudcapsule of thyroid gland
甲状腺真被膜
fibrous eucapsule of thyroid gland
颈动脉鞘
carotid sheath
交感干
sympathetic trunk
椎前筋膜
fascia colli profunda
膈神经
phrenic n.

颈前静脉
anterior jugular v.
颈深筋膜
superficial layer deep facial of neck
舌骨下肌
infrahyoid m.
胸锁乳突肌
sternocleidomastoid
咽后间隙
retropharyngeal space
椎前间隙
retrocardiac space

图 2-3　颈筋膜及筋膜间隙 (横断面)

（二）筋膜间隙

1. **胸骨上间隙 suprasternal space**　颈深筋膜浅层在距胸骨柄上缘 3~4cm，分为浅、深两层，向下分别附于胸骨柄前、后缘，两层之间为胸骨上间隙。内有颈静脉弓、颈前静脉下段、胸锁乳突肌胸骨头、淋巴结及脂肪等。

2. **锁骨上间隙 supraclavicular space**　是颈筋膜浅层在锁骨上方分为两层附着于锁骨深、浅两面所形成的筋膜间隙。该间隙经胸锁乳突肌后方与胸骨上间隙相通，内有颈前静脉、颈外静脉末端及疏松结缔组织等。

3. **气管前间隙 pretracheal space**　位于气管前筋膜与气管颈部之间。内有甲状腺最下动脉、甲状腺下静脉丛、甲状腺奇静脉丛、头臂干及左头臂静脉。小儿则有胸腺上部。此间隙向下与上纵隔相沟通。

4. **咽后间隙 retropharyngeal space**　位于椎前筋膜与颊咽筋膜之间，其延伸至咽侧壁外侧的部分为咽旁间隙。

5. **椎前间隙 prevertebral space**　位于脊柱颈部、颈深肌群与椎前筋膜之间。颈椎结核脓肿多积于此间隙，并向两侧至椎外侧区，经腋鞘扩散至腋窝。当脓肿溃破后，可经咽后间隙向下至后纵隔 (图 2-4)。

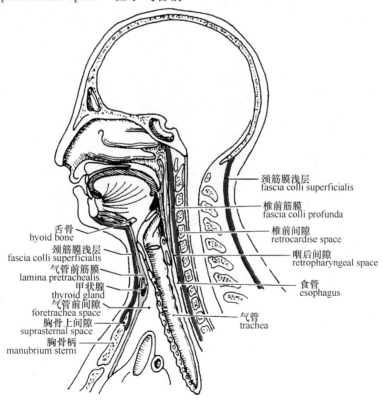

舌骨
hyoid bone
颈筋膜浅层
fascia colli superficialis
气管前筋膜
lamina pretrachealis
甲状腺
thyroid gland
气管前间隙
foretrachea space
胸骨上间隙
suprasternal space
胸骨柄
manubrium sterni

颈筋膜浅层
fascia colli superficialis
椎前筋膜
fascia colli profunda
椎前间隙
retrocardise space
咽后间隙
retropharyngeal space
食管
esophagus
气管
trachea

图 2-4　颈筋膜及筋膜间隙 (正中矢状断面)

（佳木斯大学医学院　田国忠　李艳君）

第3节 颈 前 区

颈前区由胸锁乳突肌前缘、颈前正中线和下颌骨下缘围成。舌骨又将此区分为舌骨上区和舌骨下区。舌骨上区包括颏下三角及两侧的下颌下三角;舌骨下区包括颈动脉三角和肌三角。

案例 2-2

患者,女性,50岁。因右颈部无痛性肿物20余年就诊。近20年来在右颈部有一个小的不规则的包块,约7.8cm×6.0cm大小,边界清楚。包块在吞咽时可上下活动,随着包块的增大,在颈根部发现了若干结节状物,并出现了吞咽、发音困难和喘鸣。既往体健,无疾病史。临床诊断:甲状腺癌。

请思考以下问题:

1. 这包块可能与什么结构相连?为什么它能随吞咽上下活动?

2. 这包块在气管前筋膜的浅面还是深面?

3. 什么原因引起吞咽困难?

4. 为什么出现喘鸣?

5. 如果切除此包块,在颈静脉切迹上方两横指处,顺皮纹横向呈弧形切口,需经过哪些层次结构?

6. 手术中需要注意勿伤及哪些结构?

7. 若术后出现声音低调或饮水呛咳,是何原因?应如何预防?

8. 若术后出现声音嘶哑损伤了什么神经?应如何避免?

一、颏 下 三 角

颏下三角 submental triangle 位于两侧二腹肌前腹与舌骨体之间,此三角底为口膈,口膈由两侧下颌舌骨肌及其筋膜所构成,口膈深面邻舌下间隙。该三角内有1~3个颏下淋巴结。

二、下 颌 下 三 角

(一) 境界

下颌下三角 submandibular triangle 位于下颌骨下缘与二腹肌前、后腹之间。覆盖此区由浅入深为皮肤、浅筋膜(包括颈阔肌)、颈深筋膜浅层。此三角的底由下颌舌骨肌、舌骨舌肌和咽中缩肌组成(图2-5)。

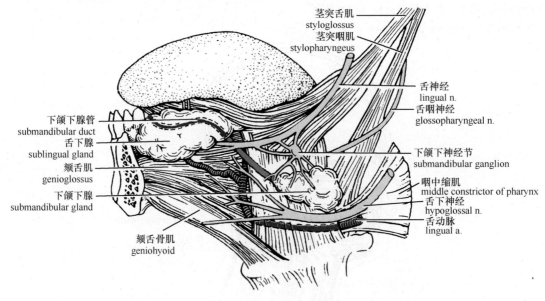

图 2-5 下颌下三角内结构

(二) 内容

内容为下颌下腺、淋巴结及血管、神经等(图2-5)。

下颌下腺:被包裹在由颈筋膜浅层所形成的筋膜鞘内,该鞘与下颌下三角的底面之间形成下颌下间隙。此腺形状不规则,可分为较大的浅部和较小的深部。浅部位于下颌舌骨肌浅面,绕该肌后缘伸向前内与深部相延续。下颌下腺管由深部的前端发出,经下

颌舌骨肌与舌骨舌肌之间前行,开口于口底黏膜的舌下阜。

下颌下三角内容物的位置关系,以舌骨舌肌为标志,其浅面的下颌下腺是主要参照物。下颌下腺浅部的外侧面,紧邻下颌骨体的内面和翼内肌的下部,腺外面浅沟内有面动脉通过。腺的深面为下颌舌骨肌及舌骨舌肌;腺的下内方有舌下神经;腺的上内有舌

神经通过入舌。连于舌神经与腺之间的是下颌下神经节,舌动脉行于腺的下方、舌骨舌肌深面。腺周围有下颌下淋巴结。

下颌下间隙经下颌舌骨肌后缘与舌下间隙相通,后方与咽旁间隙相通。因此,感染或脓肿可互相蔓延,以致形成临床上严重的蜂窝组织炎(Ludwig 咽峡炎)。

三、颈动脉三角

(一) 境界

颈动脉三角 carotid triangle 由胸锁乳突肌上份

前缘、肩胛舌骨肌上腹和二腹肌后腹围成。其浅面的层次为:皮肤、浅筋膜、颈阔肌、颈深筋膜浅层,深面有椎前筋膜。

(二) 内容

内容有颈总动脉及其分支、颈内静脉及其属支和3 对脑神经及淋巴结。这些结构均位于二腹肌后腹的深面,相对位置关系大体是动脉在内,静脉在外,神经在中间(图 2-6)。

1. 动脉　颈总动脉 common carotid artery 位于颈内静脉的内侧,平甲状软骨上缘处分为颈外动脉 external carotid artery 和颈内动脉 internal carotid artery。

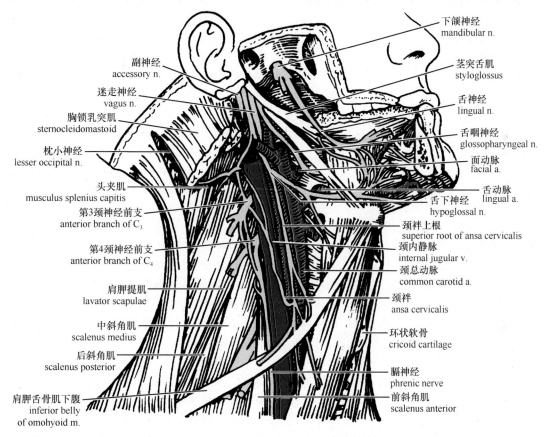

副神经 accessory n.
迷走神经 vagus n.
胸锁乳突肌 sternocleidomastoid
枕小神经 lesser occipital n.
头夹肌 musculus splenius capitis
第3颈神经前支 anterior branch of C₃
第4颈神经前支 anterior branch of C₄
肩胛提肌 lavator scapulae
中斜角肌 scalenus medius
后斜角肌 scalenus posterior
肩胛舌骨肌下腹 inferior belly of omohyoid m.

下颌神经 mandibular n.
茎突舌肌 styloglossus
舌神经 lingual n.
舌咽神经 glossopharyngeal n.
面动脉 facial a.
舌动脉 lingual a.
舌下神经 hypoglossal n.
颈袢上根 superior root of ansa cervicalis
颈内静脉 internal jugular v.
颈总动脉 common carotid a.
颈袢 ansa cervicalis
环状软骨 cricoid cartilage
膈神经 phrenic nerve
前斜角肌 scalenus anterior

图 2-6　颈部的动脉和静脉

颈总动脉位于颈内静脉内侧,平甲状软骨上缘处分为颈外动脉和颈内动脉。颈总动脉末端和颈内动脉起始部膨大处为颈动脉窦,窦壁上有丰富的神经末梢,称压力感受器,可反射性地调节血压;颈总动脉分叉处的后方有颈动脉小球,为化学感受器,可感受血液中二氧化碳分压、氧分压和氢离子浓度变化,可反射性地调节呼吸。

颈外动脉平甲状软骨上缘起自颈总动脉,沿颈内动脉前内方垂直上行。在甲状软骨上缘至舌骨大角间,依次向前发出甲状腺上动脉、舌动脉及面动脉,近二腹肌后腹下缘处向后上发出枕动脉,自颈外动脉起端的内侧发出咽升动脉,行向上方。

颈内动脉自颈外动脉的后外方行至其后方,经二腹肌后腹深面至下颌后窝,经颈动脉管入颅中窝。该动脉在颈部无分支。

2. 静脉　颈内静脉 internal jugular vein 位于颈总动脉外侧,大部分被胸锁乳突肌所遮盖。其属支自上而下有面静脉、舌静脉及甲状腺上静脉、甲状腺中静脉,下行于颈动脉鞘内。

3. 神经　迷走神经、副神经和舌下神经出二腹肌深面后,如同"个"字分开走行。

迷走神经 vagus nerve 行于颈动脉鞘内,位于颈内动脉、颈总动脉与颈内静脉之间的后方。在颈动脉三角内的分支有喉上神经和心支。前者在颈内、外动脉的内侧与咽中缩肌之间分为内、外支，内支弯向前下，穿甲状舌骨膜入喉，管理声门裂以上喉黏膜的感觉；外支沿咽下缩肌表面下降，支配该肌和环甲肌。心支沿颈总动脉表面下降入胸腔，参与心丛的组成。

舌下神经 hypoglossal nerve 经二腹肌后腹深面进入三角，呈弓形越过颈内、外动脉浅面，再经二腹肌后腹前端深面进入下颌下三角。在舌下神经弓形部向下发出降支，称为颈袢上根，沿颈总动脉浅面下降，参与颈袢组成。

副神经 accessory nerve 经二腹肌后腹深面入颈动脉三角的后上角，越过颈内静脉浅面（或深面）行向后外，至胸锁乳突肌深面，并发出肌支支配该肌，本干行至颈后三角内。

四、肌 三 角

（一）境界

肌三角 muscular triangle 位于颈前正中线、胸锁乳突肌下份前缘和肩胛舌骨肌上腹之间。其浅面结构依次为：皮肤、浅筋膜、颈阔肌、颈前静脉、皮神经以及颈深筋膜浅层，深面为椎前筋膜。

（二）内容

内容有舌骨下肌群、气管前筋膜、甲状腺、甲状旁腺、气管颈段、食管颈段等器官。

1. 甲状腺 thyroid gland

（1）形态与被膜：呈"H"形，分左、右两侧叶及其相连的甲状腺峡，有的不发达，约有半数以上的人有锥状叶。气管前筋膜包绕形成甲状腺鞘，又称假被膜。甲状腺自身的外膜称甲状腺真被膜，即纤维囊。两者之间形成的间隙为囊鞘间隙，内有疏松结缔组织、血管、神经及甲状旁腺。假被膜内侧增厚形成的甲状腺悬韧带使甲状腺两侧叶内侧和峡部后面连于甲状软骨、环状软骨以及气管软骨环，将甲状腺固定于喉及气管壁上。当吞咽时，甲状腺可随喉的活动而上下移动。临床上以此作为判断是否甲状腺肿块的依据之一。

（2）位置与毗邻：甲状腺两侧叶位于喉与气管的前外侧，上端达甲状软骨的中部，下端至第6气管软骨。甲状腺峡部位于第2~4气管软骨的前方。甲状腺的前面被皮肤、浅筋膜、颈筋膜浅层、舌骨下肌群及气管前筋膜所遮盖。左、右两侧叶的后内侧邻近喉与气管、咽与食管及喉返神经。侧叶的后外侧与颈动脉鞘及颈交感干相邻。当甲状腺肿大时，如向后内侧压迫喉与气管，可引起呼吸、吞咽困难和声音嘶哑。如向后外方压迫颈交感干时，可出现 Horner 综合征，即患者面部潮红、无汗、瞳孔缩小、眼裂变窄、上睑下垂及眼球内陷等。

（3）甲状腺的动脉与喉的神经：在甲状腺的手术过程中，处理营养腺体的动脉与行于腺体附近支配喉部的神经（迷走神经分支）的关系至关重要。

1）甲状腺上动脉与喉上神经：**甲状腺上动脉 superior thyroid artery** 起自颈外动脉起始部的前壁，伴甲状腺上静脉，行向前下方，起初在**喉上神经 superior laryngeal nerver** 及其外支的前外侧，两者在距甲状腺上极 0.5~1.0cm 处分开，喉上神经外支转向内侧，支配环甲肌，而甲状腺上动脉则分出前、后两支进入腺侧叶。因此，手术结扎甲状腺上动脉的原则是紧贴甲状腺上极处，以免损伤外支以至声音低钝。甲状腺上动脉还发胸锁乳突肌支、喉上动脉及环甲肌支，其中喉上动脉随喉上神经内支，穿甲状舌骨膜入喉。喉上神经的内支司声门以上喉黏膜的感觉（图 2-7）。

2）甲状腺下动脉与喉返神经：**甲状腺下动脉 inferior thyroid artery** 起自锁骨下动脉甲状颈干，沿前斜角内侧缘上升，至第6颈椎平面急转向内，在颈动脉鞘后方至甲状腺侧叶的后面分为上、下支进入腺实质，因此，在手术寻找甲状腺下动脉时，须在甲状腺侧叶与颈动脉鞘之间，将颈总动脉拉向外侧，在其后内的筋膜内可见无静脉伴行的该动脉，甲状腺下动脉与**喉返神经 recurrent laryngeal nerve** 在侧叶后方彼此交叉，致使两者关系复杂。喉返神经起自迷走神经，左侧勾绕主动脉弓、右侧勾绕右锁骨下动脉后，返回颈部，一般走在气管与食管之间的旁沟内；但有些右侧喉返神经走行于气管旁而靠前，在甲状腺下动脉的前方与其交叉。有些左侧喉返神经行于食管旁而靠后，在甲状腺下动脉的后方与其交叉。因此，手术时右侧较左侧易损伤。为避免损伤喉返神经，若结扎甲状腺下动脉时，处理原则是尽可能远离甲状腺后方这一交叉点。

喉返神经入喉，运动支支配除环甲肌以外的全部喉肌。入喉前两侧均经环甲关节的后方，因此，甲状软骨的下角可作为寻找喉返神经的标志。

有少数人存在甲状腺最下动脉，该动脉可起自头臂干、主动脉弓、右颈总动脉或胸廓内动脉等，沿气管前方上升，达甲状腺峡，参与甲状腺动脉之间在腺内、外的吻合。其出现率约为 10%。当低位气管切开或甲状腺手术时应加注意。

（4）甲状腺的静脉：有 3 对，甲状腺上静脉伴同名动脉，注入颈内静脉；甲状腺中静脉短而粗，无伴行动脉，直接汇入颈内静脉；甲状腺下静脉无同名伴行的动脉，在气管颈部前方常吻合成甲状腺奇静脉丛，汇入头臂静脉（图 2-8）。

2. 甲状旁腺 parathyroid gland 为两对扁圆小体，直径为 0.6~0.8cm，呈棕黄色或淡红色。上对甲状旁腺一般位于甲状腺侧叶后面上、中 1/3 交界处；下对甲状旁腺可位于侧叶后方下 1/3 处。该腺体位于真假被膜之间的结缔组织内，有时位于甲状腺实质内，或位于气管周围的结缔组织中。

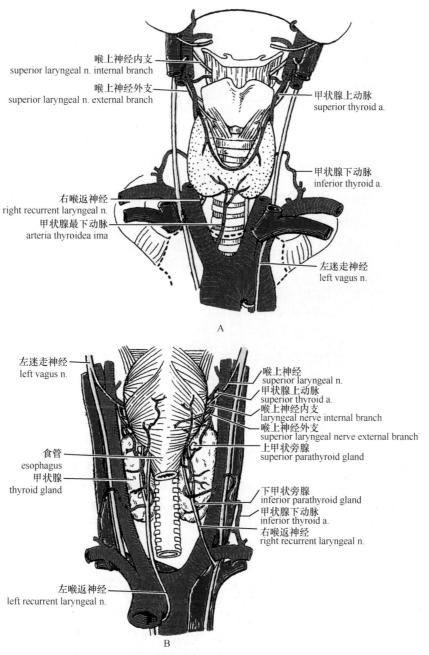

喉上神经内支
superior laryngeal n. internal branch

喉上神经外支
superior laryngeal n. external branch

甲状腺上动脉
superior thyroid a.

甲状腺下动脉
inferior thyroid a.

右喉返神经
right recurrent laryngeal n.

甲状腺最下动脉
arteria thyroidea ima

左迷走神经
left vagus n.

A

左迷走神经
left vagus n.

喉上神经
superior laryngeal n.
甲状腺上动脉
superior thyroid a.
喉上神经内支
laryngeal nerve internal branch
喉上神经外支
superior laryngeal nerve external branch
上甲状旁腺
superior parathyroid gland

食管
esophagus
甲状腺
thyroid gland

下甲状旁腺
inferior parathyroid gland
甲状腺下动脉
inferior thyroid a.
右喉返神经
right recurrent laryngeal n.

左喉返神经
left recurrent laryngeal n.

B

图 2-7 甲状腺动脉与喉返神经的关系
A. 前面观；B. 后面观

3. 气管与食管的颈部

（1）气管颈部：上自环状软骨下缘，下平胸骨颈静脉切迹处移行为气管胸段。由 6～8 个软骨环组成，加之周围有疏松结缔组织，所以活动度极大。头若正中后仰，气管接近体表。其前面由浅入深的层次为：①皮肤；②浅筋膜；③颈筋膜浅层、胸骨上间隙及其内的颈静脉弓；④舌骨下肌群；⑤气管前筋膜。

气管颈部毗邻：前方的结构有：①2～4 气管软骨前方的甲状腺峡部；②峡部下方有甲状腺下静脉，或由其形成甲状腺奇静脉丛，有时有甲状腺最下动脉。

幼儿的胸腺、左头臂静脉和主动脉弓常可突至气管颈部前方，故对幼儿进行气管切开术时，应注意勿损伤上述诸结构。喉及气管颈部上段两侧为甲状腺侧叶，后方是食管，两者间的气管食管旁沟内有喉返神经。后外侧是颈动脉鞘。

（2）食管颈部：上端向前平环状软骨，向后适对第 6 颈椎下缘平面与咽相接；下端平颈静脉切迹与第 1 胸椎体平面移行为食管胸部。食管前方与气管相邻，且稍偏向左侧，故食管颈部手术以左侧入路为宜。

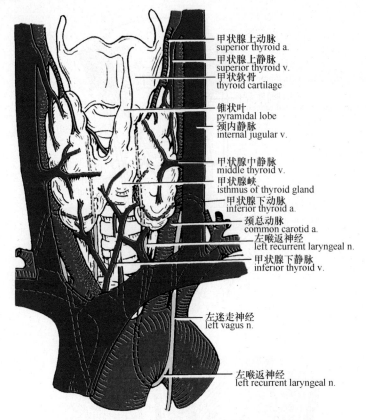

甲状腺上动脉
superior thyroid a.
甲状腺上静脉
superior thyroid v.
甲状软骨
thyroid cartilage

锥状叶
pyramidal lobe
颈内静脉
internal jugular v.

甲状腺中静脉
middle thyroid v.
甲状腺峡
isthmus of thyroid gland
甲状腺下动脉
inferior thyroid a.
颈总动脉
common carotid a.
左喉返神经
left recurrent laryngeal n.
甲状腺下静脉
inferior thyroid v.

左迷走神经
left vagus n.

左喉返神经
left recurrent laryngeal n.

图 2-8　甲状腺的静脉

颈部大动脉的损伤引起猛烈的出血,短时间内可导致患者死亡。如伤道狭窄(刺伤或弹伤),血液不能向外流出,即引起大血肿,不但压迫气管而使呼吸困难,往后还可形成搏动性血肿(假性动脉瘤);如同时损及颈部大静脉,则往后可在颈总动脉和颈内静脉间形成动静脉瘘。

颈部大动脉的损伤中以颈总动脉的损伤为最常见。紧急处理可在锁骨上方将颈总动脉直接压向颈椎横突,手术处理需在胸锁乳突肌内线进行切开显露。在 40 岁以上的患者,结扎颈总动脉或颈内动脉可引起同侧大脑的严重血循环障碍(约 50% 病例),因而发生偏瘫或死亡;在年轻患者,颅内两侧颈内动脉间经动脉环的侧支循环尚充分,结扎颈总动脉或颈内动脉后多不发生严重后果。原则上,在颈总动脉或颈内动脉损伤时,都应施行动脉修补、对端吻合或血管移植。

锁骨下动脉损伤时,如果加以结扎,有引起上肢坏死的可能(约 10% 病例),故仍应以施行动脉修补、对端吻合或血管移植为原则。显露锁骨下动脉常需切断锁骨和前斜角肌。

除颈总动脉、颈内动脉和锁骨下动脉三条主要动脉外,其他动脉如颈外动脉等损伤时,均可

在其损伤处的上下予以结扎,不致发生严重后果。破损的管壁应加切除,以避免发生继发感染和术后再出血的危险。

(佳木斯大学医学院　田国忠　李艳君)

第 4 节　胸锁乳突肌区

胸锁乳突肌区 sternocleidomastoid region 为胸锁乳突肌本身及其覆盖的区域。该肌的胸骨头起自胸骨柄前面,锁骨头起自锁骨内侧 1/3 上缘,两头间的三角形间隙在胸锁关节上方,在体表即锁骨上小窝。其深层结构部分为颈动脉三角内容的延续,即颈襻、颈动脉鞘、颈丛、颈交感干。

案例 2-3

患者,女婴,出生将近 3 个月。其母亲发现孩子颈部向右侧倾斜,颈部僵硬。儿科医生查体见:患儿右耳向右侧倾斜,面部向左侧倾斜,在颈部右前区可触及一个质地较硬的肿块。临床诊断:先天性斜颈。
请思考以下问题:
1. 疾病发生病变的结构?
2. 胸锁乳突肌区范围和内容?
3. 颈襻的构成、走行及其支配的肌肉?

1. 颈袢 ansa cervicalis　由来自第 1 颈神经前支的部分纤维随舌下神经走行，至颈动脉三角内离开此神经，称为颈袢上根，和来自第 2、3 颈神经前支的部分纤维组成的颈袢下根合成颈袢。该袢位于颈动脉

鞘的浅面或鞘内、肩胛舌骨肌中间腱上缘附近，分支支配舌骨下肌群（甲状舌骨肌除外），由于神经从肌肉的下部入肌肉，故需离断肌腹时，应从中部切开，以免损伤肌支（图 2-9）。

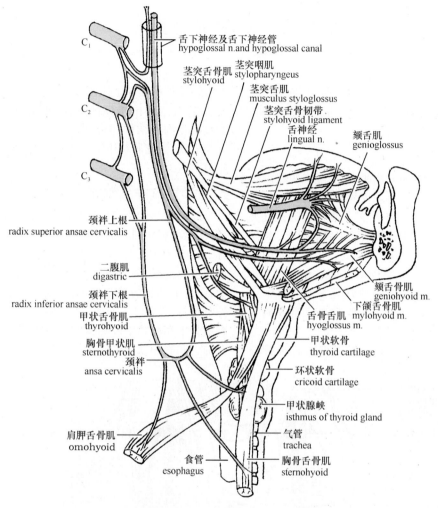

舌下神经及舌下神经管
hypoglossal n.and hypoglossal canal
茎突舌骨肌 stylohyoid
茎突咽肌 stylopharyngeus
茎突舌肌 musculus styloglossus
茎突舌骨韧带 stylohyoid ligament
舌神经 lingual n.
颏舌肌 genioglossus
C₁
C₂
C₃
颈袢上根 radix superior ansae cervicalis
二腹肌 digastric
颈袢下根 radix inferior ansae cervicalis
甲状舌骨肌 thyrohyoid
胸骨甲状肌 sternothyroid
颈袢 ansa cervicalis
肩胛舌骨肌 omohyoid
食管 esophagus
颏舌骨肌 geniohyoid m.
下颌舌骨肌 mylohyoid m.
舌骨舌肌 hyoglossus m.
甲状软骨 thyroid cartilage
环状软骨 cricoid cartilage
甲状腺峡 isthmus of thyroid gland
气管 trachea
胸骨舌骨肌 sternohyoid

图 2-9　颈袢及支配的肌肉

2. 颈动脉鞘 carotid sheath　由颈筋膜中层构成的结缔组织鞘，上起自颅底，下续纵隔。鞘内全长有颈内静脉和迷走神经，鞘内上部有颈内动脉，下部为颈总动脉。在鞘稍下部，颈总动脉位于后内侧，颈内静脉位于前外侧，迷走神经位于两者的后方。鞘的浅面有胸锁乳突肌、舌骨下肌群下位诸肌、颈袢及甲状腺上、中静脉；鞘的后方有甲状腺下动脉，隔椎前筋膜邻颈交感干和椎前肌；鞘的内侧有气管、食管颈部、喉返神经和甲状腺侧叶等。

3. 颈丛 cervical plexus　由第 1～4 颈神经前支组成，位于胸锁乳突肌上段和中斜角肌、肩胛提肌之间。颈丛发出皮支在胸锁乳突肌后缘中点处穿出颈筋膜浅层，入浅筋膜，分布于头部、颈部、胸前上部及肩部的皮肤；肌支支配颈肌深群。由 3～5 颈神经前支组成**膈神经 phrenic nerve**，行向前下入胸腔，支配膈肌等（图 2-10）。

4. 颈交感干 cervical part of sympathetic trunk　由颈上、中、下 3 对颈交感干神经节及其节间支组成，位于脊柱颈部的两侧，被椎前筋膜所覆盖。颈上神经节最大，长约 3cm，其位于第 2～3 颈椎横突前方；颈中神经节最小或不明显，常位于第 6 颈椎横突前方；颈下神经节多与第 1 胸神经节融合成为颈胸（星状）神经节，位于第 1 肋颈前方。从上 3 对神经节各发出一心支，参与构成心丛。由交感节后神经纤维形成的 8 条灰交通支分别进入第 1～8 颈神经，随颈丛、臂丛分布。

（宁夏医科大学　张莲香）

第 5 节　颈外侧区

颈外侧区由胸锁乳突肌后缘、斜方肌前缘和锁骨中 1/3 上缘围成，该区被肩胛舌骨肌下腹分为枕三角和锁骨上三角。锁骨上三角的内容与颈根部的内容

有连续性,故在此一并介绍。

一、枕 三 角

(一) 境界

枕三角 occipital triangle 位于胸锁乳突肌后缘、斜方肌前缘和肩胛舌骨肌下腹上缘之间。三角的浅面依次为皮肤、浅筋膜和封套筋膜;深面为椎前筋膜及其覆盖的前斜角肌、中斜角肌、后斜角肌、头夹肌和肩胛提肌,三角内可见副神经及其围围淋巴结,副神经的下方有颈丛和臂丛(图2-2)。

(二) 内容及毗邻

1. 副神经 由颈静脉孔出颅后,先经二腹肌后腹的深面进入颈动脉三角,行于颈内静脉的前外侧,继而于胸锁乳突肌的前缘上、中1/4交界处进入胸锁乳突肌区,并发支支配该肌。再自胸锁乳突肌后缘上、中1/3交界点进入枕三角,再斜向下外,最后在斜方肌前缘中、下1/3交界处进入颈部,支配斜方肌。

2. 颈丛分支 颈丛皮支在胸锁乳突肌后缘中点穿颈深筋膜浅层,分布于头部、颈部、胸前上部及肩上部的皮肤。

3. 臂丛分支 分支有支配菱形肌的肩胛背神经、支配冈上、下肌的肩胛上神经和入腋区支配前锯肌的胸长神经。

二、锁骨上三角与颈根部

(一) 境界

锁骨上三角 supraclavicular triangle 又称为肩胛舌骨肌锁骨三角,由胸锁乳突肌后缘下份、肩胛舌骨肌下腹和锁骨中1/3上缘围成,相当于体表锁骨上大窝的位置,此三角内接颈根部,因此这两者成为颈、胸、上肢相互沟通结构的集散地。此部位由表及里的层次为皮肤、浅筋膜(内有颈丛皮支锁骨上神经)、封套筋膜。

(二) 内容及毗邻

此部的结构错综复杂,为了确定诸结构的相互关系,常以前斜角肌作为中心参照物。前斜角肌的前面有下行的颈内静脉和膈神经,前下有锁骨下静脉横过,左侧有胸导管颈部的弓状段;后方有臂丛的根和干、锁骨下动脉的第2段;臂丛的干和锁骨下动脉向外下走行,又位于前斜角肌的外侧;前斜角肌的内侧有锁骨下动脉第1段和胸导管颈部升段(左侧),后内有肺尖和胸膜顶(图2-10)。

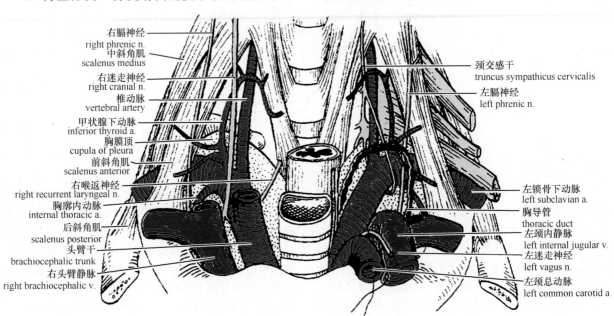

右膈神经 right phrenic n.
中斜角肌 scalenus medius
右迷走神经 right cranial n.
椎动脉 vertebral artery
甲状腺下动脉 inferior thyroid a.
胸膜顶 cupula of pleura
前斜角肌 scalenus anterior
右喉返神经 right recurrent laryngeal n.
胸廓内动脉 internal thoracic a.
后斜角肌 scalenus posterior
头臂干 brachiocephalic trunk
右头臂静脉 right brachiocephalic v.

颈交感干 truncus sympathicus cervicalis
左膈神经 left phrenic n.
左锁骨下动脉 left subclavian a.
胸导管 thoracic duct
左颈内静脉 left internal jugular v.
左迷走神经 left vagus n.
左颈总动脉 left common carotid a

图2-10 颈根部结构

锁骨上三角的主要内容物:

1. 膈神经 phrenic nerve 是由3~5颈神经前支组成的混合神经,自前斜角肌上份的外侧缘穿出后,在颈深筋膜深层的深方,沿前斜角肌前面行向下内,在胸膜顶前内侧和锁骨下动、静脉之间降至胸腔。

2. 锁骨下静脉 subclavian vein 在第1肋外侧缘处,由腋静脉延续而成,行向内侧,跨过隔神经和前斜角肌下端前方,达胸膜顶的前下方,与颈内静脉汇合成头臂干,其汇合处的形成向外上方开放的角为静脉角,左侧有胸导管汇入,右侧有右淋巴导管汇入。锁骨下静脉后上方为斜角肌间隙及其内容(图2-10,图2-11)。

近年来,经锁骨下静脉插管技术已为临床广泛应用。插管时根据锁骨下静脉和静脉角的投影位置、深度及其周围结构的关系,应紧贴锁骨后面进针。穿刺中常见的并发症有气胸、出血及胸导管的损伤。

3. 锁骨下动脉 subclavian artery　左侧者直接起自于主动脉弓,右侧者起自头臂干,两者都弓形越过胸膜顶的前上方,向外穿过斜角肌间隙,至第 1 肋外侧缘,移行为腋动脉,以前斜角肌为标志,将锁骨下动脉分为 3 段。

（1）第 1 段:是自起点到前斜角肌内侧缘的一段,位于胸膜顶前方。发自本段的分支有:①椎动脉:上行穿过第 1~6 颈椎横突孔入颅内;②胸廓内动脉:在锁骨下静脉后方降入胸腔;③甲状颈干:此短干位于前斜角肌内侧,又分出 3 支,即甲状腺下动脉（见肌三角）、肩胛上动脉和颈横动脉等;④肋颈干:行向后方,分出肋间最上动脉和颈深动脉。

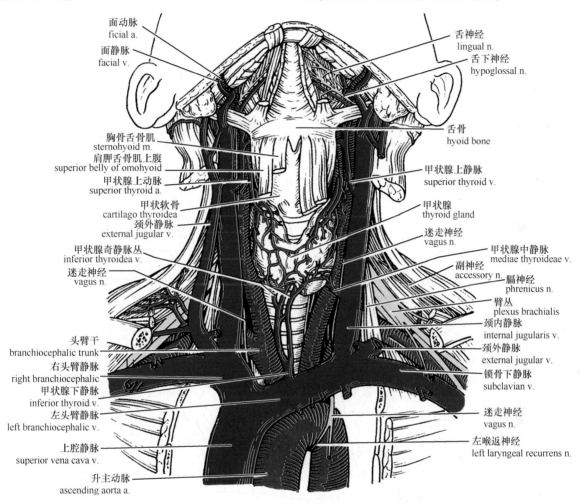

图 2-11　锁骨下静脉

（2）第 2 段:位于前斜角肌的后方,有时肋颈干从此发出。

（3）第 3 段:是出斜角肌间隙到第 1 肋外缘的一段,有时有肩胛上动脉或颈横动脉起于此段,此段位于锁骨上三角内。

4. 臂丛 brachial plexus　由第 5~8 颈神经和第 1 胸神经前支的大部分纤维组成,此 5 个神经根合成的 3 干先经斜角肌间隙走向下外,3 干分成 6 股,与前下的锁骨下动脉第 3 段一起经锁骨中点的稍外进入腋腔,腋腔内由 6 股围绕着腋动脉的内、后、外侧合成 3 束（内侧束、外侧束和后束）。

臂丛的体表投影:自胸锁乳突肌后缘中、下 1/3 交界处至锁骨中点稍外的连线。

根据臂丛的组成及根、干、股的配布位置,采取不同的阻滞点,其麻醉效果各异。以第 6 颈椎横突为标志,将麻醉药物注入斜角肌间隙内,进行斜角肌间隙麻醉时能阻滞臂丛的上、中干,故适用于肩部及其稍下方的手术。若进针点在锁骨中点上方一横指处时,因该处臂丛的上、中、下干均集中于锁骨下动脉的后上方,阻滞效果比较完全,适用于整个上肢的所有手术。

5. 胸导管颈部及右淋巴导管　胸导管颈部 cervical part of thoracic duct 先沿食管颈部左缘上升,平第 7 颈椎高度形成胸导管弓,经颈动脉鞘后方,椎血管和颈交感干前方,向左呈弓状跨过胸膜顶,再行向前下注入左静脉角。胸导管位置与注入部位常有变异。**右淋巴导管** right lymphatic duct 长约 1cm,常缺如,若形成短干,其接受右颈干、右锁骨下干、右支气管纵隔干后注入右静脉角。

6. 胸膜顶 cupula of pleura　是壁胸膜突入颈根覆盖肺尖的部分，其最高点超过锁骨内 1/3 段上方 2.5cm。前斜角肌及其前后的结构均位于胸膜顶的前方，颈交感干和第 1 胸神经前支位于其后方，中斜角肌和臂丛位其外侧。顶内侧的结构左、右不同，左侧与左锁骨下动脉及左头臂静脉相邻，右侧与头臂干、右头臂静脉和气管相邻。针刺颈根部时要注意勿伤及胸膜顶和肺尖，以免造成气胸。胸膜顶外有一层筋膜，称胸膜上筋膜又叫 **Sibson 筋膜**，起悬吊作用。当

行肺萎陷手术时，必须切断该筋膜才能使肺尖塌陷。

（宁夏医科大学　张莲香）

第 6 节　颈部淋巴结

颈部淋巴结数目较多，分为浅、深两部分（图 2-12），除收纳头、颈部淋巴之外，还收集胸部和上肢的部分淋巴。

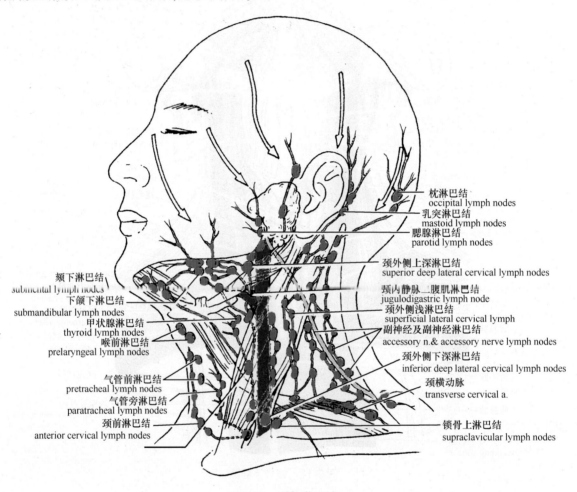

图 2-12　颈部淋巴结

案例 2-4

患者，男性，67 岁，近 1 周内咯血。既往无结核病接触史，患者有 30 年吸烟史，每天吸烟 1 包。近 1 周内咳嗽时带血，量不大，色鲜红，无消瘦及尿、便障碍。体格检查：其右肺部可闻及哮鸣音，在其左锁骨上区可触及一个质地不规则团块，约拇指头大小。临床诊断：肺癌。

请思考以下问题：

1. 该病为什么出现咯血？
2. 如何对此特殊的团块作解剖学的解释？
3. 什么是 Virchow 淋巴结？

一、颈浅淋巴结

颈浅淋巴结位于浅筋膜内，浅静脉的周围，分为颈前浅淋巴结和颈外侧浅淋巴结。

（一）颈前浅淋巴结

颈前浅淋巴结 superficial anterior cervical lymph nodes　1~2 个，沿颈前静脉排列，收纳颈前部浅层结构的淋巴，其输出管注入颈外侧下深淋巴结或锁骨上淋巴结（图 2-12）。

（二）颈外侧浅淋巴结

颈外侧浅淋巴结 superficial lateral cervical lymph

nodes 沿颈外静脉排列,收纳腮腺、枕部及耳后的淋巴,输出管主要注入颈外侧上深淋巴结。

二、颈深淋巴结

颈深淋巴结也分为颈前、颈外侧两部分。

(一)颈前深淋巴结

颈前深淋巴结 deep anterior cervical lymph nodes 分布于颈部器官的前面及外侧,包括喉前淋巴结、甲状腺淋巴结、气管前淋巴结和气管旁淋巴结。

(二)颈外侧深淋巴结

颈外侧深淋巴结 deep lateral cervical lymph nodes 主要沿颈内静脉排列,又以颈内静脉与肩胛舌骨肌交叉点为界,可分为颈外侧上深淋巴结和颈外侧下深淋巴结。

1. 颈外侧上深淋巴结 superior deep lateral cervical lymph nodes 位于胸锁乳突肌的深面,排列在颈内静脉周围,收纳颈外侧浅淋巴结、头颈交界处的淋巴环以及面颈部脏器的淋巴输出管,该结的输出管注入颈外侧下深淋巴结。位于二腹肌后腹与颈内静脉交界处的淋巴结,称为颈内静脉二腹肌淋巴结 jugulodigastric lymph nodes,又称角淋巴结,是鼻咽部、扁桃体及舌根部癌转移最先累及的颈部淋巴结;位于肩胛舌骨肌与颈内静脉交角上方的,称为颈内静脉肩胛舌骨肌淋巴结 juguloomohyoid lymph nodes 舌尖部癌常累及此淋巴结。在枕三角内沿副神经排列者,称为副神经淋巴结,收纳枕部及耳后部淋巴,输出管注入颈外侧下深淋巴结。

2. 颈外侧下深淋巴结 inferior deep lateral cervical lymph nodes 位于颈根部颈内静脉和颈横血管周围,又称为锁骨上淋巴结 supraclavicular lymph nodes 是头颈部淋巴结的总集合处,其输出管集合成颈干,左侧注入胸导管,右侧注入右淋巴导管或直接注入右静脉角。在该组淋巴结中,位于左静脉角处的淋巴结,称为 Virchow 淋巴结,是胃癌、食管癌晚期常侵及的淋巴结。在临床体检时,常在胸锁乳突肌后缘和锁骨上缘的交角处触到肿大的淋巴结。

视窗 2-3　　　甲状腺功能

甲状腺是人体最大的内分泌腺体,甲状腺的主要功能是合成甲状腺激素,调节机体代谢,一般人每日食物中约有 $100 \sim 200\mu g$ 无机碘化合物,经胃肠道吸收入血循环,迅速为甲状腺摄取浓缩,腺体中储碘约为全身的 $1/5$。碘化物进入细胞后,经过氧化酶的作用,产生活性碘迅速与胶质腔中的甲状腺球蛋白分子上的酪氨酸基结合,形成一碘酪氨酸(MIT)和二碘酪氨酸(DIT),碘化酪氨酸通过氧化酶的作用,使 MIT 和 DIT 偶联结合成甲状腺素(T_4),MID 和 DIT 偶联结合成三碘甲状腺原氨酸(T_3),储存于胶质腔内,合成的甲状腺素(T_4)和三碘甲状腺原氨酸(T_3)分泌至血液循环后,主要与血浆中甲状腺素结合球蛋白(TBG)结合,以利转运和调节血中甲状腺素的浓度。甲状腺素(T_4)在外周组织经脱碘分别形成生物活性较强的 T_3 和无生物活性的 rT_3。脱下的碘可被重新利用。所以,在甲状腺功能亢进时,血 T_4、T_3 及 rT_3 均增高,而在甲状腺功能减退时,则三者均低于正常值。甲状腺素分泌量由垂体细胞分泌和 TSH 通过腺苷酸环化酶-cAMP 系统调节。而 TSH 则由下丘脑分泌的 TRH 控制,从而形成下丘脑-垂体-甲状腺轴,调节甲状腺功能。

(宁夏医科大学　张莲香)

第3章 上　肢

人类上肢运动灵活复杂,骨骼轻巧,关节面浅,关节囊薄而松弛,无坚韧的侧副韧带,肌肉数量多,肌形细长。认识上肢解剖结构和生理功能的特殊性,对上肢损伤的诊断、治疗和估计预后都是有意义的。

第1节　概　述

上肢通过肩部与颈、胸和背部相连,以三角肌前、后上缘上份与腋前、后襞下缘中点的连线与胸、背部为界。其与颈部的界线是锁骨上缘外1/3及肩峰至第7颈椎棘突的连线。上肢可分为肩部、臂部、肘、前臂、腕和手部。肩部和手部分为三区,其余各部分为前、后两区。

一、上肢的轴线与提携角

上肢轴线是经肱骨头中心至肱骨小头—尺骨头中心的连线。肱骨的纵轴称臂轴,尺骨的纵轴称前臂轴;当肘关节伸直时,该二轴的延长线在肘部构成向外开放的夹角,正常时为165°~170°,其补角为10°~15°,称**提携角 carrying angle**。此角大于20°称肘外翻,小于0°~-10°称肘内翻,0°~10°称直肘(图3-1)。

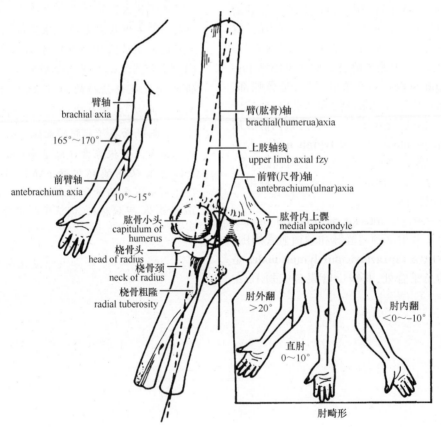

臂轴 brachial axia
165°~170°
前臂轴 antebrachium axia
10°~15°
臂(肱骨)轴 brachial(humerua)axia
上肢轴线 upper limb axial fzy
前臂(尺骨)轴 antebrachium(ulnar)axia
肱骨内上髁 medial apicondyle
肱骨小头 capitulum of humerus
桡骨头 head of radius
桡骨颈 neck of radius
桡骨粗隆 radial tuberosity
肘外翻 >20°
肘内翻 <0°~-10°
直肘 0°~10°
肘畸形

图 3-1　上肢轴线及提携角

二、体表投影

■（一）上肢动脉干的投影

上肢外展90°,掌心向上,从锁骨中点至肘前横纹中点远侧2cm处的连线,为腋动脉和肱动脉的体表投影。两者以大圆肌下缘为界,大圆肌下缘以上为腋动脉,以下为肱动脉。从肘前横纹中点远侧2cm处,分别至桡骨茎突前方(桡动脉搏动处)和豌豆骨桡侧的连线,为尺、桡动脉的投影(图3-2)。

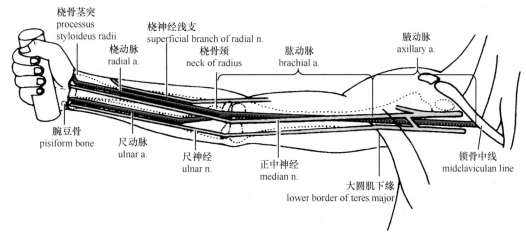

图 3-2　上肢动脉干和神经干的体表投影

（二）上肢神经干的投影

1. 正中神经　在臂部与肱动脉一致；在前臂为从肱骨内上髁与肱二头肌腱连线的中点至腕远侧纹中点稍外侧（桡侧腕屈肌腱与掌长肌腱）的连线。在手掌延续为鱼际纹。

2. 尺神经　自腋窝顶，经肘后尺神经沟，至豌豆骨桡侧的连线。

3. 桡神经　从腋后襞下缘外端与臂交点处起，向下斜过肱骨后方，至肱骨外上髁的连线；从肱骨外上髁到桡骨茎突的连线是桡神经浅支的投影，从肱骨外上髁到前臂背侧中线的中、下 1/3 交界处的连线是桡神经深支的投影（图 3-2）。

三、上肢的浅层结构

由浅入深分别是皮肤、浅筋膜和深筋膜。皮肤和浅筋膜，在各部分厚薄不一，一般伸侧厚，屈侧薄。浅筋膜内有丰富的浅静脉、皮神经等。深筋膜形成肌间隔或骨筋膜鞘，并有血管和神经行于肌之间。

（一）浅静脉

1. 头静脉 cephalic vein　为上肢重要的浅静脉，起自手背静脉网的桡侧，在桡腕关节近侧转到前臂前面，沿前臂桡侧上行，在肘窝位于前臂外侧皮神经浅面，经肱二头肌外侧沟上行，至三角肌胸大肌间沟，穿锁胸筋膜汇入腋静脉或锁骨下静脉。在肘窝中该静脉通过肘正中静脉与贵要静脉吻合。

2. 贵要静脉 basilic vein　起于手背静脉网的尺侧，上行渐转至前臂前面，沿前臂尺侧上行，经肘窝前面与前臂内侧皮神经伴行，再沿肱二头肌内侧沟上行，至臂中部穿深筋膜注入肱静脉或伴肱静脉上行，在腋腔与肱静脉汇合成腋静脉。

3. 肘正中静脉 median cubital vein　粗而短，位于肘窝前面，位置比较固定，通常连于头静脉和贵要静脉之间，有时还接受前臂正中静脉的汇入。肘正中静脉与深静脉间有吻合支。

4. 前臂正中静脉 median antebrachial vein　位于前臂前面中线，为一不甚恒定的细支，至肘窝汇入肘正中静脉，或分两支分别汇入贵要静脉和头静脉。

（二）上肢的浅淋巴管和浅淋巴结

上肢的浅淋巴管可分为内侧组和外侧组。内侧组收纳手和前臂尺侧部淋巴，伴随贵要静脉走行，注入**肘淋巴结 cubital lymph nodes**，肘淋巴结的输出管汇入腋淋巴结外侧群。外侧组收纳手和前臂桡侧部的淋巴，伴随头静脉上行，一部分汇入腋淋巴结外侧群，另一部分汇入锁骨下淋巴结。

（三）皮神经

上肢的皮神经除了肩部来自颈丛的锁骨上神经和臂上段内侧来自肋间神经外，其余均来自臂丛。臂部前面的皮神经有臂外侧上、下皮神经、臂内侧皮神经及肋间臂神经。前臂前面有前臂内侧、外侧皮神经。

1. 臂外侧上皮神经 superior lateral brachial cutaneous nerve　为腋神经的皮支，在三角肌后缘穿深筋膜，分布于臂上外侧部皮肤。

2. 臂外侧下皮神经 inferior lateral brachial cutaneous nerve　为桡神经的皮支，在桡神经沟内发出，于三角肌止点下方浅出，分布于臂下外侧部皮肤。

3. 臂内侧皮神经 medial brachial cutaneous nerve　在腋腔起自臂丛内侧束，居于最内侧，下行至臂中部穿筋膜浅出，分布于臂下部内侧面皮肤。

4. 臂后皮神经 posterior brachial cutaneous nerve　在腋腔由桡神经发出，在内走行，分布于鹰嘴的臂背侧皮肤。

5. 肋间臂神经 intercostobrachial nerve　为第 2 肋间神经的外侧皮支，分布于腋窝底及臂上部内侧皮肤。

6. 前臂内侧皮神经 medial antebrachial cutaneous nerve 起自臂丛内侧束,在腋动、静脉之间下行,继而沿肱二头肌内侧沟下行,居于肱动脉的内侧,在臂中部贵要静脉穿深筋膜处浅出,随即分为前、后两支。前支走在贵要静脉外侧,分布于前臂内侧皮肤。后支走在贵要静脉内侧,分布于前臂内后侧皮肤。

7. 前臂外侧皮神经 lateral antebrachial cutaneous nerve 为肌皮神经的分支,在肘窝稍上方,肱二头肌外侧沟处穿深筋膜浅出,伴头静脉走行,分布于前臂外侧皮肤。

8. 前臂后皮神经 posterior antebrachial cutaneous nerve 桡神经的分支,起自臂外侧下皮神经,穿过肱三头肌外侧头,沿臂外侧下行,然后在前臂背侧到达腕部,分布于前臂背侧皮肤。

(福建医科大学　王　玮　赵小贞)

第2节　肩　　部

肩部是上肢与胸壁的移行区,以腋前襞和腋后襞与臂部分界。肩部分为腋区、三角肌区和肩胛区。

案例 3-1

　　患者,男性,35 岁,驾驶员。因交通事故,右肩被撞伤 10 余天,右臂运动障碍入院。体格检查:右上肢呈下垂状,前臂呈旋前位,右肩关节不能做屈曲、外展和旋转运动,肘关节不能屈曲,右上肢外侧皮肤感觉消失。

　　初步诊断:臂丛神经损伤(右侧)。

　　请思考以下问题:

　　1. 根据患者运动和感觉障碍出现的部位,试分析患者哪些神经可能受损?

　　2. 受损伤的运动神经可能致使哪些肌肉瘫痪?

一、体 表 标 志

肩峰 acromion 为肩部最高的骨性标志,位于肩关节的上方。沿肩峰向后内可触摸到**肩胛冈 spine of scapula**,向前内可触及锁骨全长。**喙突 coracoid process** 位于锁骨中、外 1/3 交界处的锁骨下窝内,向后外可被扪及。**肱骨大结节 greater tubercle** 在肩峰前下方向外突出,是肩部最外侧的骨性突起。**腋前、后襞 anterior and posterior axillary fold** 为腋窝的前、后界。腋前襞的深部是胸大肌下缘,腋后襞的深部是大圆肌和背阔肌下缘。**三角肌 deltoid** 为肩部上外侧的圆形隆起。**肩胛骨上角 superior angle of scapula** 平对第 2 胸椎棘突平面,也相当于第 2 肋。**肩胛骨下角 inferior angle of scapula** 平第 7 胸椎棘突并与第 7 肋或第 7 肋间隙相对,是背部计数肋或肋间隙的重要

标志。

二、腋　　区

腋区 axillary region 位于肩关节下方,臂近侧部与胸前外侧壁上部之间的区域。当上肢外展时,腋区出现向上的穹隆状皮肤凹陷,其深面四棱锥体形的腔隙称为**腋腔 axillary cavity**,由顶、底和四壁构成,内充满疏松结缔组织、淋巴结等,是颈部与上肢血管神经的通路(图 3-3)。

(一) 腋腔的构成

1. 顶 是腋腔的出入口,形似三角形,由第 1 肋外缘、锁骨中 1/3 段和肩胛骨上缘围成,向上与颈根部相通,也是进入上肢的血管神经必经之路。

2. 底 由皮肤、浅筋膜和腋筋膜构成。皮肤借纤维隔与腋筋膜相连。腋筋膜中央部较薄弱,且有皮神经、浅血管及淋巴管穿过而呈筛状,故名筛状筋膜。皮肤较薄,成年人长有腋毛,皮肤内含有大量的皮脂腺和汗腺,汗腺多属大汗腺。有人大汗腺分泌物被细菌分解后产生的异味称为腋臭(俗称狐臭)。

3. 前壁 由浅入深为皮肤、浅筋膜、深筋膜和胸大肌、胸小肌、锁骨下肌及锁胸筋膜。深筋膜分为浅、深两层。浅层覆盖于胸大肌表面,为一薄层蜂窝组织膜。深层较致密,位于胸大肌深面,在锁骨下方分为两层,包绕锁骨下肌,至胸小肌上缘,再包绕胸小肌,于胸小肌下缘与胸大肌筋膜相续,向下延续为腋筋膜。在胸小肌上缘与锁骨下肌、喙突之间的筋膜叫做**锁胸筋膜 clavipectoral fascia**。此筋膜有头静脉、胸肩峰血管和胸外侧神经穿过。胸小肌下缘以下的筋膜,连于腋筋膜,称为腋悬韧带(图 3-4)。

4. 后壁 主要由肩胛下肌、大圆肌、背阔肌和肩胛骨构成。在后壁肱三头肌长头穿过大圆肌和肩胛下肌、小圆肌之间,形成内侧的**三边孔 triangular foramen** 和外侧的**四边孔 quadrangular foramen**。三边孔的境界是:上界为肩胛下肌和小圆肌,下界为大圆肌和背阔肌,外侧界为肱三头肌长头,有旋肩胛血管通过。四边孔的境界是上、下界与三边孔结构相同,内侧界为肱三头肌长头,外侧界为肱骨外科颈,有腋神经及旋肱后血管通过(图 3-5)。

5. 内侧壁 由前锯肌及其深面的上 4 个肋与肋间隙构成。

6. 外侧壁 由肱骨结节间沟、肱二头肌长、短头和喙肱肌构成。

(二) 腋腔的内容

腋腔的主要内容有:腋动脉及其分支、腋静脉及其属支、臂丛及其分支、腋淋巴结和疏松结缔组织等(图 3-6)。

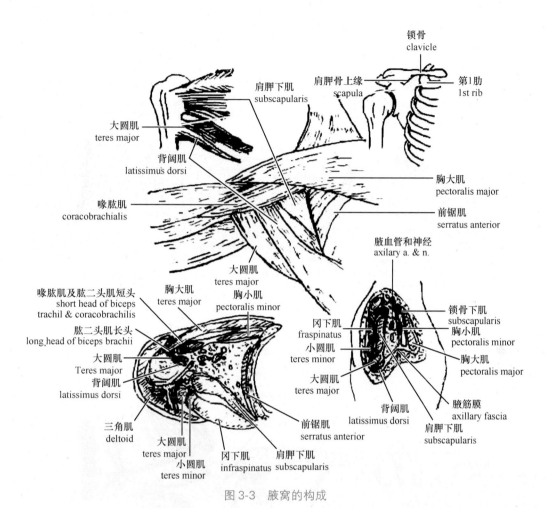

图 3-3 腋窝的构成

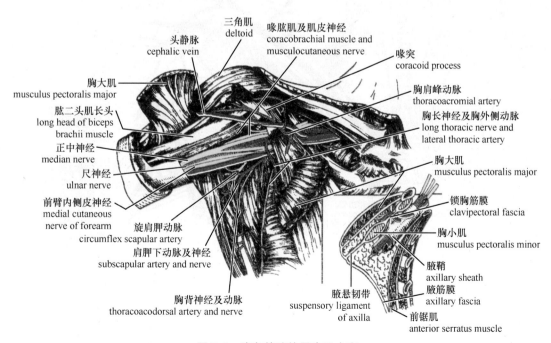

图 3-4 腋窝前壁的层次及内容

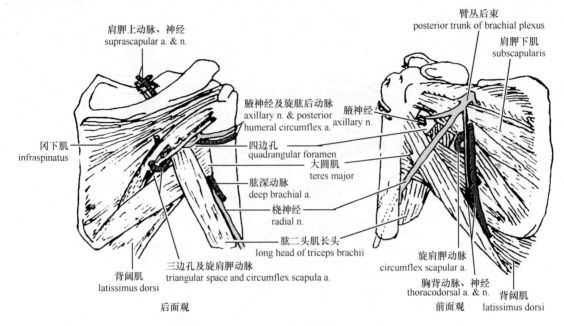

图 3-5 三边孔和四边孔

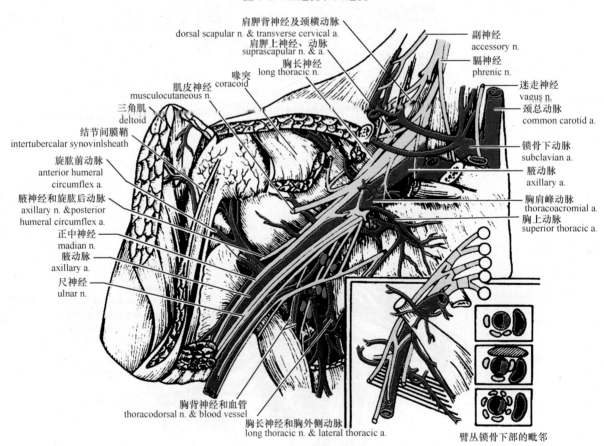

图 3-6 腋腔内容

1. 腋动脉 axillary artery 锁骨下动脉在越过第 1 肋骨外侧缘后,移行为腋动脉,腋动脉在大圆肌下缘移行为肱动脉。腋动脉以胸小肌为标志分为以下三段。

(1) 第一段:位于第 1 肋外缘与胸小肌上缘之

间。此段位置最深,暴露困难。前方有皮肤、浅筋膜、胸大肌及其筋膜、锁骨下肌、锁胸筋膜及穿过该筋膜的结构;后方有臂丛内侧束、胸长神经、前锯肌和第 1 肋间隙等;外侧为臂丛后束和外侧束;内侧有腋静脉以及腋动脉第一段发出的胸上动脉及其伴行静脉、尖淋巴结。此段的主要分支有:**胸上动脉 superior thoracic artery** 在锁骨下肌下缘附近自腋动脉第一段发出,行向内下方,分布于第 1、2 肋间隙前部;**胸肩峰动脉 thoracoacromial artery** 是腋动脉第一段或第二段的分支,为一短干,与胸前神经伴行,向前穿出锁胸筋膜后即分为胸肌支、肩峰支、三角肌支等,分布于胸大肌、胸小肌、三角肌和肩峰等,而这些分支的伴行静脉分别注入头静脉或腋静脉。

(2)第二段:位于胸小肌后方。前方除皮肤、浅筋膜外,有胸大肌及其筋膜、胸小肌及其筋膜。臂丛的内侧束、外侧束和后束,分别包围腋动脉。腋静脉位于动脉内侧,两者之间有臂丛内侧束。**胸外侧动脉 lateral thoracic artery** 起自腋动脉第二段,有时从肩胛下动脉发出,于腋中线前方,沿胸小肌下缘和前锯肌表面下行,分布于前锯肌、胸大肌、胸小肌和女性乳房。胸长神经伴行于胸外侧动脉的后方。

(3)第三段:位于胸小肌下缘与大圆肌下缘之间,它是三段中最长的一段。其末端位置较浅,为臂丛的主要分支包绕;仅被覆皮肤及浅、深筋膜,是腋动脉最易剖露的部位,常是腋动脉结扎可选择的部位。臂丛的前方有胸大肌、正中神经内侧根和旋肱前血管;后方有桡神经、腋神经、大圆肌肌腱、背阔肌和旋肱后血管;外侧为正中神经外侧根、正中神经、肌皮神经、肱二头肌短头和喙肱肌;内侧为尺神经、前臂内侧皮神经和腋静脉。第三段的主要分支有:①**肩胛下动脉 subscapular artery** 较粗大,沿肩胛下肌下缘向后下方走行,随即分出旋肩胛动脉和胸背动脉,前者经三边孔到冈下窝,后者与胸背神经伴行,分布于背阔肌等结

构。②**旋肱前动脉 anterior humeral circumflex artery** 绕过肱骨外科颈前方,与旋肱后动脉吻合,分布于肱二头肌长头和肩关节。③**旋肱后动脉 posterior humeral circumflex artery** 比旋肱前动脉粗,伴行腋神经穿四边孔后,经肱骨外科颈后方,在三角肌深面与旋肱前动脉吻合,分布于三角肌和肩关节。

2. **腋静脉 axillary vein**　位于腋动脉的内侧,两者之间有臂丛内侧束、胸内侧神经、尺神经和前臂内侧皮神经;腋静脉内侧有臂内侧皮神经。腋静脉在大圆肌下缘处由肱静脉延续而来,至第 1 肋外侧缘处向内续于锁骨下静脉。腋静脉是上肢静脉的主干,除收纳与腋动脉分支伴行的静脉外,主要接受头静脉和贵要静脉等浅静脉的汇入。腋静脉管壁愈着于腋鞘和锁胸筋膜,损伤后易呈开放状态。

3. **臂丛 brachial plexus**　臂丛由第 5~8 颈神经和第 1 胸神经前支构成,位于腋窝的部分是臂丛的锁骨下部,各束先位于腋动脉第一段的后外侧,在腋腔内延伸及合成为内侧束、外侧束和后束三个束,包裹着腋动脉的第二段。在腋动脉第三段的周围,为臂丛各束的分支。外侧束发出胸外侧神经和肌皮神经,内侧束发出胸内侧神经、前臂内侧皮神经、臂内侧皮神经和尺神经。内、外侧束还分别发出正中神经的内、外侧根。后束的分支有桡神经、腋神经、肩胛下神经和胸背神经。此外,还有起自锁骨上部的胸长神经沿腋中线后方的前锯肌表面下降,并分布于该肌。

4. **腋淋巴结 axillary lymph nodes**　位于腋血管及其分支或属支周围的疏松结缔组织中,约 20~30 个,分为五群(图 3-7)。

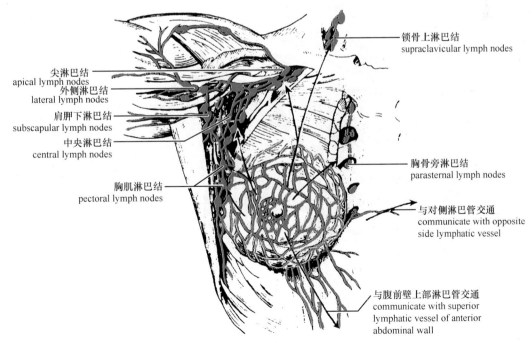

尖淋巴结 apical lymph nodes
外侧淋巴结 lateral lymph nodes
肩胛下淋巴结 subscapular lymph nodes
中央淋巴结 central lymph nodes
胸肌淋巴结 pectoral lymph nodes
锁骨上淋巴结 supraclavicular lymph nodes
胸骨旁淋巴结 parasternal lymph nodes
与对侧淋巴管交通 communicate with opposite side lymphatic vessel
与腹前壁上部淋巴管交通 communicate with superior lymphatic vessel of anterior abdominal wall

图 3-7　腋、乳房淋巴结

（1）**外侧淋巴结（外侧群）lateral lymph nodes**：沿腋静脉远侧段排列，收纳上肢的浅、深淋巴管。其输出管注入中央淋巴结，少部分注入锁骨上淋巴结。手和前臂感染，首先侵及此群淋巴结。

（2）**胸肌淋巴结（前群）pectoral lymph nodes**：位于胸小肌下缘，前锯肌的表面，沿胸外侧血管排列。收纳胸前外侧壁、脐平面以上躯干前壁、乳房外侧部和中央部的淋巴管，其输出淋巴管注入中央淋巴结和尖淋巴结。乳腺癌时首先侵及此群，施行乳腺癌根治手术，应避免损伤胸长神经，否则前锯肌瘫痪，出现"翼状肩"。

（3）**肩胛下淋巴结（后群）subscapular lymph nodes**：位于腋腔后壁，沿肩胛下血管、神经排列，收纳颈下后部和髂嵴以上的躯干背侧面的淋巴管。其输出淋巴管注入中央淋巴结和尖淋巴结。乳腺癌手术清除淋巴结时，注意保护胸背神经，避免背阔肌瘫痪。

（4）**中央淋巴结 central lymph nodes**：位于腋腔底部的脂肪组织中，收纳上述 3 群淋巴结的输出管。其输出淋巴管注入尖淋巴结。

（5）**尖淋巴结 apical lymph nodes**：又称**锁骨下淋巴结**或内侧群，位于胸小肌上部，锁胸筋膜深面，沿与腋动脉第一段伴行的腋静脉近侧段排列，收纳中央淋巴结和其他各群淋巴结的输出管及乳房上部的淋巴管。本群的输出管大部分汇合成锁骨下干，少数注入锁骨上淋巴结。左锁骨下干注入胸导管，右锁骨下干注入右淋巴导管。腋淋巴结收纳乳房的大部分淋巴。当乳癌手术清除腋淋巴结时，应注意保护其附近的神经。

5. **腋鞘 axillary sheath** 亦称颈腋管，颈深筋膜深层即椎前筋膜延续至腋窝，包裹腋动、静脉和臂丛锁骨下部而形成的筋膜鞘。临床上作臂丛锁骨下部麻醉时，在胸锁乳突肌后缘和锁骨之间的交角内进针，可将麻醉剂注入腋鞘内，阻断神经冲动，引起臂丛束的分支支配的结构感觉暂时缺失。

6. **腋窝蜂窝组织** 为腋鞘周围的疏松结缔组织，随腋鞘及血管神经可与邻近各区相交通。故腋窝内的感染经腋鞘向上可至颈根部；向下达臂前、后区；向后经三边孔、四边孔可分别与肩胛区、三角肌区相交通；向前可至胸大、小肌之间的胸肌间隙。因此这些区域的感染可互相蔓延。

三、三角肌区及肩胛区

（一）三角肌区

三角肌区 deltoid region 是指三角肌所在的区域。

1. **浅层结构** 皮肤较厚，浅筋膜较致密，脂肪少，有腋神经的皮支即臂外侧上皮神经从三角肌后缘浅出，分布于三角肌表面的皮肤。

2. **深层结构** 三角肌表面的深筋膜不发达，向下延续为臂筋膜。三角肌从前、后方和外侧包绕肩关节；在该肌的深面与肱骨大结节之间有滑液囊，称为**三角肌下囊 bursa subdeltoideu**。腋神经经四边孔后，在三角肌深面分前、后两支进入该肌。旋肱后血管与腋神经伴行穿四边孔，绕肱骨外科颈，向前与旋肱前血管吻合（图 3-8）。

腋神经 axillary never 为臂丛后束

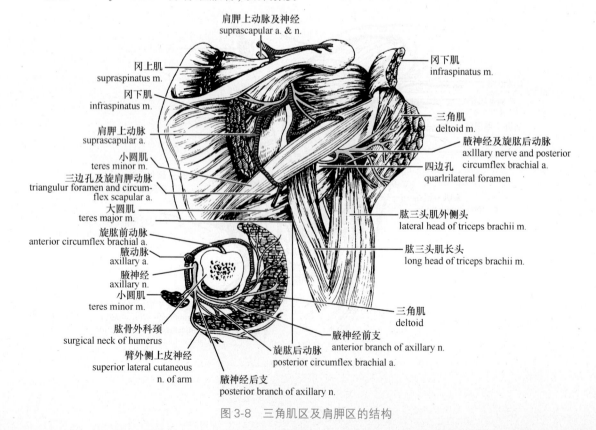

图 3-8 三角肌区及肩胛区的结构

的分支,与旋肱后血管一起穿四边孔,分为前、后两支。前支贴着肱骨外科颈到三角肌前缘,支配三角肌的前部与中部;后支沿肱三头肌附着点行于后内侧,支配三角肌的后部和小圆肌。皮支既是臂上外侧皮神经,分布于三角肌表面的皮肤。肱骨外科颈骨折时,可伤及腋神经,致三角肌麻痹,肩不能外展,可出现"方肩";肩关节脱位时,亦有"方肩"表现。

(二) 肩胛区

肩胛区 scapular region 指肩胛骨浅面的区域。

1. 浅层结构 皮肤较厚,浅筋膜致密,由颈丛的锁骨上神经分布。

2. 深层结构 冈下部深筋膜发达,成为腱性质。浅层肌为斜方肌,深层肌有冈上肌、冈下肌、小圆肌和大圆肌;肌的深面为肩胛骨。肩胛骨上缘有肩胛切迹,切迹上方的两端有肩胛上横韧带相连。起自臂丛上干的肩胛上神经和肩胛上血管分别经肩胛上横韧带的深面和浅面进入冈上窝,然后经肩胛冈外侧缘至冈下窝,分布于冈上、下肌(图 3-9)。**肩峰下囊 bursa subacromialis** 位于肩峰与冈上肌腱之间,向前可延至喙肩韧带下方,与三角肌囊可彼此交通,当臂外展时起滑动作用。

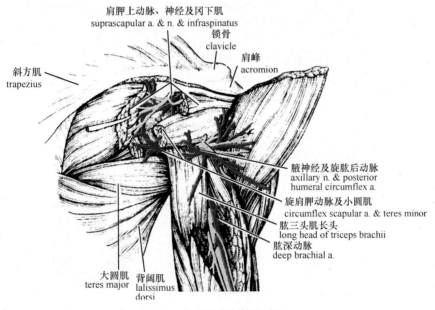

图 3-9 肩胛区的血管和神经

(三) 肌腱袖

肌腱袖 myotendinous cuff 又称肩袖,由冈上肌、冈下肌、小圆肌和肩胛下肌的肌腱,在肩关节囊周围连成的腱板。其围绕肩关节的前、后和上方,分别止于肱骨大、小结节,并与关节囊愈着,对肩关节起稳定作用。在臂运动时,肌腱袖紧张性收缩使相对大的肱骨头贴在小而浅的肩胛骨关节盂内。当肩关节扭伤或脱位时,可致肩袖撕裂或肱骨大结节骨折等(图3-10,表3-1)。

表 3-1 肩部肌

名称	起点	止点	作用	神经支配
三角肌	锁骨外 1/3、肩峰、肩胛冈	三角肌粗隆	外展、前屈、后伸	腋神经($C_{5\sim6}$)
冈上肌	冈上窝	大结节上部	外展	肩胛上神经(C_5)
冈下肌	冈下窝	大结节中部	内收、外展	肩胛上神经($C_{5\sim6}$)
小圆肌	冈下窝下部	大结节下部	内收、外旋	腋神经($C_{5\sim6}$)
大圆肌	肩胛骨下角背面	肱骨小结节嵴	内收、内旋、后伸	肩胛下神经($C_{5\sim6}$)
肩胛下肌	肩胛骨前面	肱骨小结节	内收、内旋、后伸	肩胛下神经($C_{5\sim6}$)

四、肩胛动脉网

肩胛动脉网位于肩胛骨的周围,它由三条动脉的分支相互吻合形成的动脉网:①**肩胛上动脉**:甲状颈干的分支,经肩胛上横韧带的浅面达冈上窝;②**肩胛背动脉**:颈横动脉降支,沿肩胛骨内侧缘下行,分支分布于冈下窝;③**旋肩胛动脉**:肩胛下动脉的分支,经三边孔至冈下窝。三条动脉的分支彼此吻合成网,是肩部重要的侧支循环途径。当腋动脉血流受阻(在肩胛下动脉发出点以上)时,该网仍可　维持上肢的血运(图 3-11)。

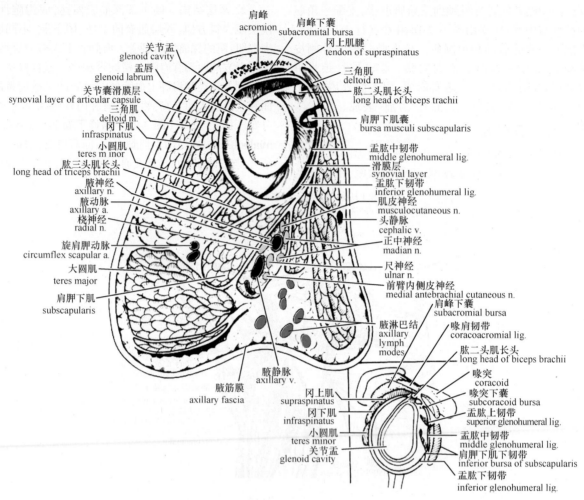

图 3-10　肌腱袖

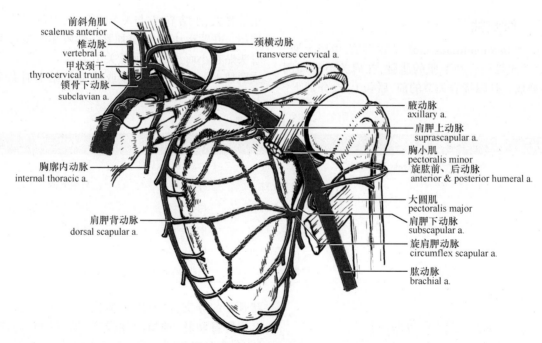

图 3-11　肩胛动脉网

（福建医科大学　王　玮　赵小贞）

第3节 臂　　部

臂部被肱骨和内、外侧肌间隔分为**臂前区** anterior brachial region 和**臂后区** posterior brachial region,前、后两区分别有前、后肌群及其神经血管束。

一、臂　前　区

(一) 浅层结构

1. 皮肤　较薄、弹性好、移动性大。

2. 浅筋膜　薄而松弛,内含浅静脉、皮神经、浅淋巴管和浅淋巴结等结构。臂前区浅静脉有头静脉和贵要静脉,皮神经有臂外侧上皮神经、臂外侧下皮神经、臂内侧皮神经和肋间臂神经。

(二) 深层结构

1. 深筋膜　臂部深筋膜包被于臂肌表面,向上与三角肌筋膜、胸部筋膜和腋筋膜相续,向下移行于前臂筋膜。向深层伸入臂部前、后肌群之间,附着于肱骨两侧,形成内、外侧肌间隔。臂前区深筋膜、臂内侧肌间隔、臂外侧肌间隔和肱骨共同形成**臂前骨筋膜鞘** anterior osseofibrous sheath(图 3-12)。

2. 臂肌前群　包括**肱二头肌** biceps bracii、**肱肌** brachialis 和**喙肱肌** coracobrachialis,它们受肌皮神经支配(表 3-2)。

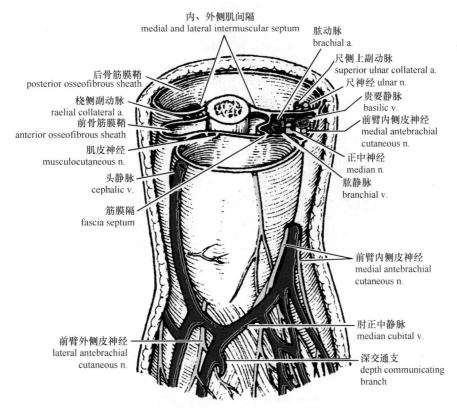

图 3-12　臂前部骨筋膜鞘

表 3-2　臂肌

名称	起点	止点	作用	神经支配
肱二头肌	长头:肩胛骨盂上结节 短头:肩胛骨喙突	桡骨粗隆	屈肘关节、前臂旋后	肌皮神经($C_{5~6}$)
喙肱肌	肩胛骨喙突	肱骨中部内面	内收、前屈肩关节	肌皮神经($C_{5~7}$)
肱肌	肱骨下半前面	尺骨粗隆	屈肘关节	肌皮神经($C_{5~6}$)和桡神经(C_7)
肱三头肌	长头:肩胛骨盂下结节 内侧头:肱骨桡神经沟的内下方 外侧头:肱骨桡神经沟的外上方	尺骨鹰嘴	伸肘关节 后伸、内收肩关节	桡神经($C_{6~8}$)

3. 血管

（1）**肱动脉 brachial artery**：在大圆肌下缘处续于腋动脉，沿肱二头肌内侧下行至肘窝，平桡骨颈处分为**尺动脉 ulnar artery** 和**桡动脉 radial artery** 两终支（图3-13）。肱动脉在臂上份居肱骨内侧，在臂中份位于肱骨前内方，在臂下份行于肱骨的前方。因此，手压迫止血时，在臂部上份、中份和下份应分别压向外侧、后外和后方。肱动脉在臂部的分支有：

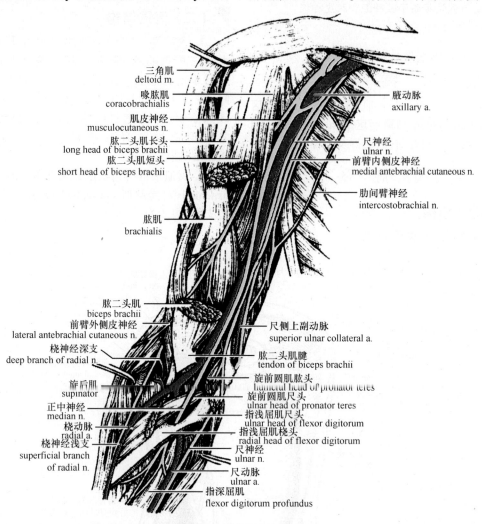

三角肌 deltoid m.
喙肱肌 coracobrachialis
肌皮神经 musculocutaneous n.
肱二头肌长头 long head of biceps brachii
肱二头肌短头 short head of biceps brachii
肱肌 brachialis
肱二头肌 biceps brachii
前臂外侧皮神经 lateral antebrachial cutaneous n.
桡神经深支 deep branch of radial n.
旋后肌 supinator
正中神经 median n.
桡动脉 radial a.
桡神经浅支 superficial branch of radial n.

腋动脉 axillary a.
尺神经 ulnar n.
前臂内侧皮神经 medial antebrachial cutaneous n.
肋间臂神经 intercostobrachial n.
尺侧上副动脉 superior ulnar collateral a.
肱二头肌腱 tendon of biceps brachii
旋前圆肌肱头 humeral head of pronator teres
旋前圆肌尺头 ulnar head of pronator teres
指浅屈肌尺头 ulnar head of flexor digitorum
指浅屈肌桡头 radial head of flexor digitorum
尺神经 ulnar n.
尺动脉 ulnar a.
指深屈肌 flexor digitorum profundus

图3-13 臂前区深层结构

1）**肱深动脉 deep brachial artery**：在大圆肌腱稍下方，起于肱动脉后内侧壁，与**桡神经 radial nerve** 伴行，向后至臂后区（图3-14）。其分支营养肱三头肌和肱肌。终支——**桡侧副动脉**参与构成肘关节网。

2）**尺侧上副动脉 superior ulnar collateral artery**：在臂中部发自肱动脉，与**尺神经 ulnar nerve** 伴行，穿臂内侧肌间隔，达臂后区，参与构成**肘关节网**。

3）**尺侧下副动脉 inferior ulnar collateral artery**：在肱骨内上髁上方约5cm处起于肱动脉，经肱肌前面行向内下方，至肘关节附近分为前、后两支，参与肘关节动脉网的构成。

（2）**肱静脉 brachial veins**：有两条肱静脉伴行于肱动脉的两侧。贵要静脉在臂中点稍下方穿深筋膜汇入肱静脉，或伴肱静脉上行至大圆肌下缘处与肱静脉汇合成腋静脉。

4. 神经

（1）**肌皮神经 musculocutaneous nerve**（$C_{5\sim7}$）：发自臂丛外侧束，穿喙肱肌后，经肱二头肌与肱肌之间，行向下外，发肌支支配上述三肌，其终支在肘关节稍上方穿出深筋膜，改名为前臂外侧皮神经，分布于前臂外侧部皮肤（图3-13）。在案例3-1中，患者右侧肌皮神经受损，导致其所支配的肌肉麻痹、所分布的皮肤感觉障碍，因此患者右肩关节和肘关节不能屈曲、右前臂外侧皮肤感觉消失。

（2）**正中神经 median nerve**（$C_5\sim T_1$）：以两根发自臂丛内、外侧束，沿肱二头肌内侧沟，先伴肱动脉外侧、再跨至肱动脉内侧下行至肘窝，穿旋前圆肌进入前臂（图3-13）。正中神经在臂部一般无分支。

（3）**尺神经 ulnar nerve**（$C_8\sim T_1$）：由臂丛内侧束发出，在臂上部行于肱动脉内侧，在臂中部伴尺侧上副动脉穿内侧肌间隔入臂后区。尺神经在臂部无分支。

（4）**桡神经 radial nerve**（$C_5 \sim T_1$）：发自臂丛后

束，在臂上部行于肱动脉后方，继而与肱深动脉伴行，进入肱骨肌管至臂后区（图3-14）。

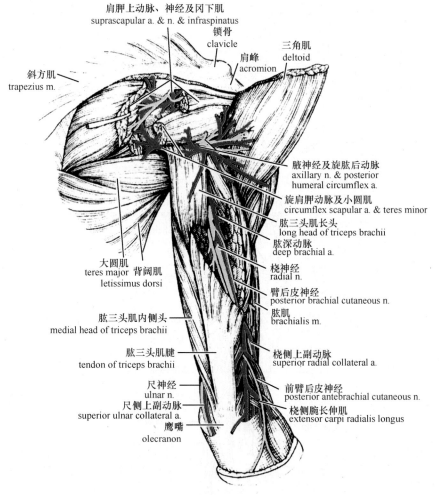

图 3-14　臂后区深层结构

二、臂 后 区

（一）浅层结构

1. **皮肤**　较厚。

2. **浅筋膜**　较致密，其中浅静脉多由臂内、外侧转向前面，注入贵要静脉或头静脉。有臂外侧上皮神经、臂外侧下皮神经和臂后皮神经分布臂后区皮肤，并有前臂后皮神经通过臂后区浅筋膜。

（二）深层结构

1. **深筋膜**　厚而坚韧，借臂内、外肌间隔与肱骨围成臂后区骨筋膜鞘，内有肱三头肌、桡神经、肱深动脉和尺神经。

2. **臂肌后群**　肱三头肌（表3-2）。

3. **肱骨肌管 humeromuscular tunnel**　又称**桡神经管**，由肱三头肌与肱骨桡神经沟围成，有桡神经和肱深血管穿行。

4. **桡神经血管束**

（1）**桡神经 radial nerve**：在臂上部，位于肱动脉的后方，后伴随肱深血管向外下至肱骨的后方，经过肱骨肌管，至臂中、下 1/3 交界处，与肱深动脉的分支——桡侧副动脉共同穿外侧肌间隔达臂前区。桡神经在入肱骨肌管前发出分支至肱三头肌的长头和内侧头；在肱骨肌管内发出至内、外侧头的肌支；在穿外侧肌间隔前，发出前臂后皮神经，分布于前臂后面的皮肤。桡神经在经过肱骨肌管时，紧贴肱骨骨面，故肱骨中段骨折时，易伤及桡神经，导致前臂伸肌麻痹，引起腕下垂。约在肱骨外上髁处，桡神经分为浅、深两支。浅支经肱桡肌深面至前臂桡动脉的外侧，深支穿旋后肌至前臂后区，改称骨间后神经，支配前臂诸伸肌（图3-15）。

（2）**肱深动脉 deep brachial artery**：起自肱动脉，在肱骨肌管内分为桡侧副动脉和中副动脉，参与构成肘关节动脉网。

5. **尺神经 ulnar nerve**　与尺侧上副动脉伴行，沿着臂内侧肌间隔后方、肱三头肌内侧头前面下行，经尺神经沟至前臂前区。

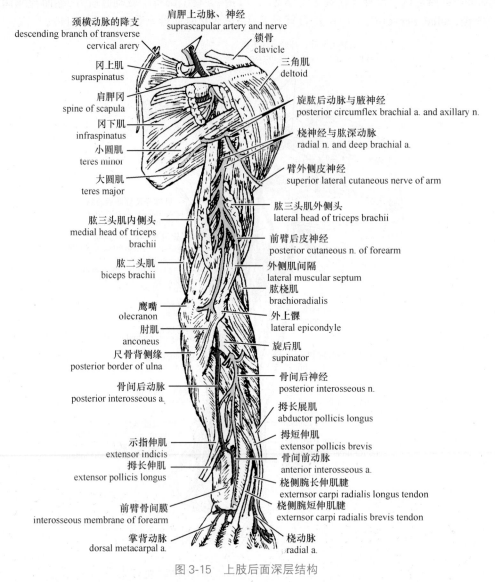

颈横动脉的降支
descending branch of transverse cervical arery

肩胛上动脉、神经
suprascapular artery and nerve

锁骨
clavicle

三角肌
deltoid

冈上肌
supraspinatus

旋肱后动脉与腋神经
posterior circumflex brachial a. and axillary n.

肩胛冈
spine of scapula

桡神经与肱深动脉
radial n. and deep brachial a.

冈下肌
infraspinatus

臂外侧皮神经
superior lateral cutaneous nerve of arm

小圆肌
teres minor

大圆肌
teres major

肱三头肌外侧头
lateral head of triceps brachii

肱三头肌内侧头
medial head of triceps brachii

前臂后皮神经
posterior cutaneous n. of forearm

肱二头肌
biceps brachii

外侧肌间隔
lateral muscular septum

肱桡肌
brachioradialis

鹰嘴
olecranon

外上髁
lateral epicondyle

肘肌
anconeus

旋后肌
supinator

尺骨背侧缘
posterior border of ulna

骨间后神经
posterior interosseous n.

骨间后动脉
posterior interosseous a.

拇长展肌
abductor pollicis longus

拇短伸肌
extensor pollicis brevis

示指伸肌
extensor indicis

骨间前动脉
anterior interosseous a.

拇长伸肌
extensor pollicis longus

桡侧腕长伸肌腱
externsor carpi radialis longus tendon

桡侧腕短伸肌腱
externsor carpi radialis brevis tendon

前臂骨间膜
interosseous membrane of forearm

掌背动脉
dorsal metacarpal a.

桡动脉
radial a.

图 3-15　上肢后面深层结构

（福建医科大学　王　玮　赵小贞）

第 4 节　肘　部

肘部介于臂和前臂之间,以通过肱骨内上髁和肱骨外上髁的冠状面为界,分为**肘前区 anterior cubital region** 和**肘后区 posterior cubital region**。

一、肘　前　区

（一）浅层结构

1. **皮肤**　薄而柔软。

2. **浅筋膜**　疏松,其内含浅静脉、皮神经和浅淋巴结等结构。

（1）浅静脉:头静脉和贵要静脉分别行于肱二头肌腱的外侧和内侧。肘正中静脉通常自头静脉斜向上内连于贵要静脉,吻合呈"N"形;或由前臂正中静脉至肘前区分为头正中静脉和贵要正中静脉,呈"Y"形分别汇入头静脉和贵要静脉。肘前区的浅静脉口径较大、位置表浅且固定,其深面有肱二头肌腱膜保护深部血管神经,因此是临床上行静脉穿刺采血、输液或导管插入的常用部位。

（2）皮神经:前臂内侧皮神经与贵要静脉伴行;前臂外侧皮神经在肱二头肌腱的外侧穿深筋膜浅出,伴行于头静脉的后方。

（3）浅淋巴结:肘浅淋巴结位于肱骨内上髁上方、贵要静脉附近,又称滑车上淋巴结,收纳手与前臂尺侧半的浅淋巴管,输出管注入腋淋巴结外侧群。

（二）深层结构

1. **深筋膜与肱二头肌腱膜**　肘前区深筋膜与臂部、前臂的深筋膜相延续。由肱二头肌腱内侧发出并向下内附着于前臂筋膜的腱性结构,称**肱二头肌腱膜**

bicipital aponeurosis。该腱膜与肱二头肌腱交角处,是触摸肱动脉搏动和测量血压的听诊部位。

2. 肘窝 cubital fossa　是肘前区的三角形凹陷,尖端朝向远侧、底位于近侧。

(1)境界:上界是肱骨内上髁与肱骨外上髁的连线;下外侧界为肱桡肌;下内侧界为旋前圆肌;窝顶由浅入深依次是:皮肤、浅筋膜、肘前区深筋膜和肱二头肌腱膜;窝底由肱肌、旋后肌和肘关节囊组成。

(2)内容:肱二头肌腱是肘窝的中心标志,其内侧有肱动脉及伴行的两条肱静脉、正中神经。肱动脉在肘窝内平桡骨颈水平分为桡动脉和尺动脉,两者在肘窝内均发出返支,参与肘关节动脉网的构成。桡动脉从肘窝尖处进入前臂前区桡侧;尺动脉经过旋前圆

肌深面进入前臂前区尺侧。肘深淋巴结位于肱动脉分叉处。正中神经越过尺动脉前方,穿旋前圆肌的肱骨头和尺骨头之间,进入前臂前区正。

在肱二头肌腱外侧,有前臂外侧皮神经穿出深筋膜,分布于前臂外侧皮肤。在肱肌与肱桡肌之间,有桡神经与桡侧副动脉伴行。约在肱骨外上髁处,桡神经分为浅、深两支,浅支经肱桡肌深面至前臂;深支穿旋后肌至前臂后区,改称骨间后神经,支配前臂诸伸肌。

总之,在肘窝内有肱二头肌腱、神经、血管、淋巴和脂肪结缔组织,其主要结构的位置排列关系是:自外侧向内侧依次为桡神经、肱二头肌腱、肱动脉和肱静脉、正中神经(图3-13)。

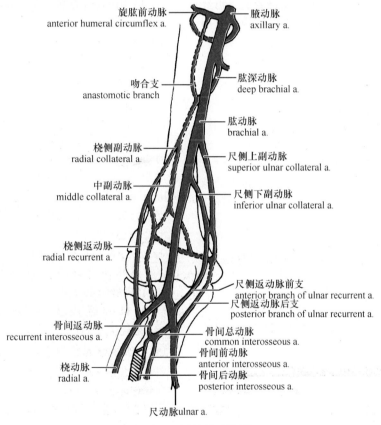

图3-16　肘关节动脉网

二、肘　后　区

(一)浅层结构

皮肤厚而松弛,移动性较大。浅筋膜不发达。在皮肤与尺骨鹰嘴之间常有滑膜囊,称鹰嘴皮下囊,与关节腔不相通。当炎症或出血时,滑膜囊可肿大。

(二)深层结构

1. 深筋膜　与肱骨下端和尺骨上端的骨膜紧密结合。

2. 肱三头肌腱　止于尺骨鹰嘴。肌腱的外侧有起于

肱骨外上髁的前臂伸肌群。

3. 肘肌　呈三角形,起自肱骨外上髁和桡侧副韧带,止于尺骨上端背侧和肘关节囊,具有协助伸肘的作用。

4. 尺神经　行于肱骨内上髁后下方的尺神经沟内,其外侧紧邻尺骨鹰嘴。肱骨内上髁后下方,是尺神经易受损伤的部位。在肘部骨折、肘部手术或肘关节脱位时,可能伤及尺神经。

> 试问:
> 　　尺神经受损,将出现哪些临床表现?

肱骨内上髁、肱骨外上髁和尺骨鹰嘴是肘部重要骨性标志。正常肘关节伸直时，肱骨内上髁、肱骨外上髁和尺骨鹰嘴位于同一直线上，称为肘后直线；而作屈肘时，肱骨内上髁、肱骨外上髁和尺骨鹰嘴形成一个尖向远侧的等腰三角形，称肘后三角 posterior cubital triangle。当肘关节脱位或肱骨内、外上髁骨折时，三者的关系将发生改变。

正常肘关节屈曲90°时，从桡侧观察，肱骨外上髁、桡骨头与尺骨鹰嘴尖端构成一个尖向前的等腰三角形，称为肘外侧三角 lateral cubital triangle，其中心点可作为肘关节穿刺的进针点。

当肘关节伸直时，肱骨小头、桡骨头和尺骨鹰嘴之间形成一个凹陷，称为肘后窝 posterior cubital fossa。其深面适对肱桡关节，并可触及桡骨头。可经肘后窝行肘关节穿刺，当肘关节积液时，肘后窝可因肿胀而消失。

三、肘关节动脉网

肘关节动脉网位于肘关节周围，由桡侧副动脉、尺侧上副动脉、尺侧下副动脉、尺侧返动脉、桡侧返动脉、中副动脉和骨间返动脉吻合而成（图3-16），供应肘关节血液。在结扎肱深动脉发出点以下的肱动脉时，血液可通过肘关节动脉网建立丰富的侧枝循环流向前臂。

（济宁医学院　徐旭东）

第5节　前　臂

前臂可分为前臂前区和前臂后区两部分。

一、前臂前区

■ （一）浅层结构

前臂前区皮肤较薄，移动性大。沿桡动脉和尺动脉分布的皮肤，供血丰富，可作为带蒂的皮瓣。浅筋膜有头静脉、贵要静脉、肘正中静脉等浅静脉和前臂内、外侧皮神经等结构。

■ （二）深层结构

1. 深筋膜　前臂前区深筋膜薄而柔韧，在肘关节附近有肱二头肌腱膜加强，远侧在腕前部明显加厚，形成腕掌侧韧带和屈肌支持带。深筋膜向深部发出内、外侧肌间隔，分别连于尺骨和桡骨。前臂深筋膜与内侧肌间隔、尺骨、前臂骨间膜、桡骨、外侧肌间隔共同围成前臂前骨筋膜鞘。鞘内有前臂肌前群、桡神经血管束、尺神经血管束、骨间前血管神经束和正中神经等。

2. 前臂前群肌　共9块，分为4层（图3-17，表3-3）。

（1）第一层：共有五块，从桡侧向尺侧依次为肱桡肌 brachioradialis、旋前圆肌 pronator teres、桡侧腕屈肌 flexor carpi radialis、掌长肌 palmaris longus、尺侧腕屈肌 flexor carpi ulnaris。

（2）第二层：指浅屈肌 flexor digitorum superficialis。

（3）第三层：拇长屈肌 flexor pollicis longus 和指深屈肌 flexor digitorum profundus。

（4）第四层：旋前方肌 pronator quadratus。

3. 血管神经束　前臂前区有四个血管神经束（图3-17），其中三个走行于指浅屈肌内、外侧缘和深面，一个紧贴前臂骨间膜前面下行。

（1）桡血管神经束：由桡动脉、两条桡静脉和桡神经浅支组成。

1）桡动脉在肱桡肌和旋前圆肌之间离开肘窝，继行于肱桡肌和桡侧腕屈肌之间，至桡骨茎突下方，经拇指三个长肌腱的深面，绕过腕关节外侧至手背。桡动脉在转至手背之前，发出掌浅支 superficial palmar branch，穿鱼际肌或行其表面下行，与尺动脉终支吻合成掌浅弓。在前臂下部外侧桡动脉近侧端发出桡侧返动脉，参与构成肘关节动脉网。桡动脉远侧1/3位于肱桡肌腱和桡侧腕屈肌腱之间，其表面仅覆以皮肤和浅、深筋膜，是触摸脉搏的常用部位。

2）桡静脉 radial vein：有两条，与桡动脉伴行。

3）桡神经浅支 superficial branch of radial nerve：是桡神经的皮支，沿肱桡肌深面及桡动脉外侧下行，行于指浅屈肌与拇长屈肌的掌侧，经肱桡肌腱深面转至前臂后区，下行至手背。前臂近侧1/3段，桡神经浅支与桡动脉相距较远；中1/3段，两者伴行；远侧1/3段，两者又分开。

（2）尺血管神经束：由尺动脉、两条尺静脉和尺神经组成。

1）尺动脉经旋前圆肌深面，穿指浅屈肌腱弓至前臂前区尺侧；在前臂近侧1/3，位于指浅屈肌深面，在远侧2/3，位于尺侧腕屈肌与指浅屈肌之间下行，经屈肌支持带的浅面、豌豆骨桡侧入手掌。尺动脉在桡骨粗隆平面发出骨间总动脉 common interosseous，该动脉为一短干，经指深屈肌与拇长屈肌之间，到达骨间膜上缘前面，分为骨间前、后动脉，分别行于前臂骨间膜前、后方。

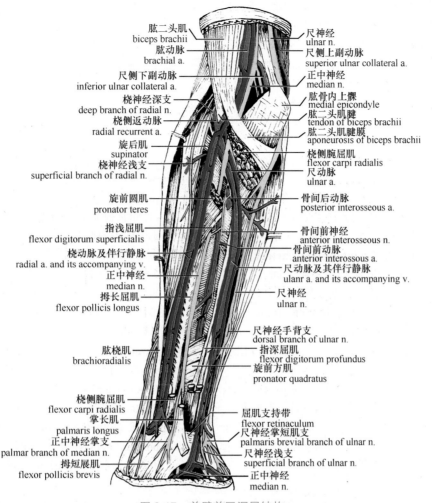

肱二头肌 biceps brachii
肱动脉 brachial a.
尺侧下副动脉 inferior ulnar collateral a.
桡神经深支 deep branch of radial n.
桡侧返动脉 radial recurrent a.
旋后肌 supinator
桡神经浅支 superficial branch of radial n.
旋前圆肌 pronator teres
指浅屈肌 flexor digitorum superficialis
桡动脉及伴行静脉 radial a. and its accompanying v.
正中神经 median n.
拇长屈肌 flexor pollicis longus
肱桡肌 brachioradialis
桡侧腕屈肌 flexor carpi radialis
掌长肌 palmaris longus
正中神经掌支 palmar branch of median n.
拇短展肌 flexor pollicis brevis

尺神经 ulnar n.
尺侧上副动脉 superior ulnar collateral a.
正中神经 median n.
肱骨内上髁 medial epicondyle
肱二头肌腱 tendon of biceps brachii
肱二头肌腱膜 aponeurosis of biceps brachii
桡侧腕屈肌 flexor carpi radialis
尺动脉 ulnar a.
骨间后动脉 posterior interosseous a.
骨间前神经 anterior interosseous n.
骨间前动脉 anterior interossous a.
尺动脉及其伴行静脉 ulanr a. and its accompanying v.
尺神经 ulnar n.
尺神经手背支 dorsal branch of ulnar n.
指深屈肌 flexor digitorum profundus
旋前方肌 pronator quadratus
屈肌支持带 flexor retinaculum
尺神经掌短肌支 palmaris brevial branch of ulnar n.
尺神经浅支 superficial branch of ulnar n.
正中神经 median n.

图 3-17　前臂前区深层结构

表 3-3　前臂前群肌

名称	起点	止点	作用	神经支配
肱桡肌	肱骨外上髁上方	桡骨茎突	屈肘关节、前臂旋前时可旋后	桡神经（$C_{5\sim6}$）
旋前圆肌	浅头：肱骨内上髁、前臂筋膜 深头：尺骨茎突	桡骨中部前外侧面	屈肘、前臂旋前	正中神经（$C_{6\sim7}$）
桡侧腕屈肌	肱骨内上髁、前臂筋膜	第2掌骨底前面	屈肘、屈腕、手外展	正中神经（$C_{6\sim7}$）
掌长肌	肱骨内上髁、前臂筋膜	掌腱膜	屈腕、紧张掌腱膜	正中神经（$C_{7\sim8}$）
尺侧腕屈肌	肱骨内上髁、尺骨上份后缘	豌豆骨	屈腕、手内收	尺神经（$C_7\sim T_1$）
指浅屈肌	肱骨内上髁、尺骨和桡骨前面	第2~5指中节指骨体的两侧	屈腕、屈掌指关节、屈近侧指间关节	正中神经（$C_8\sim T_1$）
拇长屈肌	桡骨中1/3、前臂骨间膜前面	拇指末节指骨底	屈腕、屈拇指掌指关节、屈拇指指间关节	正中神经（$C_{7\sim8}$）
指深屈肌	尺骨上份前面、前臂骨间膜	第2~5指末节指骨底	屈腕、屈掌指关节、屈远侧指间关节	正中神经和尺神经（$C_8\sim T_1$）
旋前方肌	尺骨远侧1/4前面	桡侧远侧1/4前面	前臂旋前	正中神经（$C_{7\sim8}$）

2）尺静脉 ulnar vein：有两条，与尺动脉伴行。

3）尺神经自肘后区尺神经沟下行，穿尺侧腕屈肌进入前臂前区；在前臂前区近侧1/3，与尺血管相距较远；在前臂前区远侧2/3，伴行于尺血管尺侧，经豌豆骨桡侧入手掌。尺神经发肌支支配尺侧腕屈肌和指深屈肌尺侧半，在腕关节近侧5厘米处分出手背支，经尺侧腕屈肌腱与尺骨之间穿出转向背侧，下行至手背，分布于手背尺侧半和尺侧一个半指背侧的皮肤。

如果尺神经在肘部受损伤,则抵止于第4和第5指的指深屈肌瘫痪和尺侧腕屈肌瘫痪,使腕向桡侧偏斜;并且手背尺侧半和尺侧一个半指背侧的皮肤感觉障碍。

（3）**正中神经血管束**:由正中神经及其伴行血管组成。

1）正中神经从旋前圆肌深、浅头之间穿出,在指浅屈肌与指深屈肌之间下行,至前臂远侧1/3处行于桡侧腕屈肌与掌长肌之间。手术中应注意与掌长肌腱相鉴别。正中神经在前臂发出肌支支配旋前圆肌、桡侧腕屈肌、掌长肌和指浅屈肌。正中神经桡侧没有分支是其手术操作安全侧。

2）**正中动脉 median artery**:多数为一细小分支,发自骨间前动脉,伴随正中神经下行,并且有同名静脉同行。

（4）**骨间前血管神经束**:由骨间前血管和神经组成。

1）**骨间前动脉 anterior interosseous artery**:发自骨间总动脉后,在拇长屈肌和指深屈肌之间,沿前臂骨间膜前方下行,行程中伴行有同名静脉。

2）**骨间前神经 anterior interosseous never**:是正中神经的分支,与同名血管伴行于前臂骨间膜前方,拇长屈肌和指深屈肌之间,至旋前方肌深面。发出分支支配拇长屈肌、指深屈肌桡侧半和旋前方肌。

4. **前臂屈肌后间隙 posterior space of antebrachial flexor** 位于前臂前区远侧1/4,指深屈肌、拇长屈肌和旋前方肌之间的间隙。其内侧界为尺侧腕屈肌和前臂筋膜,外侧界为桡侧腕屈肌和前臂筋膜;远侧经腕管与手掌的掌中间隙相通。

二、前臂后区

（一）浅层结构

前臂后区皮肤较前臂前区厚,移动性较小。浅筋膜内有头静脉和贵要静脉的属支,彼此吻合成网。前臂后皮神经、前臂内侧神经和前臂外侧神经共同分布该区皮肤。

（二）深层结构

1. **深筋膜** 厚而坚韧,在腕背侧增厚形成伸肌支持带,对伸肌腱起保护和约束作用。前臂深筋膜与前臂内侧肌间隔、尺骨、前臂骨间膜、桡骨、前臂外侧肌间隔共同围成前臂后骨筋膜鞘,包绕前臂后群肌和骨间后血管神经束。

2. **前臂后群肌** 共十块,可分浅、深两层(图3-18,表3-4)。浅层共五块,自桡侧向尺侧依次为:**桡侧腕长伸肌 extensor carpi radialis longus**、**桡侧腕短伸肌 extensor carpi radial brevis**、**指伸肌 extensor digitorum**、**小指伸肌 extensor digiti minimi** 和**尺侧腕伸肌 extensor carpi ulnaris**。深层也有五块,其中**旋后肌 supinator**位于上外侧部,其余从桡侧向尺侧依次为:**拇长展肌 abductor pollicis longus**、**拇短伸肌 extensor pollicis brevis**、**拇长伸肌 extensor pollicis longus** 和**示指伸肌 extensor indicis**。

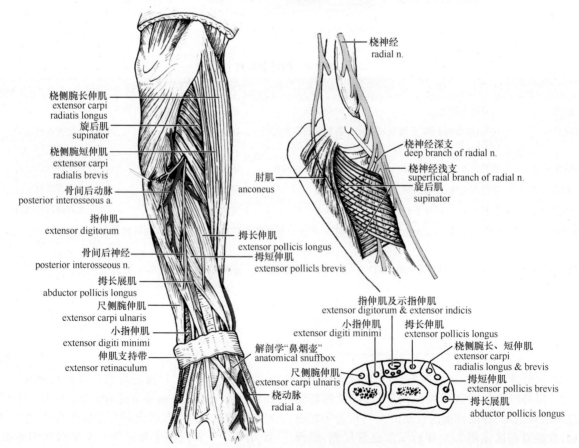

图3-18 前臂后区深层结构

表 3-4 前臂后群肌

名称	起点	止点	作用	神经支配
桡侧腕长伸肌	肱骨外上髁	第 2 掌骨底背面	伸、外展腕关节	桡神经($C_6 \sim C_7$)
桡侧腕短伸肌	肱骨外上髁	第 3 掌骨底背面	伸腕关节	桡神经($C_7 \sim C_8$)
指伸肌	肱骨外上髁	第 2~5 指中节和远节指骨底	伸指、伸腕	桡神经($C_7 \sim C_8$)
小指伸肌	肱骨外上髁	小指指背腱膜	伸小指、伸腕	桡神经($C_7 \sim C_8$)
尺侧腕伸肌	肱骨外上髁	第 5 掌骨底	伸、内收腕关节	桡神经($C_7 \sim C_8$)
旋后肌	肱骨外上髁、尺骨	桡骨前面上 1/3	前臂旋后	桡神经($C_6 \sim C_7$)
拇长展肌	桡骨、尺骨和前臂骨间膜背面	第 1 掌骨底	外展拇指及腕关节	桡神经($C_7 \sim C_8$)
拇短伸肌	桡骨、尺骨和前臂骨间膜背面	拇指近节指骨底	伸拇掌指关节	桡神经($C_7 \sim C_8$)
拇长伸肌	桡骨、尺骨和前臂骨间膜背面	拇指远节指骨底	伸拇指	桡神经($C_7 \sim C_8$)
示指伸肌	桡骨、尺骨和前臂骨间膜背面	示指中节指骨底	伸示指	桡神经($C_7 \sim C_8$)

前臂后群肌大多起自肱骨外上髁及其附近结构,过于猛烈地进行前臂旋后和伸腕等动作,将因过度牵拉伸肌总腱,造成肱骨外上髁及其周围组织的损伤,像网球运动员反手抽球,故有"网球手"之称。患者往往在肱骨外上髁附近有明显压痛,手背屈时疼痛加重。

3. 血管神经束 由骨间后血管、神经组成。

(1) **桡神经深支 deep branch of radial nerve** 和**骨间后神经**:在肘窝外侧、肱骨外上髁前方,桡神经分为浅、深两支。桡神经深支行向下后,先发肌支支配桡侧腕长伸肌、桡侧腕短伸肌和旋后肌,随后穿入旋后肌,并在桡骨头下方 5~7cm 处穿出旋后肌,改为骨间后神经,下行于前臂后群浅、深层肌之间,分支至前臂后群其余诸肌。

(2) **骨间后动脉**:起自骨间总动脉,穿前臂骨间膜上缘上方进入前臂后区。在前臂后区,骨间后动脉先行于旋后肌深面,再从旋后肌与拇长展肌起始部上缘之间穿出,进入前臂后群浅、深层之间,与骨间后静脉、骨间后神经伴行,分支营养临近诸肌,并参与肘关节动脉网。

视窗 3-1 周围神经修复的基本原则

1. 保护神经元动力原则 在损伤神经瘤切除及神经移位前必须在其近端应用 2% 利多卡因进行神经干内封闭,以保护神经元免受损害。

2. 保护神经干血供原则 应避免过度游离神经干,以免破坏其血供。

3. 神经缝合口无张力原则 神经损伤通常存在神经组织缺损,一旦缺损大于直径的 4 倍,应进行神经移植,否则会导致缝合口张力过大,影响神经再生。

4. 神经缝合后固定原则 为避免体位运动给缝合口带来张力及断裂的风险,神经缝合后应将体位固定在松弛位 3~6 周。

5. 神经替代的无损原则 神经移位后,应不造成新的功能损害,达到无损的关键是移位神经(束)定位精确、定量合适。

6. 神经修复的综合原则 神经修复后应进行综合治疗,除坚持康复功能训练外,药物治疗应贯穿全过程。

(赣南医学院 李启华)

第 6 节 腕 和 手

腕 wrist 介于前臂和**手 hand** 之间,其上界为尺骨茎突和桡骨茎突近侧 2 横指的环线,下界相当于屈肌支持带的下缘水平,可分为腕前区和腕后区。手借腕连于前臂,分为手掌、手背和手指三部分。

一、体表标志

(一) 骨性标志

尺骨茎突 styloid process of ulna 是尺骨头后内侧向下的锥状突起,尺骨茎突近侧为尺骨头。**桡骨茎突 styloid process of radius** 是桡骨下端外侧向下的突起,尺骨茎突的最下端比桡骨茎突的最下端高约 0.6cm。在腕前区尺侧,尺侧腕屈肌的止点处可清晰触及**豌豆骨 pisiform bone**。在腕背侧中点处可触及桡骨背侧结节,又称 **Lister 结节**。

(二) 腱性隆起

当用力握拳并作屈腕时,腕前区可见到近中线的掌长肌腱;其桡侧为桡侧腕屈肌腱,桡动脉位于该肌腱的外侧;最尺侧为尺侧腕屈肌腱;掌长肌腱和尺侧腕屈肌腱之间为指浅屈肌腱。伸指时指伸肌腱在手背皮下清晰可见(图 3-19A,图 3-19C)。

(三) 腕掌侧横纹

屈腕时,腕前区可见 2~3 条横纹,即为腕掌侧横纹。**腕近侧纹 proximal wrist crease** 约平尺骨头,**腕中纹 middle wrist crease** 不恒定,**腕远侧纹 distal wrist crease** 平对屈肌支持带近侧缘,其中点深面是掌长肌腱,为正中神经入掌处(图 3-19B)。

（四）手掌

在手掌常见 3 条掌纹。**鱼际纹 radial longitudinal crease** 斜行于鱼际尺侧，当拇指内收并对掌时，特别明显，其近侧与腕远侧纹中点相交，深面有正中神经通过。此外，鱼际纹是掌中间隙与鱼际间隙的表面分界。**掌中纹 middle palmar crease** 略斜行于掌中部，桡侧端与鱼际纹重叠。**掌远侧纹 distal palmar crease** 横行，适对第 3~5 掌指关节的连线，其桡侧端稍弯向第 2 指蹼处。手掌两侧有呈鱼腹状的肌性隆起，内侧称**小鱼际 hypothenar**，外侧称**鱼际 thenar**，两隆起间的凹陷称**掌心**（图 3-19B）。

（五）手指

与掌指关节和指间关节的屈曲相适应，手指掌侧

形成了横纹，分别是**指近纹 proximal digital crease**、**指中纹 middle digital crease** 和**指远纹 distal digital crease**，拇指只有指近纹和指远纹。指近纹的位置并不与掌指关节相对应，而位于掌指关节远侧；指中纹基本位于近侧指间关节处；指远纹则位于远侧指间关节的近侧（图 3-19B）。

（六）解剖学"鼻烟窝"

在手背外侧部，有一浅窝称**"鼻烟窝" anatomical snuffbox**。当拇指用力背伸并外展时，该窝更为明显。其桡侧界为拇长展肌腱和拇短伸肌腱，尺侧界为拇长伸肌腱，近侧界为桡骨茎突。窝底为手舟骨和大多角骨。窝内有桡动脉通过，可触及搏动。当舟骨骨折时，"鼻烟窝"可因肿胀而消失，且窝底有压痛。此处也是切开拇伸肌腱鞘和结扎桡动脉的理想路径（图 3-19C）。

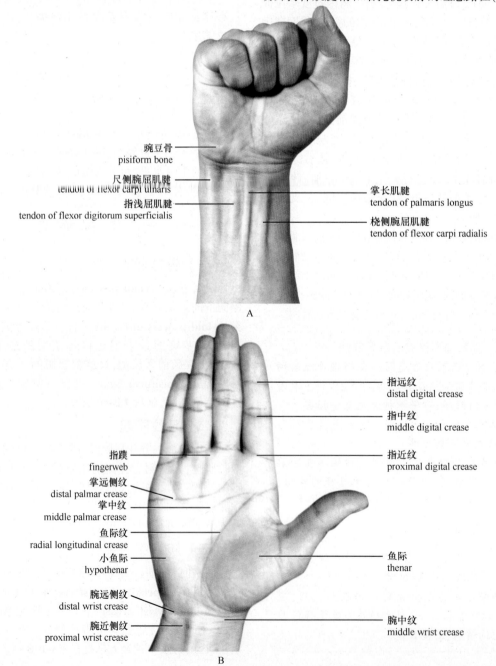

豌豆骨
pisiform bone

尺侧腕屈肌腱
tendon of flexor carpi ulnaris

指浅屈肌腱
tendon of flexor digitorum superficialis

掌长肌腱
tendon of palmaris longus

桡侧腕屈肌腱
tendon of flexor carpi radialis

A

指远纹
distal digital crease

指中纹
middle digital crease

指近纹
proximal digital crease

指蹼
fingerweb

掌远侧纹
distal palmar crease

掌中纹
middle palmar crease

鱼际纹
radial longitudinal crease

小鱼际
hypothenar

腕远侧纹
distal wrist crease

腕近侧纹
proximal wrist crease

鱼际
thenar

腕中纹
middle wrist crease

B

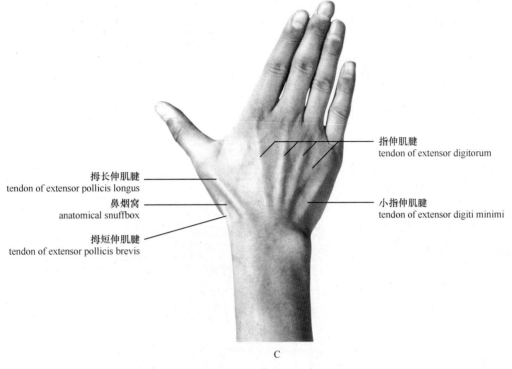

拇长伸肌腱
tendon of extensor pollicis longus

鼻烟窝
anatomical snuffbox

拇短伸肌腱
tendon of extensor pollicis brevis

指伸肌腱
tendon of extensor digitorum

小指伸肌腱
tendon of extensor digiti minimi

C

图 3-19　手背表面标志
A. 腕前面体表标志；B. 腕和手掌前面体表标志；C. 腕和手后面体表标志

二、腕

腕是前臂的屈、伸肌腱及其腱鞘，以及血管、神经到达手的通路，可分为腕前区和腕后区。

案例 3-2

患者，女性，37 岁，长期从事电脑打字工作。近半年来，反复出现右手麻木，特别是右手拇指、示指和中指有刺痛感，疼痛有时放射到肘部及肩部。夜间常痛醒难以入眠，活动手部后，症状有所减轻。严重时晨起自觉右手无力，拿不起牙刷。曾有端水盆突然失手的现象。检查发现：患者右手握持力减弱，拇指外展、屈曲力减弱，拇指对掌受限。按压腕掌侧，手指疼痛加重，屈腕试验阳性。颈椎及手部 X 线显示：患者第 5 颈椎轻度骨质增生，颈椎曲度稍变直，余未见异常。肌电图检查提示：正中神经传导速度减慢，波幅下降。临床诊断：右侧腕管综合征。

请思考以下问题：

1. 腕管综合征为何会出现上述临床症状？
2. 如果施行切开减压术，应切开哪个韧带？
3. 对长期使用电脑者，你有何建议以预防该病的发生？

（一）腕前区

腕前区 anterior region of wrist 指腕骨及桡腕关节和腕掌关节的前面，是前臂屈肌腱及其腱鞘、血管和神经到达手掌的通路。

1. 浅层结构　腕前区的皮肤薄而松弛，浅筋膜较薄，内有前臂内侧皮神经和前臂外侧皮神经的分支分布，并有数量较多的浅静脉和浅淋巴管。

2. 深层结构

（1）**腕掌侧韧带 palmar ligament of carpus**：前臂深筋膜向下延续，在腕前区增厚形成腕掌侧韧带，对前臂屈肌腱有固定、支持和保护作用（图 3-20）。

（2）**屈肌支持带 flexor retinaculum**：又叫**腕横韧带**，位于腕掌侧韧带的远侧深面，厚而坚韧，横架于**腕骨沟 carpal groove** 的上方。其尺侧端附于豌豆骨和钩骨钩，桡侧端附于手舟骨和大多角骨结节（图 3-20，图 3-25A）。

（3）**尺侧腕管 ulnar carpal canal**：是腕掌侧韧带的远侧部分与屈肌支持带之间在尺侧形成的间隙。尺神经、尺动脉和尺静脉通过尺侧腕管进入手掌。尺神经在腕部表浅，易受损伤（图 3-20，图 3-25A）。

（4）**腕管 carpal canal**：由屈肌支持带与腕骨沟共同构成。指浅屈肌腱、指深屈肌腱及包绕它们的**屈肌总腱鞘 common flexor sheath**、拇长屈肌腱及其腱鞘和正中神经均通过腕管进入手掌。在管内各指浅、深屈肌腱被屈肌总腱鞘(尺侧囊)包裹,拇长屈肌腱被**拇长屈肌腱鞘(桡侧囊) tendinous sheath of flexor pollicis longus** 包裹。两腱鞘均超过屈肌支持带近侧和远侧各 2.5cm。屈肌总腱鞘常与小指滑膜鞘相通。由于拇长屈肌腱鞘一直延续到拇指的末节,故拇长屈

肌腱鞘与拇指的指滑膜鞘相通。正中神经在腕管内变扁平,紧贴于屈肌支持带桡侧端的深面,腕骨骨折时可压迫正中神经,导致**腕管综合征 carpal tunnel syndrome**(图 3-20,图 3-25A)。

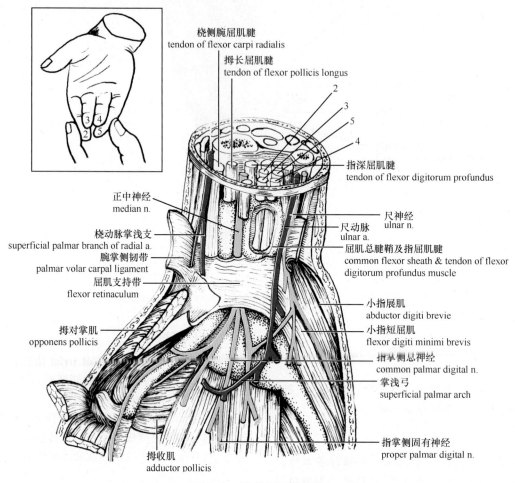

桡侧腕屈肌腱
tendon of flexor carpi radialis

拇长屈肌腱
tendon of flexor pollicis longus

指深屈肌腱
tendon of flexor digitorum profundus

尺神经
ulnar n.

尺动脉
ulnar a.

屈肌总腱鞘及指屈肌腱
common flexor sheath & tendon of flexor digitorum profundus muscle

小指展肌
abductor digiti brevie

小指短屈肌
flexor digiti minimi brevis

指掌侧总神经
common palmar digital n.

掌浅弓
superficial palmar arch

指掌侧固有神经
proper palmar digital n.

正中神经
median n.

桡动脉掌浅支
superficial palmar branch of radial a.

腕掌侧韧带
palmar volar carpal ligament

屈肌支持带
flexor retinaculum

拇对掌肌
opponens pollicis

拇收肌
adductor pollicis

图 3-20 腕前区深层结构

(5)**桡侧腕管 radial carpal canal**:屈肌支持带桡侧端分两层附着于手舟骨结节和大多角骨结节,其间的间隙为桡侧腕管,内有桡侧腕屈肌腱及其腱鞘通过(图 3-20,图 3-24)。

(6)**桡动脉 radial artery 及桡静脉 radial vein**:桡静脉起于手背深静脉网,有两支,伴桡动脉走行于屈肌支持带的浅面,肱桡肌与桡侧腕屈肌之间。桡动脉在平桡骨茎突水平发出掌浅支,向下入手掌。桡动脉本干绕过桡骨茎突的下方,经腕背侧韧带和拇长屈肌腱之间达腕后区(图 3-20,图 3-21,图 3-25A)。

(7)**掌长肌腱**:细而表浅,在腕上部贴正中神经表面下行。至屈肌支持带上缘,掌长肌腱经该韧带的浅面下行入手掌,续为**掌腱膜**,而正中神经则穿行于屈肌支持带的深面经腕管入手掌(图 3-25A,图 3-25B)。

(二) 腕后区

腕后区 posterior region of wrist 指腕骨及桡腕关节和腕掌关节的后面,是前臂后群肌肌腱及其腱鞘、血管和神经到达手背的通路。

1. 浅层结构 腕后区皮肤比前区厚,但浅筋膜与前区相似,也较薄,内有浅静脉和皮神经。

头静脉 cephalic vein 和**贵要静脉 basilic vein** 分别起始于腕后区桡侧和尺侧的浅筋膜内。**桡神经浅支 superficial branch of radial nerve** 与头静脉伴行,越过腕背侧韧带的浅面下行,在"鼻烟窝"附近可分为 4~5 支**指背神经 dorsal digital nerves**。**尺神经手背支 dorsal branch of ulnar nerve** 在腕关节上方由尺神经分出,经尺侧腕屈肌腱和尺骨之间转至腕背部,分支至手背皮肤,并发出 3 条指背神经。在腕后区正中部有前臂后皮神经的终支分布(图 3-26)。

2. 深层结构　伸肌支持带 extensor retinaculum 又称**腕背侧韧带**,由腕背部深筋膜增厚形成。腕背侧韧带的内侧附着于尺骨茎突和三角骨,外侧附着于桡骨远端外侧缘,向深面发出 5 个纤维隔,附于尺、桡骨背面,形成 6 个骨纤维性管道。有 9 块前臂伸肌的肌腱及其腱鞘在管内通过,从桡侧至尺侧依次为:①拇长展肌和拇短伸肌腱及其腱鞘;②桡侧腕长伸肌和桡侧腕短伸肌腱及其腱鞘;③拇长伸肌腱及其腱鞘;④指伸肌和示指伸肌腱及其腱鞘;⑤小指伸肌腱及其腱鞘;⑥尺侧腕伸肌腱及其腱鞘(图 3-21)。

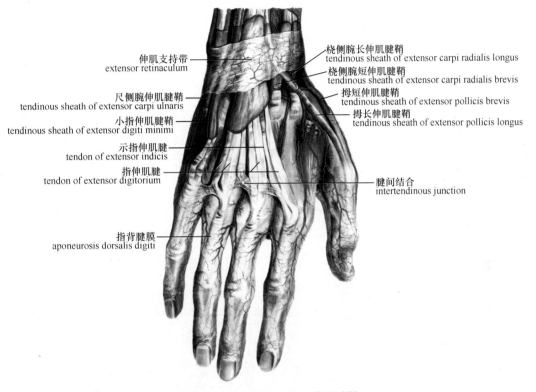

图 3-21　手和腕后面的肌腱和腱鞘

案例 3-2 提示

　　腕管由屈肌支持带与腕骨沟共同构成,内部穿行的主要是正中神经、屈指肌腱及其腱鞘,任何使腕管内容物增多、增大,或使腕管容积缩小的因素均可使正中神经在腕管内受压而导致"腕管综合征",多数患者因腕部劳损所致。根据正中神经在手部分支所管理的皮肤感觉和肌肉运动范围,不难解释为何出现有关手指麻木、疼痛,有关肌肉肌力减弱。临床治疗"腕管综合征"的方法之一,就是腕横韧带切开术,切开腕横韧带,以解除腕管内的压力。

　　长期使用电脑者,发生腕管综合征的主要原因是:长时间反复机械地点击键盘和移动鼠标,使手腕处于没有间歇的疲劳状态,导致腕部结构慢性劳损,腕管狭窄压迫正中神经所致。尤其当键盘和鼠标的位置高于腕部时,腕部长期处于背伸状态,正中神经更易受压。预防此病的方法很多,重要的在于注意键盘和鼠标摆放的位置,使手腕尽可能处于功能位,以平放姿势进行操作,

既不背伸又不下垂;同时在工作期间应常做"手腕操",使手、腕得以伸展和松弛,防止慢性劳损的发生。

三、手　掌

手掌 palm of hand 界于腕部与手指之间,呈四边形是腕和手指的过渡区。手掌中央部凹陷为掌心,外侧部隆起称为鱼际,内侧部隆起为小鱼际。

案例 3-3

　　患者,男性,30 岁,搬运工。因左手掌被锈铁钉刺伤 5 天,手掌肿胀,活动受限,发热 3 天后入院。体格检查:左手掌及手背肿胀,掌心凹陷消失,压痛明显。中、环、小指呈屈曲状态,主动及被动活动均受限。体温 39℃,血常规:白细胞 21×10⁹/L,中性粒细胞 90.0%,X 线未见明显手部骨质异常。临床诊断:左手掌中间隙感染。

请思考以下问题:
1. 为何诊断为掌中间隙感染,而非鱼际间隙感染?
2. 铁钉刺伤的是手掌,为何手背也肿胀?
3. 如果掌中间隙感染得不到控制,还可能继续向何处蔓延?
4. 如果要进行指蹼间隙切开引流,常选择哪个指蹼?

(一) 浅层结构

1. 皮肤　手掌皮肤厚而坚韧,缺乏弹性,无毛囊,也无皮脂腺,但有丰富的汗腺。

2. 浅筋膜　浅筋膜在鱼际处较疏松,在掌心部非常致密,结缔组织纤维将皮肤与掌腱膜紧密相连,不能滑动,有利于握持物品。纤维将浅筋膜分隔成许多小格,有浅血管、淋巴管及皮神经行于其内(图3-22)。

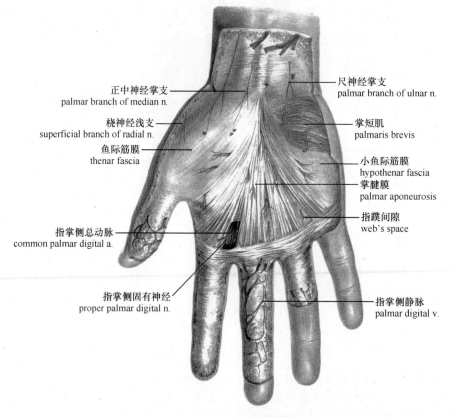

图 3-22　腕和手前面的浅层结构

（1）尺神经掌支 palmar branch of ulnar nerve:沿尺神经前方下行至手掌,穿深筋膜浅出,分布于小鱼际皮肤。

（2）正中神经掌支 palmar branch of median nerve:在屈肌支持带上缘自正中神经分出,经屈肌支持带的表面穿深筋膜浅出,分布于手掌中部及鱼际的皮肤。

（3）桡神经浅支:在其跨过伸肌支持带后分为4~5条指背神经,其中第1指背神经支配鱼际外侧皮肤。

（4）掌短肌:位于小鱼际近侧部浅筋膜内的长方形薄肌片,属于退化的皮肌,起于掌腱膜内侧缘,止于手掌尺侧缘皮肤。该肌收缩可使小鱼际皮肤产生皱纹,对浅筋膜有固定作用,并可保护其深面的尺神经和尺血管(图3-22)。

(二) 深层结构

1. 深筋膜　手掌深筋膜是前臂深筋膜向远侧的延续,分为浅、深两层。

（1）浅层:为覆盖于鱼际肌、小鱼际肌和指屈肌腱浅面的致密结缔组织膜。此层又可分为掌腱膜、鱼际筋膜和小鱼际筋膜三部分(图3-22)。

1）掌腱膜 palmar aponeurosis:掌长肌腱跨过屈肌支持带浅面后,腱纤维分散于手掌深筋膜浅层的中部,使该部深筋膜浅层增厚形成有光泽、坚韧的腱膜性纤维组织膜,称为掌腱膜。掌腱膜呈一尖端向近侧的三角形,其近侧端连于掌长肌腱,远侧端分成四束纵行纤维,分别行向第2~5指末节指骨底,与手指纤维鞘相续。掌腱膜由纵行和横行纤维组成,纵行纤维在浅面,横行纤维在深面。在掌骨头处,掌腱膜深层的横行纤维与其向远侧端发出的4束纵行纤维之间,围成 3 个纤维间隙,称**指蹼间隙 web's space**。内含大量脂肪,有指血管、神经和蚓状肌腱经行,是手掌、手背和手指的掌侧、背侧之间的通道。

2) **鱼际筋膜 thenar fascia**:为被覆于鱼际肌表面的掌部深筋膜浅层,较薄。

3) **小鱼际筋膜 hypothenar fascia**:为被覆于小鱼际肌表面的掌部深筋膜浅层,较薄。

(2) 深层:手掌深筋膜的深层包括骨间掌侧筋膜和拇收肌筋膜,较浅层薄弱。

1) **骨间掌侧筋膜 palmar interosseous fascia**:覆盖于骨间掌侧肌和掌骨的表面,位于诸指深屈肌腱的深面。

2) **拇收肌筋膜 fascia of adductor pollicis**:骨间掌侧筋膜在第 3 掌骨前面向桡侧分出一部分,覆盖在拇收肌表面,称拇收肌筋膜。

2. **骨筋膜鞘** 从掌腱膜的外侧缘发出一纤维隔,经鱼际肌和示指屈肌腱之间向深层伸入,附着于第 1 掌骨,此纤维隔称为**掌外侧肌间隔 lateral inter-muscular septum of palm**。从掌腱膜的内侧缘发出一纤维隔,经小鱼际肌和小指屈肌腱之间走向深部,附于第 5 掌骨,此纤维隔称为**掌内侧肌间隔 medial intermuscular septum of palm**。这样在手掌形成 3 个骨纤维鞘,即外侧鞘、中间鞘和内侧鞘(图 3-23)。

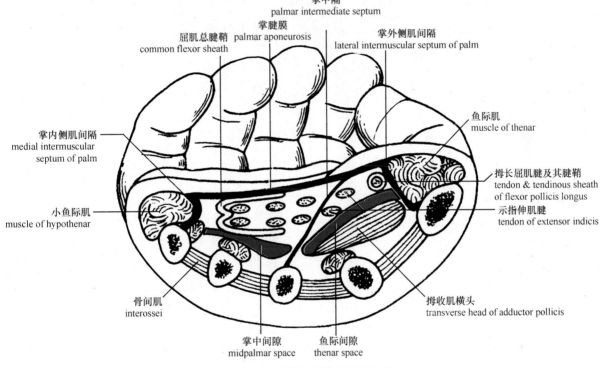

图 3-23 手掌骨筋膜鞘和筋膜间隙

(1) **外侧鞘 lateral compartment**:又称鱼际鞘,由鱼际筋膜、掌外侧肌间隔和第 1 掌骨围成。内含手肌外侧群中的拇短展肌、拇短屈肌、拇对掌肌、拇长屈肌腱及其腱鞘,以及到拇指的血管和神经。

(2) **中间鞘 intermediate compartment**:由掌腱膜、掌内肌间隔、掌外侧肌间隔、骨间掌侧筋膜及拇收肌筋膜共同围成。其内有指浅屈肌腱、指深屈肌腱、蚓状肌、屈肌总腱鞘、拇收肌、指血管和神经。

(3) **内侧鞘 medial compartment**:又称小鱼际肌鞘,由小鱼际筋膜、掌内侧肌间隔和第 5 掌骨围成。其内有手肌内侧群的小指展肌、小指短屈肌和小指对掌肌,以及到小指的血管和神经。

此外,在中间鞘的后方外侧半还有**拇收肌鞘 com-partment of adductor pollicis**,由拇收肌筋膜、骨间掌侧筋膜、第 1 掌骨和第 3 掌骨共同围成,该鞘包绕拇收肌。拇收肌与骨间掌侧筋膜之间的间隙,称**拇收肌后**间隙 posterior space of adductor pollicis(图 3-23)。

3. **手掌的筋膜间隙** 位于掌中间鞘深部,有疏松结缔组织填充,包括外侧的鱼际间隙和内侧的掌中间隙。两间隙被掌中隔分开。**掌中隔 palmar intermediate septum** 为一致密的结缔组织隔,自掌腱膜外侧缘分出,包绕示指屈肌腱和第 1 蚓状肌后,斜向尺侧走向深部,附于第 3 掌骨。掌中隔将手掌筋膜间隙分隔为内侧的掌中间隙和外侧的鱼际间隙(图 3-23)。

(1) **掌中间隙 midpalmar space**:位于掌中间鞘尺侧半的深面,其前界为掌中隔的后部、第 3~5 指屈肌腱和第 2~4 蚓状肌;后界为第 3~4 掌骨、骨间掌侧肌及其表面的骨间掌侧筋膜;内侧界为掌内侧肌间隔;外侧界为掌中隔。此间隙向近侧达屈肌总腱鞘的深面,经腕管可通前臂屈肌后间隙;向远侧沿第 2~4 蚓状肌管可与第 2~4 指蹼间隙相通,进而可通达第 3~5 指指背和手背。掌中间隙感染时,可经上述途径向近侧和远侧蔓延。

（2）**鱼际间隙 thenar space**：位于掌中间鞘桡侧的深面，前界为掌中隔的前部、示指屈肌腱和第 1 蚓状肌；后界为拇收肌筋膜；内侧界为掌中隔；外侧界为掌外侧肌间隔。鱼际间隙的近侧是封闭的盲端，向远侧可经第 1 蚓状肌管通向第 2 指指背。

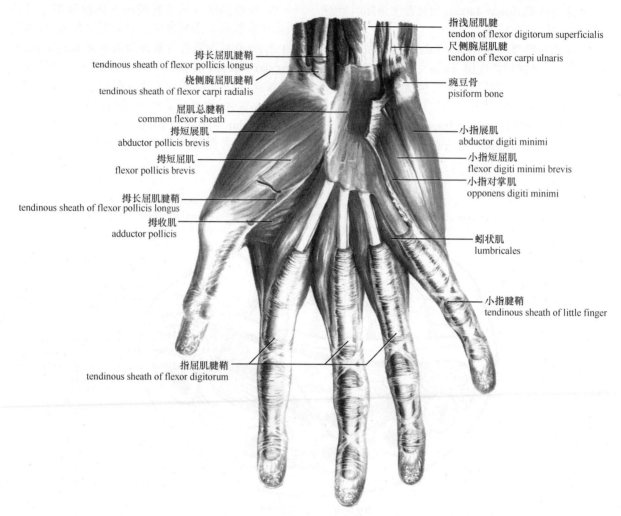

指浅屈肌腱
tendon of flexor digitorum superficialis
尺侧腕屈肌腱
tendon of flexor carpi ulnaris
拇长屈肌腱鞘
tendinous sheath of flexor pollicis longus
桡侧腕屈肌腱鞘
tendinous sheath of flexor carpi radialis
豌豆骨
pisiform bone
屈肌总腱鞘
common flexor sheath
拇短展肌
abductor pollicis brevis
小指展肌
abductor digiti minimi
拇短屈肌
flexor pollicis brevis
小指短屈肌
flexor digiti minimi brevis
小指对掌肌
opponens digiti minimi
拇长屈肌腱鞘
tendinous sheath of flexor pollicis longus
拇收肌
adductor pollicis
蚓状肌
lumbricales
小指腱鞘
tendinous sheath of little finger
指屈肌腱鞘
tendinous sheath of flexor digitorum

图 3-24　腕和手前面的肌腱和腱鞘

案例 3-3 提示

　　患者的左手掌肿胀，掌心凹陷消失，压痛明显。中、环、小指呈屈曲状态，主动及被动活动均受限。这些检查结果与掌中间隙的位置及其毗邻结构受感染影响是相符的。试想：如果是鱼际间隙感染，哪个地方肿胀明显，哪些结构会受影响而导致哪个手指活动受限呢？

　　根据掌中间隙向远侧通过蚓状肌管、指蹼间隙与指背、手背的交通，以及向近侧与前臂屈肌后间隙的交通，诸如掌中间隙感染为何引起手背肿胀、感染还可能继续向何处蔓延等问题已经很清楚了。

　　在临床上，掌中间隙感染若经大剂量抗生素治疗，短期内无好转，应及早切开引流，可选择纵行切开中指与无名指间的指蹼，但不应超过手掌远侧横纹，以免损伤动脉的掌浅弓。用止血钳撑开皮下组织，即可达掌中间隙。

　　案例中特别提到：刺伤手掌的是生锈的铁钉，假如铁钉是崭新且经过严格无菌处理过的，情况又将如何？想想看！

　　4. 手肌　手肌按部位可分为内侧群、中间群和外侧群。外侧群又称鱼际肌，包括拇短展肌、拇短屈肌、拇对掌肌和拇收肌。中间群包括蚓状肌（4 块）、骨间掌侧肌（3 块）和骨间背侧肌（4 块）。内侧群又称小鱼际肌，包括小指展肌、小指短屈肌和小指对掌肌（表 3-5）。

表 3-5 手肌的名称、起止、作用及神经支配

名称	起点	止点	作用	神经支配
拇短展肌	腕横韧带、舟骨结节	拇指近节指骨底	外展拇指	正中神经($C_{6~7}$)
拇短屈肌	腕横韧带、小多角骨	拇指近节指骨底	屈拇指掌指关节	正中神经($C_{6~7}$)
拇对掌肌	腕横韧带、大多角骨	第1掌骨桡侧缘	拇指对掌	正中神经($C_{6~7}$)
拇收肌	头状骨、腕横韧带和第3掌骨	拇指近节指骨底	拇指内收、屈曲	尺神经深支(C_8)
蚓状肌	指深屈肌腱桡侧缘	第2~5指近指骨背面及指背腱膜	屈掌指关节、伸指间关节	正中神经($C_{6~7}$)尺神经深支(C_8)
骨间掌侧肌	第2掌骨尺侧缘,第4、5掌骨桡侧缘	第2、4、5指背腱膜	第2、4、5指内收,屈掌指关节,伸指关节	尺神经深支(C_8)
骨间背侧肌	第1~5掌骨相对缘	第2~4指近节指骨底及指背腱膜	第2、4指外展,屈掌指关节,伸指间关节	尺神经深支(C_8)
小指展肌	豌豆骨	小指近节指骨底	外展及屈小指	尺神经深支(C_8)
小指短屈肌	钩骨及腕横韧带	小指近节指骨底	屈小指关节	尺神经深支(C_8)
小指对掌肌	钩骨及腕横韧带	第5掌骨	小指对掌	尺神经深支(C_8)

视窗 3-2　　　鱼际肌的神经支配

如果认为鱼际肌的神经支配完全如表 3-5 中所说的那样,就可能会在临床上犯点错误。经研究发现:鱼际肌中的拇短展肌,受正中神经支配的占 95%,受尺神经支配的占 2.5%,受双重支配的为 2%;拇短屈肌,受正中神经支配者为 36%,受尺神经支配者为 48%,受双重支配的为 17%;拇对掌肌,受正中神经支配的为 83%,受尺神经支配的为 9%,受双重支配的为 7.5%。可见,这些肌可由正中神经,也可由尺神经,甚至两者的双重支配。因此,在临床上即使正中神经完全损伤,也可能不会出现这些肌全部瘫痪而引起的典型症状;反过来,不能因这些肌中的某些肌没有瘫痪,就认定正中神经没有完全损伤。

5. 血管　手的血液供应来自桡动脉、尺动脉的分支,彼此吻合成掌浅弓和掌深弓。

（1）桡动脉 radial artery:从腕前转向手背之前发出浅支,沿鱼际肌表面或穿鱼际肌行向掌心,与尺动脉终支吻合成掌浅弓。主干绕桡骨茎突下方,通过拇长展肌腱、拇短伸肌腱和拇长伸肌腱的深面转至手背,再穿经第1掌骨间隙至手掌,与尺动脉的掌深支吻合成掌深弓。在刚穿至手掌时,桡动脉即于拇收肌深面发出**拇主要动脉 principal artery of thumb**,拇主要动脉分三支分布于拇指两侧缘和示指桡侧缘(图 3-21,图 3-25A,图 3-25B)。

（2）尺动脉 ulnar artery:经屈肌支持带的浅面入手掌,在豌豆骨外下方发出掌深支,伴尺神经深支穿小鱼际至掌深部,与桡动脉末端合成掌深弓,终支转向外侧与桡动脉掌浅支吻合成掌浅弓(图 3-25A,图 3-25B)。

（3）**掌浅弓 superficial palmar arch**:由尺动脉终支与桡动脉的掌浅支吻合而成,位于掌腱膜深面,指屈肌腱及屈肌总腱鞘、蚓状肌和正中神经的浅面。掌浅弓凸向远端,自弓的凸缘发出 4 个分支(图 3-25A)。

1）**小指尺掌侧固有动脉 ulnar palmar artery of quaternary finger**:一般为 1 支,自掌浅弓凸侧的尺侧缘发出,沿小鱼际肌表面下降,分布于小指尺侧缘。

2）**指掌侧总动脉 common palmar digital arteries**:共有 3 支,由掌浅弓凸侧缘发出,分别沿第2~4蚓状肌浅面行向指蹼间隙,至掌指关节附近,各分为 2 条**指掌侧固有动脉 proper palmar digital arteries**,分布于第2~5指相邻两指的相对缘。指掌侧总动脉在掌指关节附近还接受来自掌深弓的掌心动脉和来自掌背动脉的穿支。

（4）**掌深弓 deep palmar arch**:由桡动脉终支和尺动脉掌深支吻合而成,位于骨间掌侧肌与骨间掌侧筋膜之间,与尺神经深支伴行,约在掌浅弓的近侧1~2cm 处。从掌深弓的凸侧发出 3 条**掌心动脉 palmar metacarpal arteries**,沿骨间掌侧肌的浅面下行,在掌指关节附近,向浅面穿出,汇入于相应的指掌侧总动脉。掌深弓及其分支有同名静脉伴行(图3-25B)。

手掌动脉弓的意义在于保障手在各种姿势和状态下的血液供给,如当手握紧物体时,掌浅弓可能因受压而致血液受阻,但深弓却仍可保证血液供给。

6. 神经　手掌面有尺神经、正中神经及其分支分布。

（1）**正中神经 median nerve**:正中神经经腕管进入手掌,通常穿过腕管之后即分为 2 支,与掌浅弓同位于掌腱膜和指屈肌腱之间(图 3-25A)。

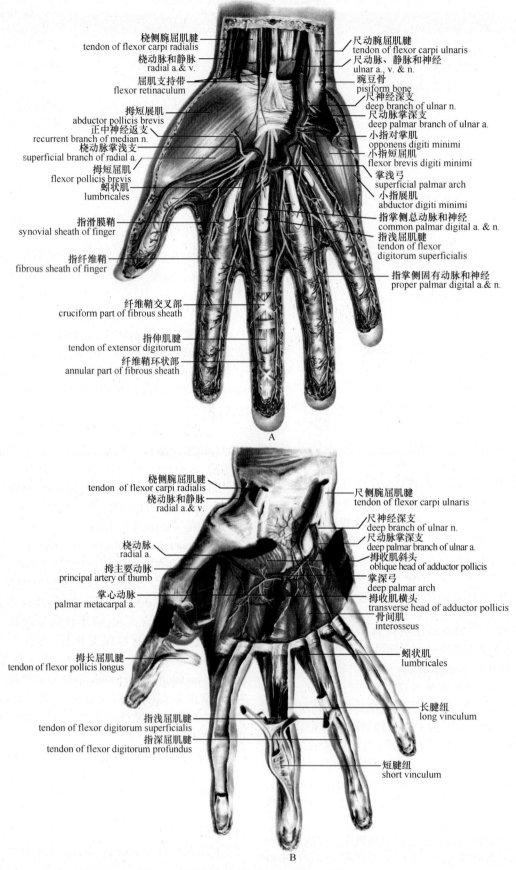

桡侧腕屈肌腱
tendon of flexor carpi radialis

桡动脉和静脉
radial a.& v.

屈肌支持带
flexor retinaculum

拇短展肌
abductor pollicis brevis

正中神经返支
recurrent branch of median n.

桡动脉掌浅支
superficial branch of radial a.

拇短屈肌
flexor pollicis brevis

蚓状肌
lumbricales

指滑膜鞘
synovial sheath of finger

指纤维鞘
fibrous sheath of finger

纤维鞘交叉部
cruciform part of fibrous sheath

指伸肌腱
tendon of extensor digitorum

纤维鞘环状部
annular part of fibrous sheath

尺动腕屈肌腱
tendon of flexor carpi ulnaris

尺动脉、静脉和神经
ulnar a., v. & n.

豌豆骨
pisiform bone

尺神经深支
deep branch of ulnar n.

尺动脉掌深支
deep palmar branch of ulnar a.

小指对掌肌
opponens digiti minimi

小指短屈肌
flexor brevis digiti minimi

掌浅弓
superficial palmar arch

小指展肌
abductor digiti minimi

指掌侧总动脉和神经
common palmar digital a. & n.

指浅屈肌腱
tendon of flexor digitorum superficialis

指掌侧固有动脉和神经
proper palmar digital a.& n.

A

桡侧腕屈肌腱
tendon of flexor carpi radialis

桡动脉和静脉
radial a.& v.

桡动脉
radial a.

拇主要动脉
principal artery of thumb

掌心动脉
palmar metacarpal a.

拇长屈肌腱
tendon of flexor pollicis longus

指浅屈肌腱
tendon of flexor digitorum superficialis

指深屈肌腱
tendon of flexor digitorum profundus

尺侧腕屈肌腱
tendon of flexor carpi ulnaris

尺神经深支
deep branch of ulnar n.

尺动脉掌深支
deep palmar branch of ulnar a.

拇收肌斜头
oblique head of adductor pollicis

掌深弓
deep palmar arch

拇收肌横头
transverse head of adductor pollicis

骨间肌
interosseus

蚓状肌
lumbricales

长腱纽
long vinculum

短腱纽
short vinculum

B

图 3-25　手掌的深层结构

A. 掌浅弓、正中神经及分支；B. 掌深弓及尺神经深支

1) 外侧支：较小，此支先发出一**返支 recurrent branch of median nerve**，再分成 3 条**指掌侧固有神经 proper palmar digital nerve**。3 条指掌侧固有神经分别分布于拇指两侧、示指桡侧缘皮肤。返支短而粗，约在腕远侧横纹下方 2.5cm 处发出，勾绕拇短屈肌内侧缘向近侧走行，在拇短展肌和拇短屈肌间进入深部，支配除拇收肌以外的手外侧群肌(拇短展肌、拇短屈肌和拇对掌肌)。返支在手部位置表浅，易受损伤。临床手术时，应尽量避免在此处作切口，以免损伤正中神经返支，造成拇指运动障碍。

2) 内侧支：较大，立即分为 2 条**指掌侧总神经 common palmar digital nerves**。指掌侧总神经与同名血管伴行，下行至指蹼间隙，掌指关节附近，每条又分为 2 支指掌侧固有神经(其中桡侧的指掌侧总神经分为 3 支指掌侧固有神经)，分布于第 2~4 指相对缘及桡侧 3 个半指的中、远节指背皮肤。

正中神经还发出肌支，支配第 1、2 蚓状肌。

(2) **尺神经 ulnar nerve**：尺神经经屈肌支持带浅面，尺动脉的尺侧下行进入手掌，在豌豆骨的外下方分为浅、深二支(图 3-25A，图 3-25B)。

1) **尺神经浅支 superficial branch of ulnar nerve**：行于尺动脉内侧，发出分支至掌短肌，并在该肌深面分为指掌侧固有神经和指掌侧总神经。指掌侧固有神经分布于小指尺侧缘；指掌侧总神经在指蹼间隙处，又分为 2 条指掌侧固有神经，分布于第 4、5 指相对缘的皮肤。

2) **尺神经深支 deep branch of ulnar nerve**：主要为肌支，伴尺动脉掌深支走行，经小指展肌和小指屈肌之间，穿小指对掌肌至深部，伴行于掌深弓，发出分支分布于小鱼际肌，第 3、4 蚓状肌，拇收肌及骨间肌。深支经腕豆骨与钩骨间的一段位置表浅，易受损伤。损伤后，因拇收肌、骨间肌和小指展肌瘫痪，使各手指不能内收和外展，表现为"爪形手"claw hand。

四、手 背

手背 dorsum of hand 的皮肤和皮下组织都较薄，因此，伸指肌腱在皮肤表面的隆起清晰可见，全部掌骨也可触及。当拇指内收时，第 1 骨间背侧肌隆起，其近侧端恰为桡动脉入掌处，可在此触及桡动脉搏动。

(一) 浅层结构

1. 皮肤 手背皮肤薄而柔软，富有弹性，有毛和皮脂腺。手背皮肤只有横行的张力线而没有螺纹，故握拳时皮肤紧张，伸指时也不太松弛。皮肤切口应按张力线方向切开。

2. 浅筋膜 手背的浅筋膜薄而疏松，使皮肤的移动度较大，其内有丰富的浅静脉、浅淋巴管和皮神经。

(1) **手背静脉网 dorsal venous rete of hand**：浅筋膜内含有丰富的浅静脉互相吻合成手背静脉网，收集手指及手背浅、深部的静脉血。手背静脉网的桡侧半与拇指的静脉汇集形成头静脉，手背静脉网的尺侧半与小指的静脉汇合形成贵要静脉。手的静脉血，一般由掌侧流向背侧，从深层流向浅层(图 3-26)。

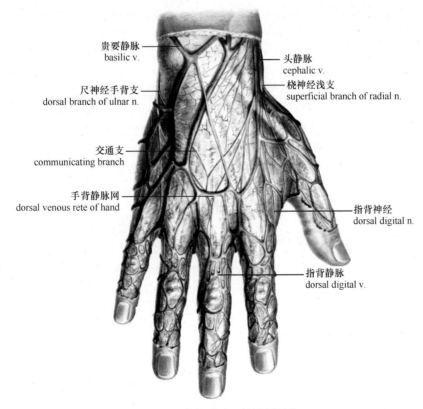

贵要静脉
basilic v.

头静脉
cephalic v.

尺神经手背支
dorsal branch of ulnar n.

桡神经浅支
superficial branch of radial n.

交通支
communicating branch

手背静脉网
dorsal venous rete of hand

指背神经
dorsal digital n.

指背静脉
dorsal digital v.

图 3-26 腕和手后面的浅层结构

（2）浅淋巴管：手背浅淋巴管与浅静脉伴行与静脉相似，也相互吻合形成丰富的淋巴管网。手掌远端的浅淋巴管网在指蹼间隙处流向手背淋巴管网，故当手指和手掌感染时，手背较手掌肿胀明显。

（3）皮神经：有桡神经浅支和尺神经手背支，分别分布于手背桡侧半和尺侧半皮肤。桡神经浅支和尺神经手背支又各发出 5 条指背神经 dorsal digital nerves，分别分布于第 1、2、3 指近节相对缘的皮肤和第 5、4、3 指近节相对缘的皮肤（图 3-26）。

（二）深层结构

1. 手背深筋膜　手背深筋膜分浅、深两层，其中手背深筋膜浅层是指伸肌支持带向手背的延续。

（1）**手背腱膜 aponeurosis dorsalis manus**：手背深筋膜浅层与指伸肌腱结合，形成手背腱膜，其两侧分别附着于第 2、5 掌骨。

（2）**骨间背侧筋膜 dorsal interosseous fascia**：手背深筋膜深层覆盖在第 2～5 掌骨及第 2～4 骨间背侧肌表面，称为骨间背侧筋膜。它在各掌骨近端以纤维隔与手背腱膜相连结，远端在指蹼处两层筋膜彼此结合。

2. 手背筋膜间隙　由于手背的筋膜在掌骨的近、远端彼此结合，因此手背浅筋膜、手背腱膜和骨间背侧筋膜三层筋膜之间形成两个筋膜间隙，即手背皮下间隙和手背腱膜下间隙。

（1）**手背皮下间隙 dorsal subcutaneous space**：为手背浅筋膜与手背腱膜之间的间隙。

（2）**手背腱膜下间隙 dorsal subaponeurotic space**：为手背腱膜与骨间背侧筋膜之间的间隙。

上述两个间隙常常彼此相通，当手背感染时可互相扩散，使整个手背肿胀明显。

3. 指伸肌腱 tendon of extensor digitorum　手背有 4 条，分别走向第 2～5 指，并在近节指骨底移行为**指背腱膜 aponeurosis dorsalis digiti**。指伸肌腱扁而薄，在接近掌骨头处，各腱之间被 3 束斜行的腱纤维束连结，称为**腱间结合 intertendinous connections**。伸指时各腱彼此牵拉，协同动作（图 3-26）。

五、手　　指

手指 finger 借掌指关节与手掌相连，运动灵活，手指分掌侧和背侧两部分。拇指腕掌关节为鞍状关节，能完成拇指的对掌运动，运动范围最大，是实现手的握、持、捏、拿功能的重要部分。

（一）浅层结构

1. 皮肤　手指掌侧皮肤比背侧厚，富含汗腺，但无皮脂腺。指腹处的神经末梢和血管特别丰富，感觉敏锐。指端背面有指甲，指甲是指背皮肤的衍生物，由真皮增厚而生成。

2. 浅筋膜　手指掌侧的浅筋膜较厚，其内疏松结缔组织常聚积成球状，且有许多纤维隔介于其间，将皮肤直接连于指屈肌腱鞘。在指横纹处，无皮下组织，皮肤与腱鞘直接相连。当刺伤感染时，常导致腱鞘炎。

3. 指髓间隙 pulp space　又称**指髓 pulp of finger**，位于远节指骨远侧 4/5 段掌侧的皮肤与骨膜之间。间隙两侧、掌面和各指末端都是致密的皮肤，近侧有纤维隔连于指远纹的皮下和指深屈肌腱末端，将指髓封闭成一个密闭的间隙。许多纤维隔连于远节指骨骨膜和指腹皮肤之间，将指腹的脂肪分成许多小叶，内有血管和神经末梢分布。当指端感染、肿胀时局部压力增高，血管和神经末梢受压，引起剧烈疼痛；也可因远节指骨滋养动脉受压，导致远节指骨远侧部坏死。因此，应及时行指端侧方切开引流减压，但必须切断纤维隔引流才能通畅（图 3-27）。

4. 手指的血管和神经　每指均有两条指掌侧固有动脉和两条**指背动脉 dorsal digital arteries**，分别与同名神经伴行于指掌侧面与背侧面交界线上的前后方。手指的浅静脉主要位于指背，浅淋巴管与指腱鞘、指骨骨膜的淋巴管相交通，故感染时可互相蔓延（图 3-21，图 3-25A，图 3-26）。

> **视窗 3-3　　　指根部麻醉**
>
> 　　指根部麻醉比较简单，只要掌握了指根部神经的解剖走行就不难达到理想的麻醉效果。指根麻醉的方法主要有三种：①环指根注射法：顾名思义，此法即环绕指根注射以达到麻醉的效果；②指背注射法：沿指根两侧，从手背处进针直达掌侧注射适量麻醉药；③腱鞘注射法：在指近纹处进针，将麻醉药注入手指的屈肌腱鞘内，轻揉按压，使麻醉药扩散到两侧指神经处。对于兼有近节指背损伤的病例，可于掌指关节背面近侧附加皮下浸润注射以阻滞指背神经。目前，第一种方法在临床上已不使用，第二种方法也应慎用，因为这两种方法易形成血肿，甚至指骨的坏死。想一想：为什么会出现这样的并发症呢？而腱鞘注射法具有一次注射就可麻醉整个手指，且没有损伤血管神经的并发症，目前临床使用广泛。

（二）深层结构

1. 指浅、深屈肌腱　除拇指只有一条屈肌腱外，其余各指均有浅、深两条屈肌腱，行于各指的指腱鞘内。在近节指骨处，指浅屈肌腱覆盖并包统指深屈肌腱，渐向远侧分成两股附着于中节指骨的两侧缘，两股间形成腱裂孔，容纳指深屈肌腱穿行。指深屈肌腱穿出腱裂孔后，止于远节指骨底。指浅屈肌主要屈近侧指间关节，指深屈肌主要屈远侧指间关节。两腱各有独立的滑动范围，又相互协同增强肌力（图 3-25A，图 3-25B，图 3-28）。

2. 指腱鞘 tendinous sheaths of fingers　是包绕指浅、深屈肌腱的鞘管，由包绕肌腱的腱滑膜鞘及包绕于腱滑膜鞘外的腱纤维鞘构成。

（1）**腱纤维鞘 tendinous fibrous sheaths**：由手指深筋膜增厚而成，附着于指骨及其关节囊的两侧，形成一骨纤维性管道；其纤维分环状部和交叉部，对肌腱起到约束、支持和滑车的作用，并增强肌的拉力（图3-24，图3-25A，图3-28，图3-29）。

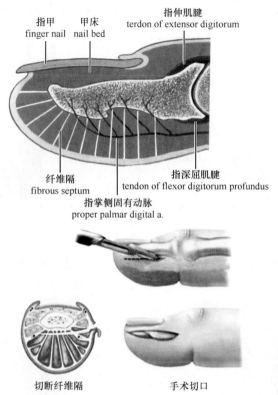

图 3-27　指髓结构和切开引流术

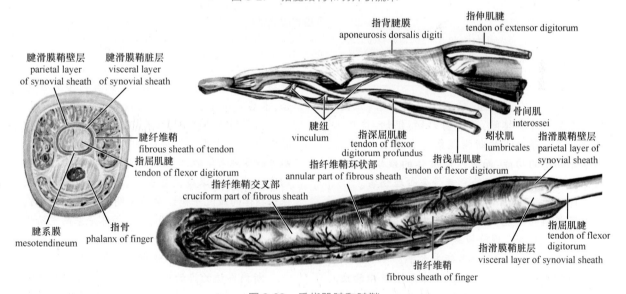

图 3-28　手指肌腱和腱鞘

（2）**腱滑膜鞘 tendinous synovial sheaths**：位于腱纤维鞘内，为包绕各指屈肌腱的双层滑膜所形成的囊管状结构。腱滑膜鞘分脏、壁两层，脏层包绕肌腱表面；壁层贴附于腱纤维鞘的内面和骨面，两层之间的腔内有少量滑液，以减少肌腱运动时的摩擦。腱滑膜鞘的两端密闭，从指骨骨面到肌腱，腱滑膜鞘脏、壁两层互相移行所形成的双层滑膜结构，称为**腱系膜**

mesotendon，内有出入肌腱的血管和神经。由于肌腱经常活动，腱系膜大部分消失，仅在血管出入处保留下来，称为**腱纽 vincula tendinum**。第2~4指的滑膜鞘从远节指骨底向近侧延伸，达掌指关节处。拇指和小指的滑膜鞘分别与桡侧囊和尺侧囊相通（图3-24，图3-25A，图3-28，图3-29）。

3. **指伸肌腱**　指伸肌腱越过掌骨头后，向两侧扩展,包绕掌骨头和近节指骨的背面,形成指背腱膜又称腱帽。指背腱膜向远侧分为3束,中间束止于中节指骨底,两条侧束在中节指骨背面合并后,止于远节指骨底。侧束近侧部有骨间肌腱参与,中间部有蚓状肌腱加强。指

伸肌腱可伸全部指关节;在骨间肌和蚓状肌协同下,还可屈掌指关节,伸指关节。当中间束断裂时,不能伸近侧指关节;两侧束断裂时,远侧指关节不能伸直;三束皆断时,全指呈屈曲状态(图3-21,图3-28)。

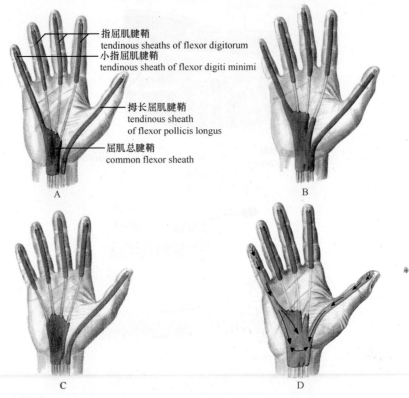

图 3-29   右手指和腕的腱鞘
A. 常见情况;B. 常见变异(滑膜鞘间交通);C. 其他变异(小指滑膜鞘中断);D. 炎症的鞘间蔓延

视窗3-4   断指再植

　　手是我们人类制造、使用工具的器官,正因为手经常与外界接触,每天因刀切、锯切、挤压、撕脱和炸伤等造成的断指现象时有发生。断指不单影响手的功能,而且造成肢体的残缺,影响肢体的完整和美观,还给患者带来心理伤害。

　　1963年我国首例临床断指再植成功,不仅恢复了断指的功能,而且恢复了肢体的完整,为患者带来了福音。现阶段我国断指再植的数量、种类及成活率,均处于世界领先水平。

　　断指再植的首要任务是保证再植断指的成活。如何重建断指血液循环、如何保证吻合血管的通畅,都是影响断指再植成活率的关键技术。

　　从再植成活的角度讲,只要缝接一条指动脉及静脉指体即能成活,如果只修复一侧指动脉,术后不仅易发生动脉危象,而且成活的指体怕冷,不抗冻,并影响断骨的连接愈合,术后再植指使用率低,功能恢复差;而两侧指动脉均予修复的,术后不仅动脉危象发生率低,成活后指体温

度接近正常,骨的连接愈合快,且有利于肌腱愈合,术后再植指使用率高,功能恢复较好。

　　为了保证再植指的成活,不仅要考虑指体的动脉供应,还要考虑指体的静脉回流。断指再植时应尽可能多地吻合静脉,以增加再植手指的有效静脉回流途径,最大限度恢复手指静脉回流生理状态,保证指体的血流平衡。实验证明,当动脉一定时,随着静脉吻合数目的增加,发生静脉危象的危险性减小,再植组织中的血流量增加,微循环灌流趋于充分,组织细胞的有氧代谢也越完全。

　　断指再植的目的不仅是要求成活,更重要的是恢复其功能。指神经的修复也是断指再植重要的一部分,凡指神经修复不佳的再植指,指腹明显萎缩瘪塌,指体干燥无汗,触觉模糊,持物不准,甚至成为累赘。再植术中对指神经的修复应像吻合血管一样认真细致,以获得良好的外形和满意的感觉功能。

(桂林医学院   田顺亮   李鸿文)

第4章 下 肢

第1节 概 述

下肢主要功能为支持体重和直立行走,下肢骨骼较上肢粗大,骨连结的形式较上肢复杂,稳固性大于灵活性,下肢的肌肉亦较上肢发达。

一、境界与分区

下肢与躯干直接相连,前方以腹股沟与腹部分界,后方以髂嵴与腰、骶部分界,上端内侧为会阴部。

下肢全长分为臀、股、膝、小腿踝与足,除臀部外,其余各部分又可分为若干区。

二、体 表 标 志

(一)骨性标志

1. 臀部与股部 髂嵴为髂骨的上缘,是臀部和腰部的分界,全长位于皮下,其前份比后份更易触及。

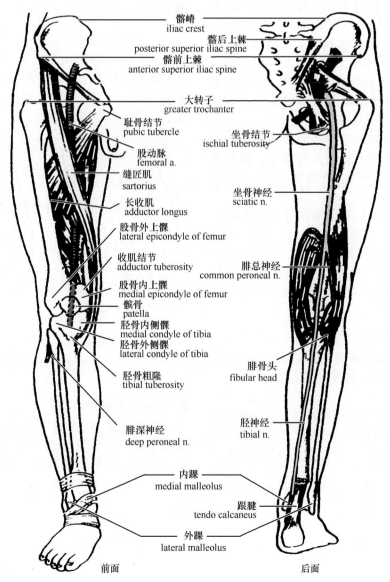

髂嵴 iliac crest
髂后上棘 posterior superior iliac spine
髂前上棘 anterior superior iliac spine
大转子 greater trochanter
耻骨结节 pubic tubercle
坐骨结节 ischial tuberosity
股动脉 femoral a.
缝匠肌 sartorius
长收肌 adductor longus
坐骨神经 sciatic n.
股骨外上髁 lateral epicondyle of femur
收肌结节 adductor tuberosity
股骨内上髁 medial epicondyle of femur
髌骨 patella
胫骨内侧髁 medial condyle of tibia
胫骨外侧髁 lateral condyle of tibia
腓总神经 common peroneal n.
胫骨粗隆 tibial tuberosity
腓骨头 fibular head
腓深神经 deep peroneal n.
胫神经 tibial n.
内踝 medial malleolus
跟腱 tendo calcaneus
外踝 lateral malleolus
前面　　后面

图 4-1　下肢体表标志

两侧髂嵴最高点的连线,约平对第4腰椎棘突,为临床进行腰椎穿刺的标志。髂前上棘为髂嵴前端的突起,体形消瘦者尤为显著。在腹股沟韧带的外上端可触及。髂后上棘是髂嵴的后端,体表观察位于臀部内上方的一个凹陷内,平对骶髂关节的中部。耻骨结节位于腹股沟的内侧端,自此向内侧伸延的隆起称为耻骨嵴,长度约2.5cm。两侧耻骨嵴连线中点稍下方为耻骨联合上缘。髂结节在髂前上棘后上方约5cm处,是髂嵴外侧向外的骨性突起。大转子为股骨上端向外上方的明显隆起,在髂结节下方约10cm处可扪及。屈髋关节时,坐骨结节位于臀下部的内侧,坐位时是重力的支撑点,易于扪及。

2. 膝部 髌骨位于膝关节前面,居于皮下,在直立时可见其突出于膝关节的上方,在屈膝时即陷入股骨两髁之间。髌韧带位于髌骨下方,上接续髌骨,下端止于胫骨粗隆,长约5cm,宽约2.5cm。胫骨粗隆为胫骨体上端向前突出的隆起,当屈膝时位于髌骨下方4横指处。收肌结节是股骨内上髁上方的一个小骨性隆起,大收肌腱附着于此。腘窝为膝后区近似菱形的浅窝,伸膝时界限不明显,屈膝时可明显触及外侧的股二头肌腱和内侧的半腱肌、半膜肌肌腱。

3. 小腿部 胫骨前缘位于胫骨体前面,纵行,居皮下,自胫骨粗隆向下可触及其全长。腓骨头位于胫骨外侧髁的后外方,略偏下,其下方为腓骨颈。

4. 踝与足 内踝为胫骨下端向内下方的扁突,在踝关节内侧可扪及,外踝为腓骨下端的膨大,略成三角形,隆起于踝关节外侧,其位置低于内踝。跟腱为小腿三头肌腱,位于小腿后区下部的皮下,止于跟骨结节。第5跖骨粗隆于足外侧缘中部可扪及,为第5跖骨近端向后外的膨大。

(二)体表投影

1. 臀上动脉、静脉与神经 出入骨盆的投影点位于髂后上棘与股骨大转子尖连线的中、内1/3交点。

2. 臀下动脉、静脉与神经 髂后上棘与坐骨结节连线的中点为其出入骨盆的投影点。

3. 坐骨神经 出盆点位于髂后上棘至坐骨结节连线的中点外侧约2~3cm处。而股骨大转子与坐骨结节连线的中、内1/3交点至股骨内、外侧髁之间的中点之连线则为坐骨神经干在臀部及股后部的投影位置。

4. 股动脉 当大腿微屈并外展、外旋时,自髂前上棘与耻骨联合之间的中点至收肌结节连线的上2/3即为股动脉的投影。

5. 腘动脉 自股后中、下1/3交界线与股后正中

线交点内侧约2.5cm处起,向下方至腘窝中点连线为腘动脉斜行段投影。腘窝中点至腘窝下角连线为腘动脉垂直段投影。

6. 胫前动脉 腓骨头、胫骨粗隆连线的中点与内、外踝前面连线的中点之间的连线为胫前动脉的投影。

7. 胫后动脉 自腘窝下角至跟腱内缘与内踝之间中点的连线为胫后动脉的投影。

8. 足背动脉 自内、外踝经足背连线的中点至第1、2跖骨底间的连线为足背动脉的投影。

三、对比关系

髋关节脱位或股骨颈骨折时,骨性标志间的正常位置关系可能发生变化,这些变化有助于对病理改变进行诊断和治疗。常用的对比关系有:

(一)Nelaton线

患者侧卧,髋关节屈90°~120°,坐骨结节至髂前上棘的连线称 **Nelaton线**。正常时该线恰好通过股骨大转子尖,或最多不超过此线上方1cm。如超过此限度,则认为大转子已向上移位,多见于髋关节脱位或股骨颈骨折时(图4-2)。

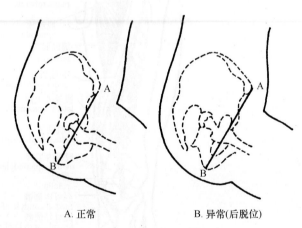

A. 正常   B. 异常(后脱位)

图4-2 Nelaton线

(二)Kaplan点

患者仰卧,两下肢并拢且伸直,当两髂前上棘处于同一水平面时,将两侧大转子尖至同侧髂前上棘的连线向腹壁延伸,正常时两侧延长线相交于脐或脐以上,其交点称 **Kaplan点**。髋关节脱位或股骨颈骨折时,此点偏移至脐下并偏向健侧(图4-3)。

(三)颈干角和膝外翻

股骨颈与股骨体长轴之间向内的夹角叫颈干角,正常成人在125°~130°范围之内。大于此角为髋外翻,小于此角为髋内翻。股骨体长轴线与胫骨长轴线

在膝关节处相交成向外的夹角,正常时约为170°,其补角称膝外翻角,男性略小于女性。若外侧夹角<170°为膝外翻,呈"X"形腿;>170°为膝内翻,呈"O"形腿或"弓"形腿。

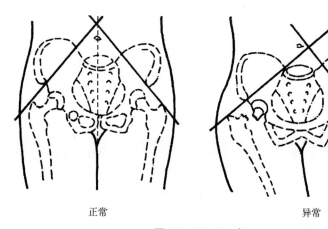

正常　　　　　　　异常

图4-3　Kaplan点

（齐齐哈尔医学院　姚立杰）

第2节 臀 部

臀部为骨盆后面近似方形的区域。上为髂嵴,下为臀沟,外侧为髂前上棘至大转子间的连线,内侧为骶、尾骨外侧缘。臀部上界可扪及髂嵴全长及其前端的髂前上棘和后端的髂后上棘。髂前上棘后上方约5cm处可扪及髂结节。其下方约10cm处,能触及股骨大转子。两侧髂嵴最高点连线过第4腰椎棘突。屈髋时臀下部内侧可扪及坐骨结节,此部主要含有臀部肌肉及出入梨状肌上、下孔的血管和神经。

> **案例4-1**
> 患者,男性,38岁,建筑工人。某日在建筑工地负重行走时不慎被绊倒,顿感右髋部剧痛,不能行走,工友将其送到附近某医院就诊。体格检查:右足呈约50°外旋,患髋有压痛,股骨大转子顶端在 Nelaton 线之上,大转子明显突出。脉搏、血压均属正常,经影像检查被确诊为右股骨颈骨折。临床诊断:右股骨颈骨折。
> 请思考以下问题:
> 1. 按骨折线部位、骨折线方向和移位程度,股骨颈骨折分别可分为哪几种类型?骨折后患足为何处于外旋位?
> 2. 髋关节周围动脉网由哪些血管构成,股骨头的血液供应来源于哪些血管?
> 3. 出入梨状肌上、下孔的结构有哪些?

一、浅 层 结 构

臀部皮肤较厚,富含皮脂腺和汗腺。浅筋膜发达,女子尤为明显,个体差异较大,近髂嵴和臀下部形成较厚的脂肪垫,中部较薄,内侧在骶骨后面及髂后上棘附近很薄。长期卧床时,此处易形成褥疮。浅筋膜中皮神经可分为五组:**臀上皮神经 superior cluneal nerves** 来自第1~3腰神经后支的外侧支。在第3、4腰椎棘突平面穿出竖脊肌外缘,越过髂嵴至臀部上半部皮肤;臀上皮神经一般有3支以中支最长,有时可达臀沟。腰部急性扭伤或神经在骨纤维管处受压时,可引起腰腿疼痛。**臀内侧皮神经 medial cluneal nerves** 为第1~3骶神经后支,较细小,在髂后上棘至尾骨尖连线的中段穿出,分布于骶骨后面和臀内侧皮肤。**臀下皮神经 inferior cluneal nerves** 发自股后皮神经,绕臀大肌下缘返折向上,分布于臀部下部皮肤。**髂腹下神经 iliohypogastric nerve** 的外侧皮支分布于臀部外上方。**股外侧皮神经后支 posterior branch of lateral femoral cutaneous nerve**,分布于该部的下外侧部皮肤。

二、深 层 结 构

（一）深筋膜

臀部深筋膜又称**臀筋膜 gluteal fascia**,向上覆盖于臀中肌前部表面,并附于髂嵴,厚而致密。在臀大肌上缘分两层包绕臀大肌,并向臀大肌肌束间发出许多纤维小隔分隔肌束。内侧部愈着于骶尾骨背面骨膜,外侧移行为阔筋膜,并参与组成髂胫束。臀筋膜损伤是腰腿疼痛的病因之一。

（二）肌层

臀肌为髋肌的后群，可分为三层。浅层两块为**臀大肌 gluteus maximus** 和**阔筋膜张肌 tensor fascia lata**。臀大肌略呈方形，该肌收缩可后伸和外旋髋关节。在臀大肌和坐骨结节间有**臀大肌坐骨囊 sciatic bursa of gluteus maximus**，臀大肌外下方的腱膜与大转子间还有**臀大肌转子囊 trochanteric bursa of** gluteus maximus。中层六块自上而下为臀中肌 gluteus medius、梨状肌 piriformis、上孖肌 superior gemellus、闭孔内肌腱 tendon of obturator internus、下孖肌 inferior gemellus 和股方肌 quadratus femoris。深层两块为**臀小肌 gluteus minimus** 和**闭孔外肌 obturator externus**。各肌的起止、神经支配、血液供应和作用（表 4-1）。

表 4-1　髋肌

名称	起点	止点	作用	神经支配	动脉供应
髂肌	髂窝	股骨小转子	前屈、外旋髋关节	腰丛分支	腰动脉及髂腰动脉
腰大肌	腰椎侧面和横突	股骨小转子	前屈、外旋髋关节	腰丛分支	腰动脉
阔筋膜张肌	髂前上棘及髂嵴	经髂胫束至 胫骨外侧髁	紧张阔筋膜并屈髋关节	臀上神经	臀上动脉及股动脉分支
臀大肌	骶骨背面及髂骨翼外面	臀肌粗隆及髂胫束	伸、外旋髋关节	臀下神经	臀下动脉
臀中肌	髂骨翼外面	股骨大转子	外展髋关节 前部肌束内旋髋关节 后部肌束外旋髋关节	臀上神经	臀上动脉
梨状肌	第 2~4 骶椎的骶前孔外侧	股骨大转子	外展、外旋髋关节	骶丛分支	臀上、下动脉
上孖肌	坐骨小切迹附近	股骨转子窝	外旋髋关节	骶丛分支	臀下动脉
闭孔内肌	闭孔膜内面及其周围骨面	股骨转子窝	外旋髋关节	骶丛分支	臀下动脉
下孖肌	坐骨小切迹附近	股骨转子窝	外旋髋关节	骶丛分支	臀下动脉
股方肌	坐骨结节	转子间嵴	外旋髋关节	骶丛分支	臀下动脉
臀小肌	髂骨翼外面	股骨大转子	同臀中肌	臀上神经	臀上动脉
闭孔外肌	闭孔膜外面及其周围骨面	股骨转子窝	外旋髋关节	闭孔神经	臀下动脉

在臀肌之间由于血管神经穿行于疏松结缔组织之间，形成许多相互连通的间隙，感染可相互蔓延。其中臀大肌深面间隙的交通较广泛，可沿梨状肌上、下孔通盆腔，借坐骨小孔通坐骨直肠窝，还可沿坐骨神经到达大腿后面。

（三）梨状肌上、下孔的构成及其穿行的结构

梨状肌起始于盆腔后壁，第 2~4 骶前孔的外侧，向外穿过**坐骨大孔 greater sciatic foramen** 出盆腔，止于股骨大转子头，与坐骨大孔的上、下缘之间各形成一间隙，分别称为梨状肌上孔和梨状肌下孔。其内均有重要的血管和神经穿过（图 4-4）。

1. 经梨状肌上孔出入的血管和神经　通过该孔的结构，自外向内依次为**臀上神经 superior gluteal nerve**、**臀上动脉 superior gluteal artery** 和**臀上静脉 superior gluteal vein**。臀上神经是骶丛的分支，分上、下两支支配臀中、小肌和阔筋膜张肌后部。臀上动脉是髂内动脉的分支，经梨状肌上孔至臀部即分为浅、深两支，浅支主要营养臀大肌，深支伴臀上神经行于臀中、小肌之间营养臀中、小肌及髋关节。臀部深静脉与动脉伴行。

2. 经梨状肌下孔出入的血管和神经　通过此孔的结构，自外向内依次为：**坐骨神经 sciatic nerve**，**股后皮神经 posterior femoral cutaneous nerve**，**臀下神经 inferior gluteal nerve**，**臀下动、静脉 inferior gluteal artery and vein**，**阴部内动、静脉 internal pudendal artery and vein**，**阴部神经 pudendal nerve**。坐骨神经是全身最粗大的神经，发自骶丛（$L_{4~5}$，$S_{1~3}$），常以单干出梨状肌下孔至臀部，在臀大肌和股方肌之间，经坐骨结节与股骨大转子之间入股后区。坐骨神经出盆腔时与梨状肌的位置关系常有变异，常见类型有：①以一总干出梨状肌下孔者最常见；②以坐骨神经在盆内分为两支，其中胫神经出梨状肌下孔，腓总神经穿梨状肌肌腹者多见；③其他变异型较少见。因为坐

骨神经与梨状肌关系十分密切,当梨状肌损伤出血、肿胀时,易压迫坐骨神经引起腰腿痛,称之为梨状肌损伤综合征。股后皮神经沿正中线在阔筋膜深面垂直下降至腘窝,沿途发出分支分布于股后部皮肤,并发分支至臀下部皮肤。臀下神经发自骶丛,与臀下血管伴行,出梨状肌下孔后支配臀大肌。臀下动脉主要供应臀大肌,向上与臀上动脉吻合,向下与第1穿动脉以及旋股内、外侧动脉的分支吻合并发出分支供应髋关节。臀下静脉与臀下动脉相伴,汇入髂内静脉。阴部内动、静脉自梨状肌下孔穿出后,越过骶棘韧带经坐骨小孔穿入坐骨直肠窝,供应会阴部结构。阴部神经伴阴部内动、静脉进入坐骨直肠窝,分布于肛门外括约肌和会阴诸肌,以及肛门周围和外生殖器的皮肤。

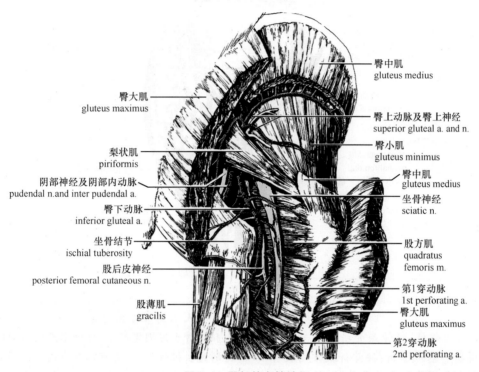

图 4-4 臀部的血管神经

(四) 坐骨小孔及其穿行结构

坐骨小孔 lesser sciatic foramen 为臀部和会阴部的交通孔道,由骶棘韧带、坐骨小切迹、骶结节韧带围成。其间通过的结构由外侧向内侧依次为阴部内动、静脉和阴部神经。这些结构经梨状肌下孔出盆腔后,绕坐骨棘经坐骨小孔进入坐骨直肠窝,分布于会阴部诸结构。

(五) 髋关节的韧带及周围动脉网

1. 髋关节的韧带 分为囊内韧带和囊外韧带两部分。囊外韧带主要有:髂股韧带位于髋关节的前方,起自髂前上棘,向下以两条纤维束附着于转子间线的内侧和外侧,可限制髋关节的过伸运动,除髋关节屈曲运动外,在其他运动时,该韧带均处于紧张状态,故对防止髋关节脱位有重要作用;耻股韧带和坐股韧带分别起始于耻骨和坐骨,加强关节囊的前、后部。囊内韧带主要有股骨头韧带,附着于股骨头凹和髋臼切迹之间,内有血管通过,对股骨头有一定的营养作用。

2. 髋关节周围动脉网 髋关节周围有髂内、外动脉及股动脉等的分支分布,组成吻合丰富的动脉网。通常所说的"臀部十字吻合"位于臀大肌深面,股方肌与大转子附近。十字吻合的横向血管来自旋股内、外侧动脉,纵向血管来自臀上、下动脉和股深动脉的第1穿动脉等,这些血管构成吻合丰富的动脉网。其次在近髋关节的盆侧壁处,还有骶正中动脉、骶外侧动脉、髂腰动脉、旋髂深动脉等及其间的吻合支。盆内脏器两侧之间的动脉吻合也较丰富,故结扎一侧髂内动脉时,可借髋关节周围动脉网建立侧支循环,以代偿髂内动脉分布区的血液供应。

3. 股骨头的动脉来源 股骨头韧带内的股骨头动脉,仅分布股骨头凹附近。股骨干的滋养动脉和旋股内、外侧动脉的分支是股骨颈的主要血液供应来源,它们的分支在股骨颈基底组成一个动脉环。旋股内侧动脉的损伤是导致股骨头缺血性坏死的主要因素(图4-5)。

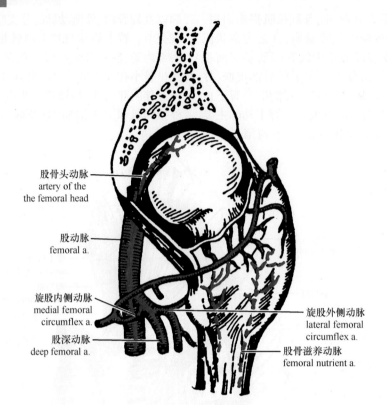

股骨头动脉
artery of the
the femoral head

股动脉
femoral a.

旋股内侧动脉
medial femoral
circumflex a.

旋股外侧动脉
lateral femoral
circumflex a.

股深动脉
deep femoral a.

股骨滋养动脉
femoral nutrient a.

图 4-5　股骨头的血液供应

案例 4-1 提示

1. 按骨折线部位,股骨颈骨折可分为头下骨折、经颈骨折和基底骨折;按骨折线方向股骨颈骨折可分为内收骨折和外展骨折;按移位程度,根据 Garden 分型可分为 4 型,Ⅰ型:不完全骨折,Ⅱ型:完全骨折但不移位,Ⅲ型:完全骨折,部分移位且股骨头与股骨颈有接触,Ⅳ型:完全移位的骨折。因使髋关节外旋的肌肉较强壮,骨折后髋关节处于外旋位。

2. 髋关节周围动脉网、股骨头的血液供应见本节内容。

3. 出入梨状肌上、下孔的结构见本节内容。

视窗 4-1　人工关节置换现状与发展

人工关节置换手术历经半个世纪的发展,现已成为治疗严重关节疾病的临床标准手术之一,但仍然存在一些问题,主要是假体周围骨溶解的问题,所以需要我们更深一步的研究,找到骨溶解的根本原因,彻底预防骨溶解的发生。

人们一直努力寻找非手术治疗骨溶解的手段,通过抑制磨损颗粒引起的前期炎性信号的产生和传导,以及抗破骨细胞活性两个方向进行研究。目前可以通过基因治疗的手段使假体周围持续分泌 OPG 蛋白,从而达到治疗骨溶解的目的。

人工关节根据固定方法可分为骨水泥固定和非骨水泥固定两种,非骨水泥假体周围的骨溶解为扩张性的,患者可以在有很大范围的骨溶解情况下没有任何症状,出现症状后进行翻修是无争议的,但是此时往往骨缺损已经非常严重,甚至出现骨盆不连续,给翻修手术造成很大困难。手术方法包括更换聚乙烯衬垫、更换髋臼衬垫加植骨、对金属托彻底翻修加植骨等,具有近于骨小梁特性而来源于钽的骨小梁金属,为翻修手术提供了一种超过以往任何材料的新的手段。组配式髋、膝关节翻修假体为适应多种情况成为可能,临床效果也令人满意。打压植骨技术在翻修手术中的作用得到愈来愈多人的认可,并且对 Paprosky Ⅲ B 或 Paprosky Ⅳ 股骨骨缺损有着无可替代的作用。

小切口关节置换手术因为瘢痕小、疼痛小、出血少、住院时间短、恢复快、效果满意等优点,越来越多被人们所采用,其他影响人工关节置换效果的问题还有感染、关节不稳定、假体周围骨折等。

总之,随着人工关节置换外科学现代理论和技术的普及,我国的人工关节置换外科将会出现一个新的高峰。

(齐齐哈尔医学院　姚立杰)

第3节 股 部

股部上界前面为腹股沟,后面为臀褶,上端内侧邻会阴部,下端以髌骨上方两横指处的环行线与膝相分界。经股骨内、外侧髁的垂线,可将股部分成股前内侧区和股后区。在腹股沟内侧端前内上方可扪及耻骨结节,向内为耻骨嵴。两侧耻骨结节连线中点稍下方为耻骨联合上缘。髂前上棘与耻骨结节连线的深面为腹股沟韧带。

案例 4-2

患者,女性,24 岁,小学教师。近日咳嗽时感左腹股沟处胀痛,并出现一半球形的包块,平卧后经按摩包块逐渐消失,家人急送其到当地医院就诊。体格检查:左腹股沟韧带内侧半下方有一大小约为 2cm×2cm 肿物,质软,无触痛,平卧能还纳。临床诊断:左侧股疝。

请思考以下问题:

1.疝内容物经什么途径突到股部?

2.运用解剖学知识解释股疝为什么容易嵌顿,外科手术治疗股疝时需要经过哪些组织才能到达疝囊?

3.腹股沟韧带附近可发生哪些疝,如何鉴别它们?

一、股前内侧区

(一) 浅层结构

1.皮肤 股部皮肤薄厚不均,内侧部薄而柔软,富含皮脂腺,外侧部则较厚。

2.浅筋膜 浅筋膜近腹股沟处分为两层,浅层为脂肪层,深层为膜性层,分别与腹前壁浅筋膜下部的脂肪层(**Camper 筋膜**)和膜性层(**Scarpa 筋膜**)相续。膜性层在腹股沟韧带下方约 2cm 处与阔筋膜相融合。因此,尿道球部破裂发生尿液外渗时,尿液不能向大腿扩展。浅筋膜中有浅动脉、浅静脉、浅淋巴管、淋巴结及皮神经分布。

(1)浅动脉:**旋髂浅动脉 superficial iliac circumflex artery** 由股动脉或股深动脉发出,穿筛筋膜后沿腹股沟韧带下缘走向髂前上棘,分布于腹前壁下外侧部。**腹壁浅动脉 superficial epigastric artery** 发自股动脉于腹股沟韧带内侧半下方约 1cm 处穿筛筋膜走向脐部,分支供应腹前壁下部。**阴部外动脉 external pudendal artery** 发自股动脉,斜向上内走行,分布于外生殖器皮肤。腹壁浅动脉和旋髂浅动脉,可单独起自股动脉,也可共干起自股动脉。临床上常将这两条动脉及其分布区作为带蒂皮瓣移植的供皮区。此外,还有发自旋股外侧动脉的股外侧浅动脉。

(2)**大隐静脉 great saphenous vein**:为全身最

长、管径最大、管壁最厚的浅静脉,全长约 76cm。起自足背静脉弓内侧端,经内踝前方,沿小腿内侧缘伴隐神经上行,经股骨内侧髁后方约 2cm 处,进入大腿内侧部,与股内侧皮神经伴行,逐渐向上,在耻骨结节外下方约 3~4cm 处穿隐静脉裂孔及股鞘前壁,注入股静脉。大隐静脉沿途收集小腿和股内侧的浅静脉,在汇入股静脉前,大隐静脉还收纳以下五条属支,即:**旋髂浅静脉 superficial iliac circumflex vein**、**腹壁浅静脉 superficial epigastric vein**、**阴部外静脉 external pudendal vein**、**股内侧浅静脉 superficial medial femoral vein** 和**股外侧浅静脉 superficial lateral femoral vein**。前 3 条浅静脉分别有同名动脉相伴。大隐静脉属支的数目、行程和汇入形式个体差异较大。大隐静脉的管腔内,有 9~10 对静脉瓣。通常两瓣相对,呈袋状,可保证血液向心回流。近侧段有两对静脉瓣,一对位于穿阔筋膜之前,另一对位于注入股静脉处,若这两对静脉瓣关闭不全可导致大隐静脉曲张。大隐静脉曲张行高位结扎术时,需分别结扎、切断各属支,以防复发(图 4-6)。

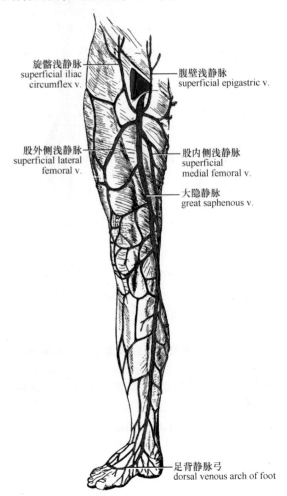

旋髂浅静脉 superficial iliac circumflex v.	腹壁浅静脉 superficial epigastric v.
股外侧浅静脉 superficial lateral femoral v.	股内侧浅静脉 superficial medial femoral v.
	大隐静脉 great saphenous v.
	足背静脉弓 dorsal venous arch of foot

图 4-6 大隐静脉及其属支

(3)**腹股沟浅淋巴结 superficial inguinal lymph nodes**:位于腹股沟韧带下方及大隐静脉近侧段周围

的浅筋膜内,约8~10个,呈"T"形排列,分上、下两群。上群又称近侧群或斜群,有2~6个淋巴结,斜行排列于腹股沟韧带下方,又可分为内、外侧两组,主要收纳脐以下腹壁浅层、会阴、外生殖器、臀部及肛管和子宫的淋巴。下群又称远侧群或纵群,有2~7个淋巴结,沿大隐静脉近侧段两侧纵行排列,以大隐静脉为界,亦分为内、外侧两组,主要收纳下肢的浅淋巴、会阴和外生殖器的部分浅淋巴。腹股沟浅淋巴结的输出淋巴管注入腹股沟深淋巴结或髂外淋巴结(图4-7)。

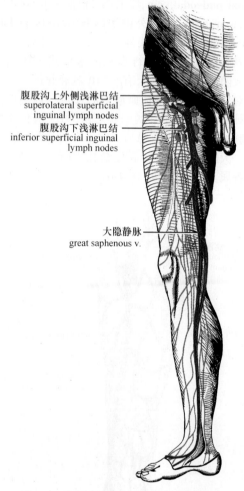

图4-7　腹股沟浅淋巴结和下肢浅淋巴管

(4)皮神经:生殖股神经股支 femoral branch of genitofemoral nerve 经腹股沟韧带深面至股部,分布于腹股沟韧带下方的皮肤。髂腹股沟神经 ilioinguinal nerve 发自腰丛,分布于股前区上部内侧皮肤。股外侧皮神经 lateral femoral cutaneous nerve 发自腰丛,在髂前上棘下方约5~10cm处穿阔筋膜,分前、后两支:前支较长,分布于大腿外侧面皮肤;后支较短,分布于臀区外侧皮肤。股神经前皮支 anterior cutaneous branches of femoral nerve 来自股神经,在大腿前面中部穿过缝匠肌和阔筋膜,分布于大腿前面中间部的皮肤。股神经内侧皮支 medial cutaneous branches of femoral nerve 来自股神经,位于

大腿下1/3穿缝匠肌内侧缘和深筋膜,分布于大腿中、下部内侧份皮肤。闭孔神经皮支 cutaneous branches of obturator nerve 多数穿股薄肌或长收肌,分布于股内侧中、上部的皮肤(图4-8,图4-9)。

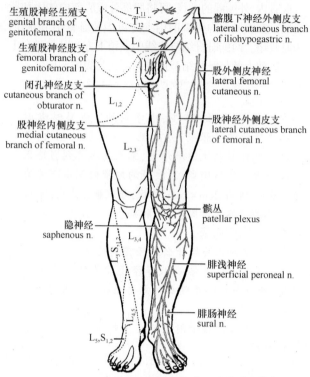

图4-8　下肢的皮神经及节段性分布(前面)

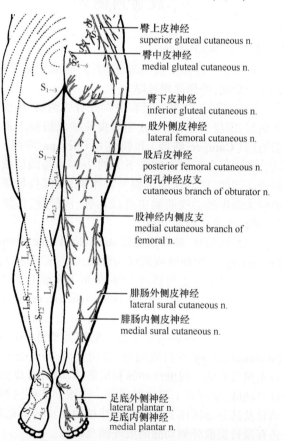

图4-9　下肢的皮神经及节段性分布(后面)

（二）深层结构

1. 深筋膜 大腿深筋膜坚韧致密，**称阔筋膜 fascia lata**，呈管状包裹大腿深层结构。上方附于腹股沟韧带及髂嵴，与臀筋膜和会阴筋膜相续；下方与小腿筋膜和腘筋膜相续。阔筋膜为全身最厚的筋膜。在大腿外侧，阔筋膜明显增厚形成一带状结构，**称髂胫束 iliotibial tract**。

（1）**隐静脉裂孔 saphenous hiatus**：又称卵圆窝，为阔筋膜在耻骨结节外下方3~4cm处形成的卵圆形薄弱区。其表面覆盖一层多孔的疏松结缔组织称**筛筋膜 cribriform fascia**，有大隐静脉及其属支，股动脉的分支和腹股沟浅淋巴结的输出管穿过。隐静脉裂孔外侧缘锐利而明显，称镰状缘，上端止于耻骨结节并与腹股沟韧带和腔隙韧带相续，下端与耻骨肌筋膜相续。

（2）**髂胫束**：起自髂嵴前份，止于胫骨外侧髁、腓骨头和膝关节囊下部。上部分为两层，包裹阔筋膜张肌并供其附着，二者结合紧密不易分离，其后缘与臀大肌肌腱相续。临床上常用髂胫束作为体壁缺损、薄弱部或膝关节交叉韧带修补重建的材料。

2. 骨筋膜鞘 阔筋膜向大腿深部发出股内侧、股外侧和股后3个肌间隔，伸入各肌群之间，并附于股骨粗线，与骨膜及阔筋膜共同形成3个骨筋膜鞘，容纳相应的肌群、血管及神经（表4-2，图4-10）。

表 4-2　大腿肌

名称	起点	止点	功能	神经支配	动脉供应
缝匠肌	髂前上棘内侧面	胫骨体上端内侧面	屈髋、膝关节并内旋膝关节	股神经	股动脉分支
股直肌	髂前下棘及髋臼上缘	四个头向下共同形成一个肌腱，包绕髌骨的前面及两侧，止于胫骨粗隆	屈髋关节，伸膝关节	股神经	股动脉分支
股中间肌	股骨体前面		伸膝关节	股神经	股动脉分支
股内侧肌	股骨粗线内侧唇		伸膝关节	股神经	股动脉分支
股外侧肌	股骨粗线外侧唇		伸膝关节	股神经	股动脉分支
耻骨肌	耻骨梳附近	股骨耻骨肌线	内收、外旋、微屈髋关节	闭孔神经与股神经	闭孔动脉
长收肌	耻骨上支和耻骨结节	股骨粗线内侧唇中1/3	同耻骨肌	闭孔神经	闭孔动脉
短收肌	耻骨支	股骨粗线内侧唇上1/3	同耻骨肌	闭孔神经	闭孔动脉
大收肌	耻骨支、坐骨支和坐骨结节	股骨粗线上2/3、收肌结节	内收并微屈髋关节	闭孔神经	闭孔动脉
股薄肌	耻骨下支	胫骨粗隆内侧	内收、外旋髋关节	闭孔神经	闭孔动脉
股二头肌	长头：坐骨结节　短头：股骨粗线	腓骨头	屈膝关节、伸髋关节	坐骨神经	穿动脉
半腱肌	坐骨结节	胫骨粗隆内下方	屈膝关节、伸髋关节	坐骨神经	穿动脉
半膜肌	坐骨结节	胫骨内侧髁下缘	屈膝关节、伸髋关节	坐骨神经	穿动脉

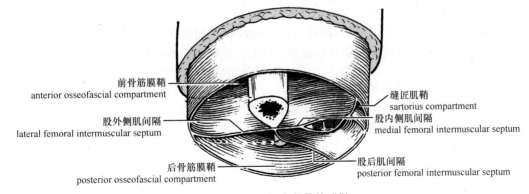

图 4-10　股部中段骨筋膜鞘

（1）**前骨筋膜鞘**：容纳股前群肌,股动、静脉,股神经及腹股沟深淋巴结等。

（2）**内侧骨筋膜鞘**：容纳股内侧群肌,闭孔动、静脉和闭孔神经等。

（3）**后骨筋膜鞘**：容纳股后群肌及坐骨神经等。

3.肌腔隙与血管腔隙   腹股沟韧带与髋骨间被**髂耻弓 iliopectineal arch**（连于腹股沟韧带和髋骨的髂耻隆起之间韧带）分隔成外侧的肌腔隙和内侧的血管腔隙。它们是腹、盆腔与股前内侧区之间的重要通道,到股前内侧区的血管、神经经此至股部。

（1）**肌腔隙 lacuna musculorum**：前界为腹股沟韧带外侧部,后外界为髂骨,内侧界为髂耻弓。内有髂腰肌、股神经和股外侧皮神经通过。当患腰椎结核时,脓液可沿腰大肌及其筋膜,经此腔隙扩散至大腿根部,并可能激惹股神经产生相应的症状。

（2）**血管腔隙 lacuna vasorum**：前界为腹股沟韧带内侧部,后界为**耻骨梳韧带 pectineal ligament**,内侧界为**腔隙韧带 lacunar ligament**（陷窝韧带）,外界为髂耻弓。腔隙内有股鞘及其包含的股动、静脉,生殖股神经股支和淋巴管通过（图4-11）。

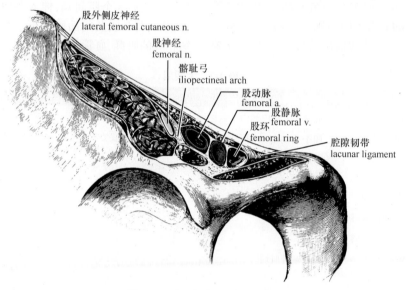

图 4-11   肌腔隙和血管腔隙

4.股三角 femoral triangle   位于股前内侧区上1/3部,为一底向上、尖向下的倒三角形凹陷,向下与收肌管相续。

（1）**境界**：上界为腹股沟韧带,外下界为缝匠肌内侧缘,内下界为长收肌内侧缘,前壁为阔筋膜,后壁凹陷,自外侧向内侧分别为髂腰肌、耻骨肌和长收肌及其筋膜。

（2）**内容**：股三角内的结构由外侧向内侧依次为:股神经、股鞘及其包裹的股动、静脉、股管及腹股沟深淋巴结和脂肪等。股动脉居中,在腹股沟韧带中点深面,在此处可触及股动脉搏动。外侧为股神经,内侧为股静脉。熟悉此种关系有助于股动脉压迫止血、股静脉穿刺时的定位。

1）**股鞘 femoral sheath**：为腹横筋膜及髂筋膜向下延续,包绕股动、静脉上段所形成的筋膜鞘,位于腹股沟韧带内侧半和阔筋膜的深面,呈漏斗形,长约3~4cm,向下与股血管的外膜相融合,移行为股血管鞘。股鞘内被两条纵行的纤维隔分隔为三个腔:外侧腔容纳股动脉;中间腔容纳股静脉;内侧腔称股管,内有腹股沟深淋巴结和脂肪。

2）**股管 femoral canal**：为股鞘内侧份呈漏斗状的筋膜管,平均长约1.0~1.5cm。其前壁由上向下依次为:腹股沟韧带、隐静脉裂孔镰状缘的上端和筛筋膜;后壁依次为:耻骨梳韧带、耻骨肌及其筋膜;内侧壁依次为:腔隙韧带及股鞘内侧壁;外侧壁为股静脉内侧的纤维隔。股管下端为盲端,称股管下角;上口称**股环 femoral ring**,呈卵圆形,其内侧界为腔隙韧带,后界为耻骨梳韧带,前界为腹股沟韧带,外侧界为股静脉内侧的纤维隔。股环是股管向上通腹腔的通道,环上被覆薄层疏松结缔组织,称**股环隔 femoral septum**,上面衬有腹膜。此处腹膜向下凹陷形成股凹,位置高于股环约1cm。股管内除有1~2个腹股沟深淋巴结外,还有脂肪组织。腹压增高时,腹腔脏器（主要为肠管）可被推向股凹,经股环至股管,最后由隐静脉裂孔处突出皮下,形成股疝。股环上方常有腹壁下动脉的闭孔支或变异的闭孔动脉经过腔隙韧带附近。行股疝修补术时,应特别注意避免损伤此动脉。因围成股环的结构较坚韧,不易伸展,所以股疝易发生嵌顿（图4-12,图4-13）。

3）**股神经 femoral nerve**：起于腰丛,位于髂筋膜深面,经肌腔隙内侧部,进入股三角,位于股动脉外侧一指宽处。主干短粗,随即发出众多肌支、皮支和关节支(图4-14)。肌支分布至股四头肌、缝匠肌和耻骨肌;关节支至髋和膝关节;皮支有股中间皮神经和股内侧皮神经,分布至股前内侧区的皮肤。其最长的皮

神经为**隐神经 saphenous nerve**,在股三角内伴股动脉外侧,下行入收肌管,在收肌管下端穿大收肌腱板,行于缝匠肌和股薄肌之间,在膝关节内侧穿深筋膜,伴大隐静脉下行,沿途分布于髌下、小腿内侧面和足内侧缘的皮肤。

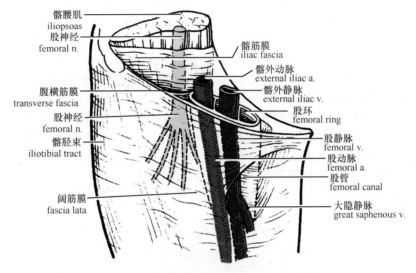

图 4-12 股鞘与股管

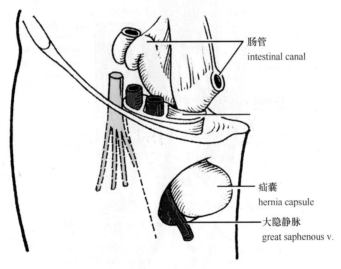

图 4-13 股疝

4)**股动脉 femoral artery**:是下肢动脉的主干(图4-14),自腹股沟韧带中点深面续于髂外动脉,在股三角内下行,经收肌管穿收肌腱裂孔至腘窝,移行为腘动脉。股动脉近端发出三条浅动脉(腹壁浅动脉、旋髂浅动脉、阴部外动脉)均有同名静脉相伴。股动脉的最大分支为**股深动脉 deep femoral artery**,于腹股沟韧带下方约3~5cm处起自股动脉的后外侧壁,向内下方,行于长收肌和大收肌之间,沿途发出**旋股内侧动脉 medial femoral circumflex artery**、**旋股外侧动脉 lateral**

femoral circumflex artery、数条**穿动脉 perforating artery**及肌支,同时参与髋关节及**膝关节动脉网 arterial rete of knee joint**的组成。股动脉的体表投影:大腿处于屈髋、稍外展和旋外时,自腹股沟韧带中点至收肌结节连线的上2/3段,即代表股动脉的体表投影。

5)**股静脉 femoral vein**:为腘静脉的延续。起自收肌腱裂孔,伴股动脉上行,在股三角尖处行于股动脉后外侧,逐渐转至动脉内侧,继而穿血管腔隙移行为髂外静脉。股静脉除收集股动脉分支伴行的静脉

外,主要收集大隐静脉的血液。

6）**腹股沟深淋巴结 deep inguinal lymph nodes**：在股静脉近端附近及股管内,约有3~4个淋巴结。收纳下肢和会阴部的深、浅淋巴。其输出淋巴管注入髂外淋巴结。

5.收肌管 adductor canal　又称**Hunter 管**,位于股中部1/3段前内侧,是一断面呈三角形、长约15cm的管状间隙（图4-14）。前壁为张于股内侧肌与大收肌间的收肌腱板,浅面覆以缝匠肌;外侧壁为股内侧肌;后内侧壁为长收肌和大收肌。上口与股三角相通,下口为**收肌腱裂孔 adductor tendinous opening**,通腘窝上角。股三角或腘窝的炎症,可借此管互相蔓延。收肌管内的结构:前为股神经的股内侧肌支和隐神经;中为股动脉;后为股静脉以及淋巴管和疏松结缔组织。股动脉在收肌管下段发出**膝降动脉 descending genicular artery**,又称膝最上动脉,参与构成膝关节动脉网。

6.股内侧区的血管和神经　股内侧区有闭孔动、静脉和闭孔神经。**闭孔神经 obturator nerve**起于腰丛,伴闭孔血管出闭膜管后,分前、后两支,分别位于短收肌前面和后面。前支除支配长、短收肌和股薄肌外,尚发支分布于髋关节和股内侧区上部皮肤;后支支配闭孔外肌和大收肌,并有细支穿大收肌或经收肌腱裂孔分布于膝关节囊后部（图4-14）。**闭孔动脉 obturator artery**起于髂内动脉,穿闭膜管出骨盆至股内侧区,分前、后两支,分别位于短收肌的前、后方,前支分布于内收肌群,后支分布于髋关节和股方肌等,并与旋股内侧动脉吻合。闭孔静脉与同名动脉伴行,回流至髂内静脉。闭孔动脉在穿闭膜管前尚发出一耻骨支,在股环附近与腹壁下动脉的耻骨支吻合,有时可形成异常的闭孔动脉（出现率约17%）。

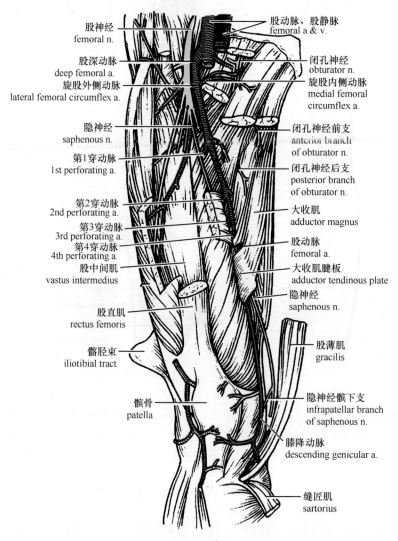

图4-14　股前内侧区深层肌及血管神经

二、股后区

（一）浅层结构

皮肤较薄，浅筋膜较厚。股后皮神经紧贴阔筋膜深面，沿股后正中线下行至腘窝上角。沿途发出分支分布于股后区、腘窝及小腿后区上部的皮肤。

（二）深层结构

1.后骨筋膜鞘　容纳股后群肌、坐骨神经及其分支、深淋巴结和淋巴管。鞘内的结缔组织间隙连通臀部和腘窝。两者的炎症可沿此间隙内的血管神经束互相蔓延。

2.坐骨神经 sciatic nerve（$L_{4\sim5}$、$S_{1\sim3}$）　是全身最粗大的神经，起于骶丛，多以单干形式出梨状肌下孔至臀部。在臀大肌深面，股方肌浅面经坐骨结节与大转子之间，进入股后区，行于大收肌和股二头肌长头之间，下降至腘窝上角，分为胫神经和腓总神经两终支，但分叉位置高低不一，有个体差异（图 4-15）。

坐骨神经的体表投影：①出骨盆处位于髂后上棘至坐骨结节连线的上、中 1/3 交界处；②臀部行经股骨大转子与坐骨结节连线的中点稍内侧；③股后区则相当于上述两点连线的中点到腘窝上角的连线，以上两点一线大致为坐骨神经在臀部和股后区的体表投影。坐骨神经痛时常在此投影线上出现压痛。在股后部，坐骨神经主要在其内侧发出肌支，支配股后区大部分肌肉（支配股二头肌短头的神经则由腓总神经发出）。故手术分离坐骨神经时，沿其外侧分离较为安全，不易损伤其分支（图 4-16，图 4-17）。坐骨神经有一较粗的伴行动脉，称坐骨动脉。作股部截肢时需先结扎此动脉。

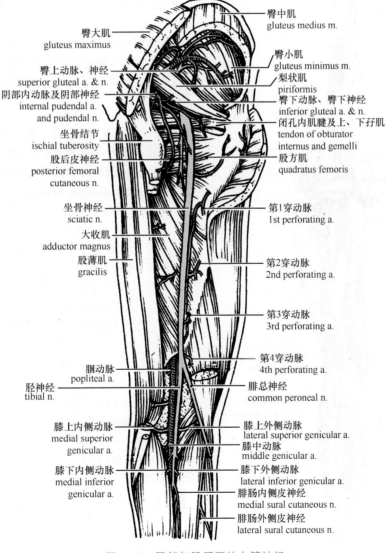

臀大肌　gluteus maximus
臀上动脉、神经　superior gluteal a. & n.
阴部内动脉及阴部神经　internal pudendal a. and pudendal n.
坐骨结节　ischial tuberosity
股后皮神经　posterior femoral cutaneous n.
坐骨神经　sciatic n.
大收肌　adductor magnus
股薄肌　gracilis
腘动脉　popliteal a.
胫神经　tibial n.
膝上内侧动脉　medial superior genicular a.
膝下内侧动脉　medial inferior genicular a.

臀中肌　gluteus medius m.
臀小肌　gluteus minimus m.
梨状肌　piriformis
臀下动脉、臀下神经　inferior gluteal a. & n.
闭孔内肌腱及上、下孖肌　tendon of obturator internus and gemelli
股方肌　quadratus femoris
第1穿动脉　1st perforating a.
第2穿动脉　2nd perforating a.
第3穿动脉　3rd perforating a.
第4穿动脉　4th perforating a.
腓总神经　common peroneal n.
膝上外侧动脉　lateral superior genicular a.
膝中动脉　middle genicular a.
膝下外侧动脉　lateral inferior genicular a.
腓肠内侧皮神经　medial sural cutaneous n.
腓肠外侧皮神经　lateral sural cutaneous n.

图 4-15　臀部与股后区的血管神经

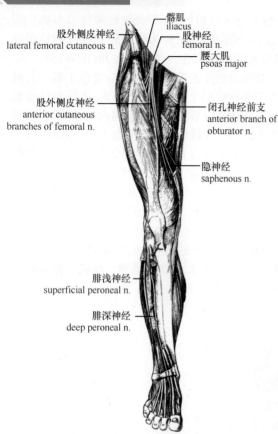

髂肌
iliacus

股外侧皮神经
lateral femoral cutaneous n.

股神经
femoral n.

腰大肌
psoas major

股外侧皮神经
anterior cutaneous
branches of femoral n.

闭孔神经前支
anterior branch of
obturator n.

隐神经
saphenous n.

腓浅神经
superficial peroneal n.

腓深神经
deep peroneal n.

图 4-16　下肢的神经(前面观)

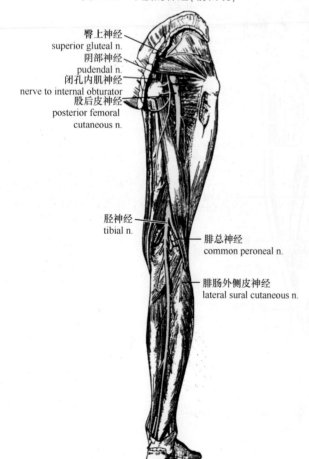

臀上神经
superior gluteal n.

阴部神经
pudendal n.

闭孔内肌神经
nerve to internal obturator

股后皮神经
posterior femoral
cutaneous n.

胫神经
tibial n.

腓总神经
common peroneal n.

腓肠外侧皮神经
lateral sural cutaneous n.

图 4-17　下肢的神经(后面观)

案例 4-2 提示

1.股疝的内容物经股环、股管、隐静脉裂孔突向股部皮下,在耻骨结节外下方形成一肿物。

2.股环本身狭小,周围又多为坚韧的韧带不易伸展,因此,股疝容易嵌顿。股疝疝囊的外面自内向外有股环隔、股鞘前壁、筛筋膜、股部浅筋膜和皮肤。

3.腹股沟韧带附近可发生股疝、腹股沟斜疝和直疝,可根据疝突出的位置来鉴别它们。

(南通大学医学院　吕广明)

第4节　膝　部

膝部介于股部和小腿之间,从髌骨上缘上方两横指处到胫骨粗隆之间的范围,分为膝前区和膝后区。膝部前方可扪及髌骨及其下方的髌韧带,韧带下端可触及胫骨粗隆。髌骨两侧可分别触及上方的股骨内、外侧髁和下方的胫骨内、外侧髁。股骨内、外侧髁的突出部为股骨内、外上髁。屈膝时膝部后方两侧,可摸到明显的股二头肌腱(外侧)和半腱肌、半膜肌腱(内侧)。此部主要包括腘窝和通过膝部的血管、神经。

案例 4-3

患者,男性,21 岁,某大学三年级学生。在足球比赛时不慎被绊倒,右膝部感到剧痛,不能站立,被送到学校附属医院,经 X 线检查未发现骨折,经限制活动,局部用消肿止痛的中药外敷。1 周后,局部肿胀消退,疼痛减轻,但活动时感觉关节不稳,并可听到"咔嗒"声,医生建议对其进行关节镜检查,以确定是否有半月板损伤。初步诊断:右膝关节半月板损伤。

请思考以下问题:

1.半月板破裂后能否自行修复?

2.关节镜经什么途径置入关节腔?

一、膝　前　区

膝前区的主要结构包括:皮肤、筋膜、滑液囊和肌腱等。伸膝时可见并能扪及股四头肌腱、髌骨及髌韧带的轮廓。髌韧带两侧的深面,填以**髌下脂肪垫 infrapatellar fat pad**。屈膝时髌骨两侧略呈凹陷,是膝关节腔穿刺的常用部位。

(一) 浅层结构

皮肤薄而松弛,皮纹横行,移动性大,浅筋膜含有少量脂肪组织。皮肤与髌韧带之间,有**髌前皮下囊 subcutaneous prepatellar bursa**,慢性劳损时易发生炎症。在外上和内上方有股外侧皮神经、股神经前皮支和内侧皮支的终末分布;在膝内侧有隐神经自深筋膜穿出并发出髌下支;外下方有腓肠外侧皮神经分布。

(二) 深层结构

膝前区的深筋膜是阔筋膜的延续,并与其深面的股四头肌腱、髌韧带相融合。膝外侧部有髂胫束附着于胫骨外侧髁,内侧部有缝匠肌、股薄肌以及半腱肌三块肌的肌腱共同形成的外形类似鹅足的腱性部分,附着于胫骨近段内侧面,故称为"大鹅足"goose's foot。其深面有一较大的滑液囊,称"鹅足囊"pes anserine bursa。股四头肌腱向下附着于髌骨底及两侧缘,继而延续为髌韧带 patellar ligament,止于胫骨粗隆。在髌骨两侧,股四头肌腱与阔筋膜一起,形成髌支持带 patellar retinaculum,附着于髌骨、髌韧带及胫骨内、外侧髁。在股四头肌腱与股骨体下部之间,有髌上囊 suprapatellar bursa,可超出髌骨上缘上方5cm左右,多与膝关节腔相通。当关节腔积液时,可出现浮髌感。此时可在髌骨两侧缘中点,行关节腔穿刺抽液检查。

二、膝 后 区

膝后区的菱形凹陷为腘窝 popliteal fossa。伸膝时此部较平坦,屈膝时腘窝境界清晰可见,半腱肌、半膜肌和股二头肌腱均较突出。

(一) 浅层结构

皮肤薄而松弛,皮纹横行,移动性较大。浅筋膜中有小隐静脉的末端穿深筋膜注入腘静脉,其周围有浅淋巴结。此区的皮神经主要为股后皮神经终支,此外,还有隐神经及腓肠外侧皮神经的分支。

(二) 深层结构

1.腘窝的境界 腘窝有顶、底及四壁。外上界为股二头肌,内上界主要为半腱肌和半膜肌,下内和下外界分别为腓肠肌内、外侧头。腘窝顶(浅面)为腘筋膜是阔筋膜的延续,向下移行为小腿深筋膜。筋膜致密而坚韧,由纵、横交织的纤维结缔组织构成,患腘窝囊肿或静脉瘤时,因受筋膜的限制压力明显增高而胀痛明显。腘窝底自上而下为:股骨面、膝关节囊后壁、腘斜韧带、腘肌及其筋膜。

2.腘窝的内容 腘窝内含有至小腿的血管和神经,在中线处由浅至深依次为:胫神经、腘静脉和腘动脉。沿外上界内侧有腓总神经,腘血管周围有深淋巴结。

(1) **胫神经与腓总神经**:胫神经 tibial nerve 紧贴腘筋膜深面,于腘窝上角由坐骨神经分出,沿腘窝中线下行,经腓肠肌内、外两头之间至腘肌下缘穿比目鱼肌腱弓,进入小腿后区。在腘窝内发出肌支、关节支至附近肌肉和膝关节。其皮支为腓肠内侧皮神经 medial sural cutaneous nerve,伴小隐静脉沿小腿后面中线下行,加入腓肠神经 sural nerve。腓总神经 common peroneal nerve 为坐骨神经的另一终支,一

般起自腘窝上角,沿股二头肌腱内侧缘行向外下,越腓肠肌外侧头表面,至腓骨头下方,绕腓骨颈,在此分成腓浅和腓深神经。腓总神经在腓骨颈处紧贴骨面,表面无肌组织覆盖。故腓骨颈骨折或外伤时,易损伤腓总神经,引起小腿前、外侧群肌肉瘫痪,导致足下垂。腓总神经在腘窝发出关节支和皮支(**腓肠外侧皮神经 lateral sural cutaneous nerve** 和**腓总神经交通支 communicating branch of peroneal nerve**)。

(2) **腘动脉 popliteal artery**:在收肌腱裂孔处续于股动脉,位置最深,贴股骨腘面及膝关节囊后壁下行,故股骨髁上骨折易损伤腘动脉。腘动脉初居半膜肌深面,贴腘窝底向外下斜行,至股骨两髁中间时即垂直下行,至腘肌下缘处分为胫前、后动脉两终支至小腿。腘动脉在腘窝的分支有五条:**膝上内侧动脉 medial superior genicular artery**、**膝上外侧动脉 lateral superior genicular artery**、**膝中动脉 middle genicular artery**、**膝下内侧动脉 medial inferior genicular artery** 和**膝下外侧动脉 lateral inferior genicular artery**,营养膝关节,并参与膝关节动脉网的组成,其他分支营养膝部的肌肉。

(3) **腘静脉 popliteal vein**:与腘动脉伴行,由胫前、后静脉在腘窝下角处汇成,有小隐静脉注入。在腘窝内位于胫神经、腘动脉两者之间,并与腘动脉包于同一筋膜鞘内。

(4) **腘深淋巴结 deep popliteal lymph nodes**:沿腘血管排列,约4~5个。收纳小腿以下的深淋巴以及小腿后、外侧和足外侧部的浅淋巴。其输出淋巴管注入腹股沟深淋巴结(图4-18)。

三、膝关节的韧带及膝关节动脉网

1.膝关节的韧带 有囊外韧带和囊内韧带,其共同作用为加强关节的稳定性。囊外韧带主要有:**髌韧带**位于膝关节前下方,由股四头肌腱移行而来,向下附着于胫骨粗隆,两侧有侧副韧带加强。**腓侧副韧带**为附着于股骨外侧髁与腓骨头之间的条索状结构,与关节囊分离。**胫侧副韧带**张于股骨、胫骨内侧髁之间,呈三角形,分为浅、深两层,其中深层与关节囊及内侧半月板连接紧密。**侧副韧带**在屈膝时松弛,伸膝时紧张,可防止膝关节过伸,同时亦可防止膝关节的内收和外展。在膝关节的后部有**腘斜韧带**,由胫骨内侧髁至股骨外侧髁。**囊内韧带**主要为交叉韧带,前交叉韧带附着于胫骨髁间隆起的前方内侧和股骨外侧髁的内侧面,防止胫骨过度前移;后交叉韧带附着于胫骨髁间隆起的后方与股骨内侧髁的外侧面,防止胫骨的过度后移。另外,在膝关节内尚有膝横韧带。

2.膝关节动脉网 arterial rete of knee joint 膝关节的血供十分丰富,并在其周围形成来源于数条动脉的膝关节动脉网,主要有:股动脉的分支旋股外侧动脉降支、膝降动脉;腘动脉的分支膝上内侧动脉、膝上外侧动脉、膝中动脉、膝下内侧动脉、膝下外侧动脉;

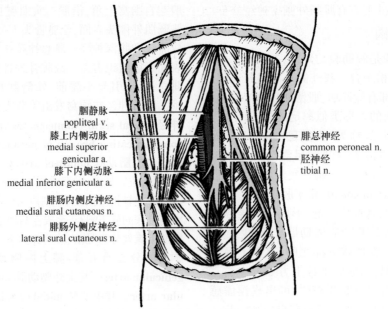

腘静脉
popliteal v.
膝上内侧动脉
medial superior
genicular a.
膝下内侧动脉
medial inferior genicular a.
腓肠内侧皮神经
medial sural cutaneous n.
腓肠外侧皮神经
lateral sural cutaneous n.
腓总神经
common peroneal n.
胫神经
tibial n.

图 4-18　腘窝及其内容

股深动脉的第 3 穿动脉和胫前动脉的胫前返动脉构成。膝关节动脉网不仅能保证供给膝关节的营养，而且在腘动脉损伤或栓塞时，可成为建立侧支循环的重要途径，以保证肢体远端的血供（图 4-19）。

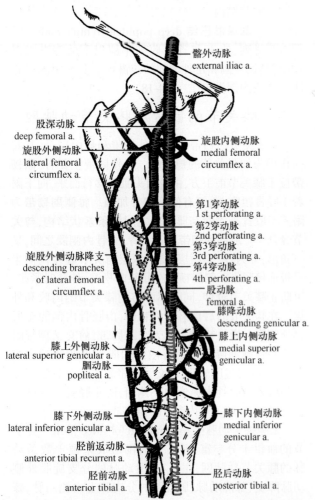

髂外动脉
external iliac a.
股深动脉
deep femoral a.
旋股外侧动脉
lateral femoral
circumflex a.
旋股外侧动脉降支
descending branches
of lateral femoral
circumflex a.
旋股内侧动脉
medial femoral
circumflex a.
第1穿动脉
1 st perforating a.
第2穿动脉
2nd perforating a.
第3穿动脉
3rd perforating a.
第4穿动脉
4th perforating a.
股动脉
femoral a.
膝降动脉
descending genicular a.
膝上外侧动脉
lateral superior genicular a.
腘动脉
popliteal a.
膝上内侧动脉
medial superior
genicular a.
膝下外侧动脉
lateral inferior genicular a.
膝下内侧动脉
medial inferior
genicular a.
胫前返动脉
anterior tibial recurrent a.
胫前动脉
anterior tibial a.
胫后动脉
posterior tibial a.

图 4-19　膝关节动脉网

案例 4-3 提示

1. 半月板属纤维软骨，无血液供应，其营养主要来自于滑液。只有与胫骨髁缘连接的边缘部分能从滑膜得到血液供应。因此，半月板的游离缘一旦破裂，就很难自行修复。

2. 在髌骨两侧缘中点穿刺，经划层次为皮肤、浅筋膜、深筋膜、膝关节囊的纤维膜和滑膜到达膝关节腔。关节镜除对半月板损伤具有重要诊断价值外，尚可在关节镜下做半月板修复和摘除等手术。

视窗 4-2　　半月板的损伤及治疗

膝关节由股骨下端和胫骨上端以及髌骨构成，是人体最大最复杂的关节。由于股骨内、外侧髁下面的关节头较隆凸，而胫骨内、外侧髁上面的关节窝较浅，彼此很不匹配。在膝关节内，股骨、胫骨的内、外侧髁相对的关节面之间有由纤维软骨构成的半月板。半月板内外各一，分别称为内侧半月板和外侧半月板。内侧半月板较大，呈 "C" 形，前端窄、后端宽。外侧半月板较小，近似环形，前后端窄、中部宽。内侧半月板与关节囊及胫侧副韧带紧密相连。外侧半月板外缘附着于关节囊，但不与腓侧副韧带相连。因此外侧半月板活动性比内侧半月板大，内侧半月板损伤机会较多。半月板下面平坦，上面凹陷，外缘厚，内缘薄。位于关节面之间的半月板，不仅使股骨和胫骨的关节面的形状更为相似，增加了关节窝的深度，从而增加关节的稳定性，而且能减少运动时股骨与胫骨之间的摩擦，减缓震荡，对膝关节起保护作用。

半月板损伤多发生在各种体育运动和体力劳动中，男性多于女性，青少年多于老年人。青少年的半月板损伤多为急性损伤或一次损伤后的反复劳损，而老年人的半月板损伤多为半月板退化性改变。由于半月板的形态和位置随膝关节运动而发生改变，当膝关节在运动中突然改变运动方向以及半月板的矛盾运动时，如果半月板未来得及移动至适当的位置，就会被上、下关节面挤住，受到强烈冲击或挤压，从而引起半月板撕裂或挤压损伤。例如踢足球时追球疾突然转向或急停时突然转身、举重立起时双膝并拢外翻、跑步时脚绊于障碍物等，都容易引起半月板损伤。

半月板损伤的临床治疗包括保守治疗和手术治疗。

急性半月板损伤后膝关节镜检明确且无并发其他损伤时可进行保守治疗。急性损伤后应该制动、防止继发性损伤。同时采用冰敷，减少组织液渗出，促进渗出液回流。一般损伤3天后可进行膝关节康复理疗和锻炼，逐步恢复肌肉力量和行走。伤后6周，经再次检查如果没有水肿疼痛等症状，则可逐渐恢复行走。

半月板损伤的手术治疗包括缝补、修复、半月板切除和移植，但半月板部分切除术疗效最为确切和常用。目前常用的手术方式有：①传统开放手术治疗：切口视野大，并发症较多，康复缓慢。②经关节镜半月板手术：手术切口小，创伤反应少，术后疼痛轻微，活动障碍少，无腿部肌肉萎缩，很少发生并发症，康复迅速，疗效好。关节镜下手术包括常规器械切除法和钬激光切除法。钬激光可将半月板残端边缘修整成光滑的楔面，具有半月板紧缩和裂隙固定的作用，术后膝关节屈伸运动改善程度及功能恢复程度均优于常规器械切除法。

（南通大学 吕广明）

第 5 节 小 腿 部

小腿上界为平胫骨粗隆的环形线，下界为内、外踝基部的环形连线。经内、外踝的垂线，可将小腿分为小腿前外侧区和小腿后区。

案例 4-4

患者，男性，32岁。因骑摩托车与他人相撞，左小腿痛感剧烈，不能行走，急诊入院。体检：左小腿外部皮肤擦伤，淤血，肿胀。触诊压痛感明显，并有骨摩擦感，足下垂并轻度内翻，小腿前外侧区皮肤和足背皮肤感觉障碍。经影像检查被确诊为左腓骨颈骨折。临床诊断：左腓骨颈骨折。

请思考以下问题：

1.此处骨折最易损伤何神经？

2.请用解剖学知识解释出现这些症状的原因。

一、小腿前外侧区

■ （一）浅层结构

小腿前外侧区的皮肤较厚而紧，多毛发，移动性小，血液供应较差，损伤后愈合较慢。浅筋膜较疏松，含少量脂肪。轻度水肿时，在内踝上方按压易出现压痕。浅静脉为大隐静脉及其属支。大隐静脉起于足背静脉弓的内侧，经内踝前方1cm处上行（此处为临床行大隐静脉切开的常用部位）达小腿前内侧。大隐静脉及其属支在此区与小隐静脉、深静脉有广泛的交通支吻合。

小腿前外侧区的皮神经主要有两条：隐神经伴大隐静脉行至足内侧缘。在小腿上部，隐神经居大隐静脉后方，在小腿下部则绕大隐静脉前方。**腓浅神经 superficial peroneal nerve** 由腓总神经发出，于小腿前外侧中、下 1/3 交点处穿出深筋膜至皮下，随即分成足背内侧皮神经和足背中间皮神经分布于足背。

■ （二）深层结构

小腿区的深筋膜较致密。在胫侧，与胫骨体内侧面的骨膜紧密融合；在腓侧，发出前、后两个肌间隔附着于腓骨前、后缘的骨膜。小腿前外侧区的深筋膜、前、后肌间隔，胫、腓骨骨膜及骨间膜之间共同围成前骨筋膜鞘和外侧骨筋膜鞘，容纳相应肌群及血管、神经（图 4-20）。

1.前骨筋膜鞘的内容 有小腿前群肌肉、腓深神经和胫前血管（表 4-3）。

（1）**胫前动脉 anterior tibial artery**：于腘肌下缘由腘动脉分出后即向前穿骨间膜上端进入小腿前骨筋膜鞘，紧贴骨间膜前面伴腓深神经下行。胫前动脉上 1/3 段位于胫骨前肌和趾长伸肌之间，下 2/3 段位于胫骨前肌和跗长伸肌之间，主干下行至伸肌下缘处移行为足背动脉。胫前动脉起始部发出胫前返动脉加入膝关节动脉网；中部发出肌支营养小腿前群肌肉及胫、腓骨；下部在踝关节附近发出内、外踝前动脉，分别与跗内、外侧动脉吻合，参与构成踝关节动脉网。胫前动脉与胫后动脉、腓动脉之间吻合（图 4-21，图 4-22）。

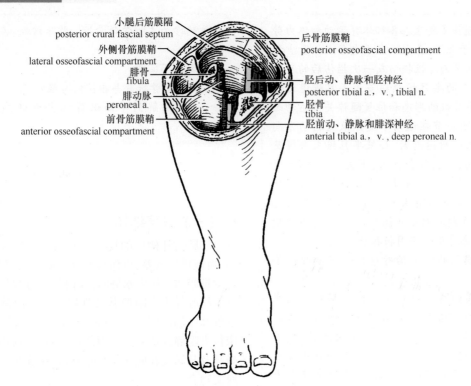

图 4-20　小腿中部骨筋膜鞘

（2）**胫前静脉 anterior tibial veins**：有两支，与胫前动脉伴行，上行注入腘静脉。

（3）**腓深神经 deep peroneal nerve**：于腓骨颈高度起自腓总神经，穿腓骨长肌起始部及前肌间隔进入前骨筋膜鞘与胫前血管伴行。其肌支支配小腿前群肌和足背肌，皮支仅分布于第 1、2 趾相对面的背侧皮肤。腓深神经损伤可导致足下垂及不能伸趾。

2.外侧骨筋膜鞘的内容　有小腿外侧群肌肉及腓浅神经等（表 4-3）。

腓浅神经于腓骨颈高度由腓总神经发出，下行于腓骨长、短肌之间，发出肌支支配此二肌。腓浅神经于小腿前外侧中、下 1/3 交点处穿出深筋膜至皮下，分布于小腿外侧及足背皮肤（第 1 趾蹼及第 1、2 趾相对面皮肤除外）。腓浅神经损伤常导致足不能外翻。

表 4-3　小腿肌

名称	起点	止点	作用	神经支配	动脉供应
腓肠肌	股骨内、外上髁	跟骨结节	屈踝、膝关节	胫神经	胫后动脉分支
比目鱼肌	胫、腓骨后面	跟骨结节	屈踝关节	胫神经	胫后动脉分支
跖肌	股骨腘面外下	跟骨结节	屈踝关节	胫神经	腘动脉分支
腘肌	股骨外侧髁外面	胫骨比目鱼肌线以上	屈、内旋膝关节	胫神经	腘动脉分支
趾长屈肌	腓骨后面中份	第2~5趾骨远节趾骨底	屈踝关节、屈2~5趾	胫神经	胫后动脉分支
跛长屈肌	腓骨后面下部	跛趾远节趾骨底	屈踝关节、屈跛趾	胫神经	胫后动脉分支
胫骨后肌	胫、腓骨及骨间膜后面	舟骨粗隆和楔骨跖面	屈踝关节、足内翻	胫神经	胫后动脉分支
胫骨前肌	胫骨上半外侧	内侧楔骨和第1趾骨跖面	伸踝关节、足内翻	腓深神经	胫前动脉分支
趾长伸肌	胫骨及骨间膜前面	第2~5趾中、远节趾骨底	伸踝关节、伸2~5趾	腓深神经	胫前动脉分支
跛长伸肌	腓骨内侧面中份及骨间膜	跛趾远节趾骨底	伸踝关节、伸跛趾	腓深神经	胫前动脉分支
腓骨长肌	腓骨外侧上部	内侧楔骨及第1跖骨底	屈踝关节、足外翻	腓浅神经	腓动脉分支
腓骨短肌	腓骨外侧下部	第5跖骨粗隆	屈踝关节、足外翻	腓浅神经	腓动脉分支

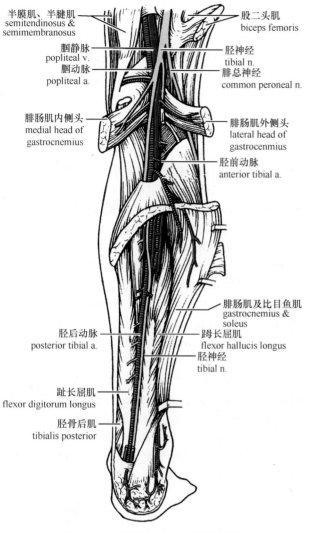

图 4-21　小腿的血管、神经（后面观）

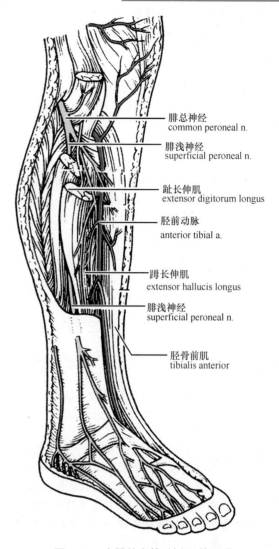

图 4-22　小腿的血管、神经（前面观）

二、小腿后区

（一）浅层结构

　　小腿后区皮肤柔软，弹性好，血供丰富，是临床上常用的带血管蒂皮瓣移植的供皮区。浅筋膜较薄，内有小隐静脉及其属支，腓肠内、外侧皮神经和腓肠神经。

　　（1）小隐静脉 small saphenous vein：起于足背静脉弓的外侧份，绕外踝后方伴腓肠神经上行于小腿后区正中线，至腘窝下角处穿腘筋膜进入腘窝，稍上升一段后汇入腘静脉。

　　（2）腓肠神经 sural nerve：多数由腓肠内侧皮神经和腓肠外侧皮神经的交通支吻合而成，于小腿后区下部穿深筋膜至皮下，经外踝后方最终至足背外侧部，分支分布于小腿后区下部及足背外侧部的皮肤。

（二）深层结构

　　小腿后区的深筋膜较致密，与胫、腓骨骨膜、骨间膜以及后肌间隔共同围成后骨筋膜鞘。内有小腿后群肌及血管神经束（表4-3）。

　　1.肌肉分布　小腿后骨筋膜鞘借小腿后群浅、深肌层之间的小腿后筋膜分隔成浅、深两部。浅部容纳小腿三头肌（腓肠肌和比目鱼肌），向下逐渐缩窄，仅包绕跟腱及周围脂肪；深部容纳小腿后群深层肌肉。在小腿上部，由外向内依次为踇长屈肌、胫骨后肌和趾长屈肌。在小腿下部，内踝后上方，趾长屈肌腱越过胫骨后肌腱的浅面斜向外侧，形成"腱交叉"。

　　2.胫后动脉 posterior tibial artery　位于小腿后区浅、深肌层之间下行，沿途分支营养邻近的肌肉，主干经内踝后方进入足底。胫后动脉起始处发出腓动脉，越过胫骨后肌表面斜向外下，在踇长屈肌与腓骨之间，下降于外踝后方终于外踝支。腓动脉主要营养附近肌肉和胫、腓骨。

　　3.胫后静脉 posterior tibial veins　有两支，与胫后动脉伴行，上行与胫前静脉汇合形成腘静脉。

　　4.胫神经 tibial nerve　此段胫神经为腘窝内胫神经的延续，伴胫后血管行于小腿后浅、深层肌之间，最后经内踝后方进入足底。该神经主要发出肌支支配小腿后群肌肉,皮支为腓肠内侧皮神经,伴小隐静脉,分布于小腿后面的皮肤(图4-21)。

> **案例4-4提示**
> 1.腓骨颈骨折最易损伤腓总神经。
> 2.因为腓总神经在腘窝上角由坐骨神经发出后,沿股二头肌向外下行至腓骨下方绕腓骨颈,在此处,腓总神经紧贴骨面而行,所以腓骨颈骨折易损伤该神经。因为腓总神经支配小腿前、外侧群肌,其临床表现为小腿前、外侧群肌瘫痪,而小腿后肌群作用相对增强,所以导致足下垂并轻度内翻(马蹄内翻足),同时小腿前外侧区皮肤和足背皮肤感觉障碍。

(成都医学院 雍刘军)

第6节 踝与足部

踝部上界平内、外踝基底的环线,下界为过内、外踝尖的环线,其远侧为足部。踝部以内、外踝分为踝前区和踝后区。足部又可分为足背和足底。

> **案例4-5**
> 患者,女性,38岁。自述站立或行走过久时,左内踝后部疼痛不适,休息后即可缓解。最近1周病情加重,上述症状反复出现,发作时间逐渐延长,左足根内侧与足底麻木,有蚁行感。既往有左踝关节扭伤史。体格检查:左足趾皮肤干燥、发亮,汗毛脱落,足部肌肉萎缩。用手轻叩左内踝后方,足底部针刺感加剧,足极度背伸时加重。经影像检查被诊断为左踝管综合征。临床诊断为:左踝管综合征。
> 请思考以下问题:
> 1.踝管综合征可能累及哪些结构?
> 2.请用解剖学知识解释出现这些症状的原因。

一、踝前区与足背

(一)浅层结构

皮肤较薄,浅筋膜疏松,缺少脂肪,故浅静脉和肌腱等结构清晰可见。浅静脉有足背静脉弓及其属支。其内、外侧端分别续大、小隐静脉。该区的皮神经为足背内侧的隐神经和外侧的腓肠神经终支(足背外侧皮神经),足背中央有腓浅神经终支(足背内侧皮神经和足背中间神经),在第1、2趾相对面背侧有腓深神经。

(二)深层结构

踝前区深筋膜为小腿深筋膜的延续,在此增厚形成两个支持带。

1.伸肌上支持带 superior extensor retinaculum 又称小腿横韧带。呈宽带状位于踝关节上方,连于胫、腓骨下端之间。深面有两个间隙,内侧者通过胫骨前肌腱及其腱鞘、胫前血管和腓深神经;外侧者通过踇长伸肌腱、趾长伸肌腱及其腱鞘和第3腓骨肌腱。

2.伸肌下支持带 inferior extensor retinaculum 又称小腿十字韧带。位于踝关节前方的足背区,多呈横"Y"形,外侧端附于跟骨外侧面,内侧端分叉附于内踝及足内缘。伸肌下支持带向深面发出纤维隔,形成3个骨纤维管:内侧者通过胫骨前肌腱及其腱鞘;中间者通过踇长伸肌腱及其腱鞘、足背血管和腓深神经;外侧者通过趾长伸肌腱及其腱鞘和第3腓骨肌腱。各肌腱表面均有腱鞘包绕(图4-23)。

3.足背动脉 dorsal artery of foot 于伸肌上支持带下缘续于胫前动脉。在踝关节前方行于踇长伸肌腱和趾长伸肌腱之间,位置较浅,其搏动易于触摸。主干继续沿踇短伸肌内缘和深面前行。沿途发出**跗外侧动脉 lateral tarsal artery** 行向足背外侧;**跗内侧动脉 medial tarsal arteries** 1~3支,行向足背内侧及足底;**弓状动脉 arcuate artery** 在足背外侧弓状弯行,与跗外侧动脉吻合,并发出3支趾背动脉;**足底深动脉 deep plantar artery** 穿第1跖骨间隙至足底与足底外侧动脉吻合;第1跖背动脉为足背动脉主干的终末,分布于踇趾和第2趾背面的内侧。

4.腓深神经 多行于足背动脉的内侧,分成内、外侧两终支,分布于足背肌、足的关节及1、2趾相对面背侧的皮肤。

5.足背筋膜间隙及内容 足背深筋膜分两层:浅层为伸肌下支持带的延续,附着于足内、外缘;深层紧贴骨间背侧肌及跖骨骨膜。两层间为足背筋膜间隙,容纳趾长伸肌腱及腱鞘、趾短伸肌、足背动脉及其分支和伴行静脉以及腓深神经。

二、踝后区

(一)浅层结构

此区上部皮肤移动性大,足跟皮肤角化层较厚。浅筋膜较疏松,跟腱两侧有较多脂肪。与皮肤之间有跟皮下囊,跟腱止端与跟骨骨面之间有跟腱囊。

(二)深层结构

1.踝管 malleolar canal 踝后区的深筋膜在内踝和跟结节内侧面之间的部位增厚形成屈肌支持带,又称分裂韧带,此韧带与跟骨内侧面、内踝之间共同围成的管道称踝管。支持带向深面发出3个纤维隔,将踝管分隔成4个通道。其内通过的结构由前向后依次为:①胫骨后肌腱;②趾长屈肌腱;③胫后动、静脉和胫后神经;④踇长屈肌腱。上述各肌腱均有腱鞘。踝管是小腿后区与足底间的一个重要通道,感染时可借踝管互相蔓延。由于某种原因使踝管变得狭窄时，可　压迫踝管内容物，形成"踝管综合征"（图4-24）。

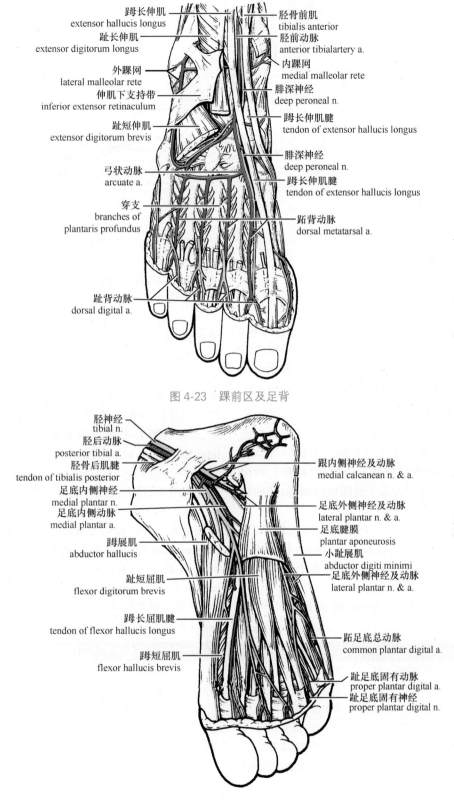

蹈长伸肌
extensor hallucis longus
趾长伸肌
extensor digitorum longus
外踝网
lateral malleolar rete
伸肌下支持带
inferior extensor retinaculum
趾短伸肌
extensor digitorum brevis
弓状动脉
arcuate a.
穿支
branches of
plantaris profundus
趾背动脉
dorsal digital a.

胫骨前肌
tibialis anterior
胫前动脉
anterior tibialartery a.
内踝网
medial malleolar rete
腓深神经
deep peroneal n.
蹈长伸肌腱
tendon of extensor hallucis longus
腓深神经
deep peroneal n.
蹈长伸肌腱
tendon of extensor hallucis longus
跖背动脉
dorsal metatarsal a.

图 4-23　踝前区及足背

胫神经
tibial n.
胫后动脉
posterior tibial a.
胫骨后肌腱
tendon of tibialis posterior
足底内侧神经
medial plantar n.
足底内侧动脉
medial plantar a.
蹈展肌
abductor hallucis
趾短屈肌
flexor digitorum brevis
蹈长屈肌腱
tendon of flexor hallucis longus
蹈短屈肌
flexor hallucis brevis

跟内侧神经及动脉
medial calcanean n. & a.
足底外侧神经及动脉
lateral plantar n. & a.
足底腱膜
plantar aponeurosis
小趾展肌
abductor digiti minimi
足底外侧神经及动脉
lateral plantar n. & a.
跖足底总动脉
common plantar digital a.
趾足底固有动脉
proper plantar digital a.
趾足底固有神经
proper plantar digital n.

图 4-24　踝后区内侧面与足底

2.腓骨肌上、下支持带 superior and inferior per-oneal retinaculum　外踝后下方的深筋膜增厚，形成腓骨肌上、下支持带。腓骨肌上支持带连于外踝后缘与跟骨外侧面上部之间，可限制腓骨长短肌腱于外踝　后下方；腓骨肌下支持带前端续于伸肌下支持带，后端止于跟骨外侧面前部，有固定腓骨长短肌腱于跟骨外侧面的作用。两肌腱在穿经支持带深面时，共同包于一个总腱鞘内（图4-25）。

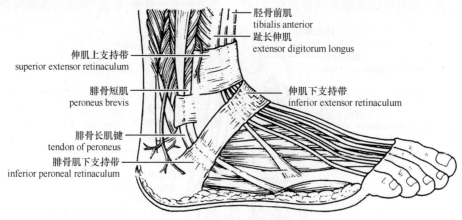

图 4-25　踝与足背外侧面

三、足　底

（一）浅层结构

足底皮肤厚、致密而坚韧，移动性差，尤以足跟、足外侧缘以及趾基底部厚，因这些部位是身体重力的支持点，故容易因摩擦增厚而形成胼胝。浅筋膜内致密的纤维束将皮肤与足底深筋膜紧密相连。

（二）深层结构

足底深筋膜分为浅、深两层。浅层覆盖了足底肌表面，其两侧较薄，相当于手掌鱼际和小鱼际部位的深筋膜，中间部增厚称跖腱膜（又称足底腱膜），相当于手掌的掌腱膜。深层覆盖于骨间肌的跖侧，又称骨间跖侧筋膜。

1.足底腱膜 plantar aponeurosis　呈三角形，含有较多的纵行纤维。后端稍窄附着于跟结节前缘内侧部。其两侧缘向深部发出肌间隔，止于第 1、5 跖骨，将足底分成三个骨筋膜鞘。

（1）内侧骨筋膜鞘：容纳踇展肌、踇短屈肌、踇长屈肌腱以及血管、神经。

（2）中间骨筋膜鞘：容纳趾短屈肌、足底方肌、踇收肌、趾长屈肌腱、蚓状肌、足底动脉弓及其分支、足底外侧神经及其分支等。

（3）外侧骨筋膜鞘：容纳小趾展肌、小趾短屈肌及血管、神经。

2.足底的血管、神经　胫后动脉及胫神经穿踝管至足底后，随即分为足底内、外侧动脉和足底内、外侧神经。足底内侧动脉 medial plantar artery 较细小，伴同名静脉和神经沿足底内侧缘前行，分布于邻近组织，末端与第 1~3 跖足底动脉吻合。足底外侧动脉 lateral plantar artery 较粗，伴同名静脉和神经斜向前外，穿过趾短屈肌的深面，至足底外侧缘前行，分布于邻近组织，终支向内弯曲行至第 1 趾骨间隙处与足背动脉的足底深支吻合成足底弓，再由足底弓发出 4 个跖足底总动脉分布于各趾。足底内侧神经 medial plantar nerve 支配足底内侧部的肌肉、关节、足底内侧及内侧三个半趾底面的皮肤。足底外侧神经 lateral plantar nerve 分布于足底外侧部的肌肉、关节、足底外侧及外侧一个半趾底面的皮肤（表 4-4）。

表 4-4　足肌

名称	起点	止点	作用	神经支配
踇短伸肌	跟骨前端的上面	踇趾近节趾骨底	伸踇趾	腓深神经
趾短伸肌	跟骨前端的外侧	第 2~4 趾近节趾骨底	伸第 2~4 趾	腓深神经
踇展肌	跟骨结节、舟骨粗隆	踇趾近节趾骨底	外展踇趾	足底内侧神经
踇短屈肌	内侧楔骨跖面	踇趾近节趾骨底	屈踇趾	足底内侧神经
踇收肌	第 2~4 跖骨底	踇趾近节趾骨底	内收和屈踇趾	足底内侧神经
趾短屈肌	跟骨	第 2~5 趾的中节趾骨底	屈第 2~5 趾	足底内侧神经
足底方肌	跟骨	趾长屈肌腱	屈第 2~5 趾	足底外侧神经
蚓状肌	趾长屈肌腱	趾背腱膜	屈趾跖关节、伸趾关节	足底内、外侧神经
骨间足底肌	第 3~5 跖骨内侧	第 3~5 趾近节趾骨底和趾背腱膜	内收第 3~5 趾	足底外侧神经
骨间背侧肌	跖骨的相对面	第 2~4 趾近节趾骨底和趾背腱膜	外展第 2~4 趾	足底外侧神经
小趾展肌	跟骨	小趾近节趾骨底	屈和外展小趾	足底外侧神经
小趾短屈肌	第 5 跖骨底	小趾近节趾骨底	屈小趾	足底外侧神经

（三）足弓

足弓是由跗骨和跖骨借韧带和关节连结构成，可分内、外侧纵弓及横弓。

1.内侧纵弓 由跟骨、距骨、足舟骨、第1～3楔骨和第1～3跖骨及其连接共同构成。主要由胫骨后肌腱、趾长屈肌腱、跗长屈肌腱、足底方肌、足底腱膜及跟舟足底韧带等结构维持。

2.外侧纵弓 由跟骨、骰骨和第4、5跖骨及其连

结构成。主要由腓骨长肌腱、足底长韧带及跟骰足底韧带等结构维持。外侧纵弓较内侧纵弓低。

3.横弓 由骰骨、第1～3楔骨、第1～5跖骨及其连接构成。主要由腓骨长肌腱、胫骨前肌腱及跗收肌横头等结构维持。

足弓具有支持、缓冲震荡和保护足底血管、神经免受压迫的作用。足弓结构发育不良或受损，可引起足弓塌陷，呈现扁平足（图4-26）。

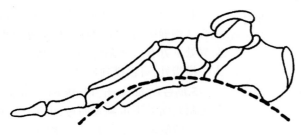
内侧纵弓
medial longitudinal arch

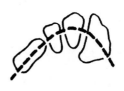
后部横弓
anterior transverse arch

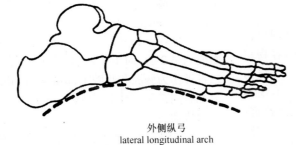
外侧纵弓
lateral longitudinal arch

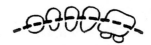
前部横弓
posterior transverse arch

图4-26 足弓

案例4-5提示

1.踝管位于踝关节内侧，踝管内通过：胫骨后肌腱及腱鞘、趾长屈肌腱及腱鞘、胫后血管、胫神经、跗长屈肌腱及腱鞘。因而患踝管综合征时上述结构将被累及。

2.踝关节内侧反复扭伤，使踝管内肌腱产生摩擦而形成腱鞘炎，腱鞘肿胀、肥厚从而使踝管相对狭窄，由于管内压力增高，产生胫神经受压等症状。而胫神经穿踝管至足底后，随即分为足底内、外侧神经。因而产生了足底麻木、蚁行感等症状。

视窗4-3 足趾移植再造拇指

随着修复重建外科的发展，显微外科技术已被广泛应用于外科学领域，其中断肢（指）再植是显微外科最具代表性的技术。我国是进行断肢再植手术最早的国家，第二趾移植再造拇指是我国首创，体现了我国手指再植与再造的水平和特

色。显微外科技术的不断创新和应用，推动我国的断指再造术由最初粗放型的断指移植再造发展到现今的精细再造与修复。对不同类型的拇指、手指缺损采用不同形式的足趾组织移植的手术已经获得了满意的形态和功能的重建。关于断指再植的应用解剖、临床经验、手术设计和手术技巧，读者可参阅我国知名的手外科、显微外科专家程国良教授于2005年主编再版《手指再植与再造》一书。该书除介绍手与足的有关临床应用解剖知识外，作者还把多年积累的临床经验和操作技巧毫无保留地介绍给读者，尤其对各种特殊类型的断指再植的手术设计和手术方法均作了详尽地陈述。本书内容既反映了国内有关手指再植与再造学术研究的最新水平和特色，又体现了作者在断指再植工作中较深的学术造诣。

（成都医学院 雍刘军）

第5章 胸 部

第1节 概 述

胸部 thorax 位于颈部与腹部之间,其上部两侧借上肢韧带与上肢相连。

一、境界与分区

（一）境界

胸部的上界以颈静脉切迹、锁骨上缘、肩峰至第7颈椎棘突的连线与颈部分界。下界自剑胸结合向两侧沿肋弓、第11肋前端、第12肋下缘至第12胸椎棘突的连线与腹部分界;两侧上部以三角肌前、后缘与上肢分界。胸部由胸壁、胸腔及其内容物组成。由于膈呈凸向上的穹窿形,胸部的表面界线与其胸腔的范围不一致,胸壁比胸腔长,胸壁不仅容纳和保护胸腔器官,同时也掩盖上腹部部分器官,如肝、脾等。故胸部下份外伤时,可累及其深面的腹腔脏器。

（二）分区

1. 胸壁 thoracic wall 以胸廓为支架,表面覆以皮肤、筋膜和肌肉等软组织,内面衬胸内筋膜。胸壁分为胸前区、胸前外侧区和胸后区。

2. 胸腔 thoracic cavity 胸腔由胸壁和膈围成,分为中间部和两侧部。中间部为纵隔,内含心及其大血管、食管和气管等;两侧部容纳肺和胸膜。

二、体表标志

（一）骨性标志

1. 颈静脉切迹 jugular notch 为胸骨柄上缘的切迹,平对第2、3胸椎之间。临床常以此为标记检查气管是否偏移。

2. 胸骨角 sternal angle 是胸骨柄与胸骨体连接处微向前突的角。该角两侧平对第2肋软骨,是计数肋的标志。向后平对第4胸椎体下缘,纵隔内一些重要器官的行程和形态在胸骨角平面会发生改变。如:主动脉弓与主动脉升部和降部以此分界,气管在此分为左、右主支气管,胸导管在此由右转向左行,左主支气管在此与食管交叉等。

3. 剑突 xiphoid process 扁平薄、下端游离;上端

与胸骨体连接处称剑胸结合,平第9胸椎;两侧与第7肋软骨相连。

4. 锁骨 clavicle 和锁骨下窝 infraclavicular foss锁骨从颈静脉切迹至肩峰全长均可触及,其中、外1/3交界处下方有一凹陷称锁骨下窝。于该窝内锁骨下方一横指处,可以摸到肩胛骨的喙突。

5. 肋弓 costal arch 和胸骨下角 infrasternal angle剑突两侧向外下可触及肋弓,由第7~10肋软骨相连而成。两侧肋弓之间的夹角称胸骨下角,角内有剑突。剑突与肋弓之间的角为剑肋角,左剑肋角是心包穿刺常用部位。肋弓的最低部位是第10肋,此处平对第2、3腰椎体之间。

6. 肋 ribs 和肋间隙 intercostal space 胸骨角平面摸到第2肋,向下依次可触及下部的肋和肋间隙。二者可作为胸腔和腹腔上部器官的定位标志,如在左第5肋间隙锁骨中线内侧1~2cm处,可看见或触及心尖搏动。

7. 肩胛下角 两臂下垂时,下角平对第7肋。

8. 乳头 mammary papilla 男性乳头一般在锁骨中线与第4肋间隙交界处,女性乳头略低,偏外下方。

（二）标志线

通过胸部的一些骨性或肌性标志所作的垂直线(图5-1A、B、C),常用于表示胸部器官的位置关系和临床诊疗定位。

1. 前正中线 anterior median line 经胸骨正中所作的垂直线。

2. 胸骨线 sternal line 经胸骨最宽处外侧缘所作的垂直线。

3. 锁骨中线 midclavicular line 经锁骨中点所作的垂直线。

4. 胸骨旁线 parasternal line 是胸骨线与锁骨中线连线的中点所作的垂直线。

5. 腋前线 anterior axillary line 经腋前襞与胸壁交界处所作的垂直线。

6. 腋后线 posterior axillary line 经腋后襞与胸壁交界处所作的垂直线。

7. 腋中线 midaxillary line 经腋前、后线之间连线的中点所作的垂直线。

8. 肩胛线 scapular line 两臂下垂时经肩胛骨下角所作的垂直线。

9.脊柱旁线 paravertebral line 沿脊柱横突外侧端的连线,常为一稍凸向内侧的弧形线。

10.后正中线 posterior median line 经身体后面正中所作的垂直线,相当于各棘突尖的连线。

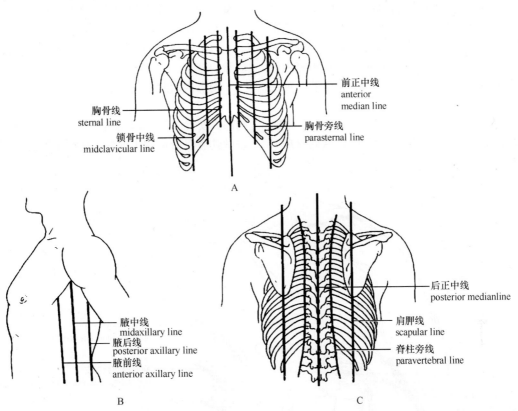

图 5-1 胸部标志线

A. 胸部标志线(前面);B. 胸部标志线(侧面);C. 胸部标志线(后面)

(华中科技大学 刘仁刚)

第 2 节 胸 壁

胸壁由胸廓和软组织构成。本节仅介绍胸前区和外侧区,胸背区在脊柱区叙述。

一、浅 层 结 构

(一)皮肤

胸前、外侧区皮肤较薄,除胸骨表面皮肤外,均有较大的活动度。胸前部皮肤面积大,质地和颜色与面部相近,可用于颌面部创伤的修复。

(二)浅筋膜

浅筋膜内含脂肪、皮神经、浅血管、浅淋巴管和乳腺。

1.皮神经 胸前区和外侧区的皮神经来自颈丛和上部肋间神经的分支(图 5-2)。

(1)**锁骨上神经 supmclavicular nerves**:约 3~4 支,属于颈丛皮支,自颈丛发出后向下跨越锁骨的前面,分布于胸前区上部和肩部皮肤(图 5-2)。

（2）**肋间神经**的外侧皮支和前皮支：肋间神经在腋前线附近（或腋中线）发出外侧皮支，分布于胸外侧区和胸前区外侧部皮肤。肋间神经的皮支分布具有以下特点：①明显的节段性和带状分布。自上而下按神经序数排列，第2肋间神经皮支分布于胸骨角平面的皮肤，其外侧皮支分出肋间臂神经分布于臂内侧部皮肤，第4肋间神经分布于乳头平面，第6肋间神经至剑胸结合平面，第8肋间神经至肋弓平面。根据皮神经的节段性分布，可判断麻醉平面和脊髓损伤节段。②重叠分布，相邻的三条皮神经互相重叠，共同管理一带状区的皮肤感觉。当一条肋间神经损伤时，其感觉障碍不明显。只有当与其相邻的两条肋间神经同时受损时，才出现其共同管理的带状区的皮肤感觉障碍。

2. 浅血管

（1）动脉：主要是胸廓内动脉、肋间后动脉和腋动脉的分支。

胸廓内动脉穿支：细小，在距胸骨侧缘约1cm处穿出，一般与肋间神经前皮支伴行，分布至胸前区内侧部。女性的第2~4穿支较粗大，发出分支至乳房，在做乳癌根治术时注意结扎这些血管（图5-2）。

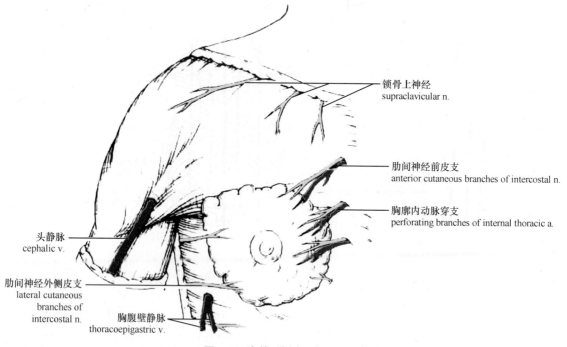

图5-2　胸前、外侧区浅层结构

肋间后动脉的分支：分前皮支和外侧皮支，与肋间神经的同名分支伴行，分布于胸前、外侧区的皮肤、肌肉和乳房。

胸肩峰动脉和**胸外侧动脉**的分支也分布于胸壁。

（2）静脉：胸廓内静脉的穿支和肋间后静脉的属支，分别注入胸廓内静脉和肋间后静脉。

胸腹壁静脉 thoracoepigastric veins：起于脐周静脉网，沿腹前外侧壁上行至胸前外侧区，汇入胸外侧静脉，收集腹壁上部、胸前外侧区浅层的静脉血。此静脉是上、下腔静脉之间的重要交通之一，当肝门静脉回流受阻时，可借此建立门-腔静脉侧支循环。

（三）乳房

乳房 mamma 是人类和哺乳动物皮肤的特殊器官，其形态发育受内分泌激素的影响，故具有明显的性别特征。

1. 位置和形态结构　乳房在儿童和男性不发达。青春期未授乳女性的乳房呈半球形，位于第2~6肋高度，胸骨旁线和腋中线之间。乳房由皮肤、脂肪、纤维结缔组织和乳腺等构成（图5-3）。**乳腺 mammary gland** 位于浅筋膜浅、深两层之间，被结缔组织分隔成15~20个乳腺叶。每一乳腺叶有一个**输乳管 lactiferous ducts**，以乳头为中心呈放射状排列，末端开口于乳头的输乳孔。乳腺脓肿切开引流时，宜做放射状切口，以防损伤输乳管。乳腺叶间脂肪组织包于乳腺周围，称脂肪囊，其内有许多纤维结缔组织束，称**乳房悬韧带 suspensory ligament of breast**，或 **Cooper 韧带**。一端连于皮肤和浅筋膜浅层，一端连于浅筋膜深层。乳腺癌时，该韧带受侵害缩短，牵引皮肤向内凹陷，是乳腺癌的重要体征之一。

2. 血管神经

（1）动脉：乳房主要由**胸廓内动脉**的肋间前支、**腋动脉**的分支（如胸外侧动脉、胸肩峰动脉、胸背动脉等）和上4条肋间后动脉的前穿支供血。乳房的这些血供来源中，胸外侧动脉约占68%，胸廓内动脉占30%。

（2）静脉：乳房有浅、深静脉，深静脉与同名动脉伴行，汇入胸廓内静脉、肋间后静脉和腋静脉。胸廓内静脉是乳房静脉血回流的主要静脉，也是乳腺癌肺转移的重要途径之一。

（3）神经:主要有锁骨上神经分支及第2~6肋间

神经的前、外侧皮支分布,管理乳房的感觉。其交感神经纤维分布到乳房,支配腺体的分泌和平滑肌的收缩。

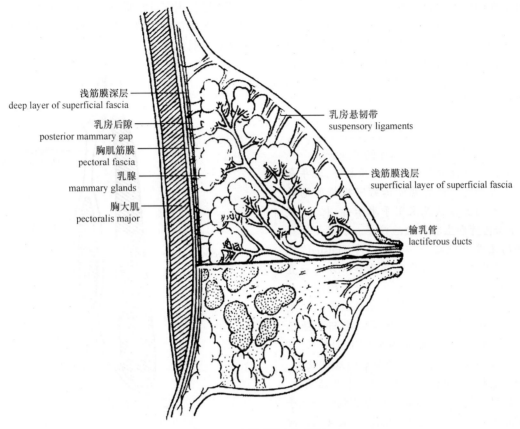

图 5-3　女性乳房(矢状面)

3.淋巴回流　女性乳房淋巴管丰富,分为浅、深两组。浅组位于皮下和皮内,深组位于乳腺小叶周围和输乳管壁内,两组之间广泛吻合。乳房的淋巴主要回流至腋淋巴结,部分回流至胸骨旁淋巴结、胸肌间淋巴结和膈淋巴结等(图 5-4)。

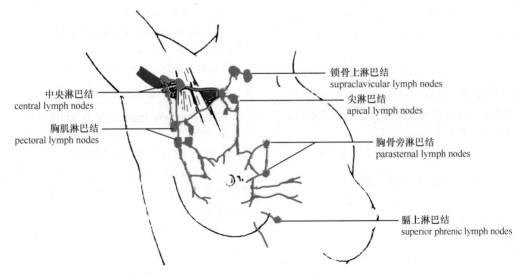

图 5-4　乳房的淋巴引流

（1）乳房外侧部和中央部的淋巴管主要引流入腋淋巴结的胸肌淋巴结,这是乳房淋巴回流的主要途径。

（2）乳房上部的淋巴管引流入腋淋巴结的尖淋巴结和锁骨上淋巴结。

（3）乳房内侧部的淋巴管一部分引流入胸骨旁淋巴结,另一部分与对侧乳房的淋巴管吻合。

（4）乳房内下部的淋巴管引流入膈上淋巴结前组，并与腹前壁上部及膈下的淋巴管相吻合，从而间接地与肝上面的淋巴管相交通。

（5）乳房深部的淋巴管经乳房后间隙引流入胸肌间淋巴结或尖淋巴结。胸肌间淋巴结又称 **Rotter 结**，位于胸大、小肌之间，乳腺癌时易受累。

乳房浅淋巴管广泛吻合，两侧互相连通。当乳腺癌累及浅淋巴管时，可致其所收集范围内的淋巴回流受阻，发生淋巴水肿，使乳房表面皮肤呈"橘皮样"改变。

> **视窗 5-1　乳腺癌保乳手术治疗的适应证**
>
> 　　乳腺癌是女性常见的恶性肿瘤之一，近年来发病呈上升趋势。乳腺癌的治疗可根据肿瘤的分期和病人的身体状况采用手术治疗、化了、放疗、内分泌治疗和生物靶向治疗等。手术是治疗乳腺癌的主要手段之一，从 1882 年 Halsted "经典"根治术到今天，乳腺癌的最佳手术方式一直是争论和研究的热点。随着医学研究的深入和前瞻性临床研究的开展，保乳手术已成为乳腺癌手术治疗的一种重要方式。大量临床研究业已证明，对早期乳腺癌若能正确应用保乳手术，可取得根治疾病和提高患者生活质量的双重效果。
>
> 　　保乳手术同时兼顾了患者的疗效和生活质量，应严格掌握适应证，不是所有乳腺癌都能行保乳手术。我国对保乳手术一直持谨慎态度，大多数医院选择乳腺癌单发、周围型、直径为 2~3cm 的患者。欧美国家对保乳手术选择肿瘤大小较中国为宽，乃因西方国家妇女乳房偏大，且对保乳有迫切要求，故对瘤体直径≤5cm 者也行保乳术。在选择病例时还需考虑下列条件：①瘤体大小与乳房比例适宜；②术中病理切片证实肿物手术切缘无癌细胞残留；③肿瘤边缘距乳头的距离>3cm；④腋窝无肿大淋巴结或淋巴结转移可能性较小；⑤术后形体美容效果的评估；⑥年龄35~45 岁；⑦患者强烈要求保乳，并具备接受全程治疗及终生随诊的条件；⑧患者了解此类手术与经典手术或改良手术的优缺点，并自愿接受此类保乳手术。

二、深层结构

（一）深筋膜

胸前、外侧区的深筋膜分为浅、深两层。

1. **浅层**　较薄，覆盖于胸大肌表面，向上附着于锁骨，向内侧与胸骨骨膜相连，向下、向后分别与腹部和胸背部深筋膜相延续。

2. **深层**　位于胸大肌深面，上端附于锁骨，向下包裹锁骨下肌和胸小肌，并覆盖在前锯肌表面，其中位于喙突、锁骨下肌和胸小肌上缘的部分称**锁胸筋膜**

clavipectoral fascia（图 5-5）。胸肩峰动脉的分支和胸内侧和外侧神经穿出该筋膜至胸大肌和胸小肌，头静脉和淋巴管则穿过此筋膜入腋腔。手术切开锁胸筋膜时应注意保护胸内侧和外侧神经，以防损伤引起胸大肌和胸小肌瘫痪。

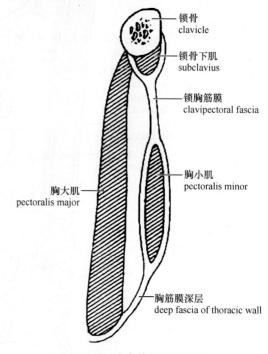

图 5-5　锁胸筋膜（矢状面）

（二）肌层

胸前、外侧区肌层由胸肌和部分腹肌组成。由浅至深可分为 4 层。第 1 层为胸大肌、腹外斜肌和腹直肌上部；第 2 层为锁骨下肌、胸小肌和前锯肌；第 3 层为肋间肌；第 4 层为胸横肌。

胸大肌 pectoralis major 位于胸前区，由胸内侧和外侧神经支配。**前锯肌 serratus anterior** 位于胸外侧区，为一宽薄扁肌，由胸长神经支配。

（三）胸廓和肋间隙

胸廓 thoracic cage 是胸腔壁的骨性支架，由 12 块胸椎、12 对肋和 1 块胸骨借其之间的连接而构成。胸廓除保护和支持胸腹腔器官外，主要参与呼吸运动。胸廓的形状有明显的个体差异，与年龄、性别和健康情况等因素有关。在严重肺气肿患者，胸廓前后径明显增大而呈桶状胸。

肋间隙 intercostal 为肋与肋之间的间隙，内有筋膜、肋间肌、血管和神经等结构。肋间隙的宽窄不一，一般上部较宽，下部较窄，前部较宽，后部较窄。由于第 6、7 肋软骨相互靠拢，故胸骨旁的第 6 肋间隙很窄，几乎不存在。第 5~8 肋曲度较大，而且缺乏保护，因此，肋骨骨折多发生在第 5~8 肋。骨折断端若向内移位，可刺破胸膜、肺和肋间血管，引起血胸、气胸和肺不张。

1. **肋间肌**　位于肋间隙内，由浅入深为肋间外肌、肋间内肌和肋间最内肌。

（1）**肋间外肌 intercostales externi**：位于肋间隙浅层，肌纤维起自上位肋下缘，斜向前下止于下位肋上缘。该肌自肋结节处由后向前至肋骨与肋软骨连接处移行为**肋间外膜 external intercostal membrane**，后者向内侧至胸骨侧缘。

（2）**肋间内肌 intercostales interni**：位于肋间外肌深面，肌纤维起自下位肋上缘斜向前上止于上位肋下缘。自胸骨侧缘向后至肋角处接**肋间内膜 internal intercostal membrane**，后者向内侧与脊柱相连。

（3）**肋间最内肌 intercostales intimi**：位于肋间内肌深面，起止及肌纤维方向与肋间内肌相同，二肌间有肋间血管神经通过。该肌薄弱不完整，仅存在于肋

间隙的外侧区，前、后部无此肌。因此，肋间血管及神经在肋间隙的前区和后区直接与其深面的胸内筋膜相贴。当胸膜感染时，可刺激神经引起肋间神经痛。

2.肋间血管和神经

（1）**肋间后动脉 posterior intercostal arteries**：共9 对，起自胸主动脉，行于第 3~11 肋间隙内的肋胸膜与肋间内肌之间，在肋角附近发出一较小的下支，沿下位肋骨上缘前行，本干又称上支，在肋间内肌与肋间最内肌之间沿肋沟前行。肋间后动脉的上、下支于肋间隙前部与胸廓内动脉的肋间前支吻合（图 5-6）。肋间后动脉沿途分支供应胸前区和外侧区，其第 2~4 支较大，供应乳房。下 3 对肋间后动脉不分上下支。第 1、2 肋间隙的动脉发自肋颈干。

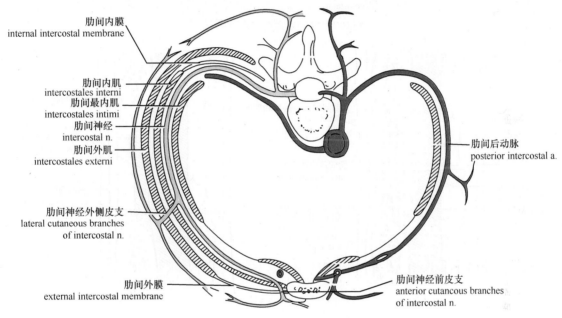

图 5-6 肋间后动脉和肋间神经

（2）**肋间后静脉 posterior intercostal veins**：右侧注入奇静脉、左侧注入半奇静脉或副半奇静脉，向前与胸廓内静脉交通。

（3）**肋间神经 intercostal nerves**：第 1~11 对胸神经前支行于相应的肋间隙中，称肋间神经（图5-6，图5-7），在肋间隙伴随血管走行，近腋前线处发出外侧皮支。第 2 肋间神经外侧皮支跨腋窝分布于臂内侧皮肤，称肋间臂神经，乳腺癌根治术应注意保护。如术后臂内侧皮肤麻木，可能因损伤该皮神经而引起的。肋间神经至胸骨外侧约 1cm处浅出，即前皮支。第 12 对胸神经前支行于第 12肋下方，称肋下神经。行肋间神经阻滞或封闭时，临床首选肋角至腋后线之间，此处肋骨位置较浅，且在肋沟处。肋间神经呈重叠分布，应同时封闭上、下位肋间神经。

肋间后动、静脉和肋间神经从肋角至脊柱段走行不恒定，在肋角和腋中线之间三者排列顺序自上而下

为静脉、动脉、神经，行于肋沟内。因此，胸膜腔穿刺宜在肋角外侧于下位肋的上缘进针。在腋中线至胸骨之间，肋间前、后血管分为上、下支，分别沿肋上、下缘走行，该区穿刺应在肋间隙中部。临床常在肩胛线第 8~9 肋间隙进行（图5-8）。

（四）胸廓内动、静脉和淋巴结

1.胸廓内动脉 internal thoracic artery 起自锁骨下动脉第一段下面，向下经锁骨下静脉后方，紧贴胸膜顶前面入胸腔，沿胸骨外侧约 1.25cm 处下行，至第 6 肋间隙分为肌膈动脉和腹壁上动脉两终支。沿途发出与膈神经伴行的心包膈动脉，分布至心包和膈。发出肋间前支在第 6 个肋间隙行向外侧，分布至肋间隙前部，并与肋间后动脉吻合；发出穿支与肋间神经前皮支一起浅出，分布于胸前壁内侧份皮肤，女性第 2~4 穿支还分布至乳房。胸廓内动脉前方为上6 个肋软骨及肋间内肌；后面上部紧贴壁胸膜，下部位于胸横肌之前面（图5-9）。

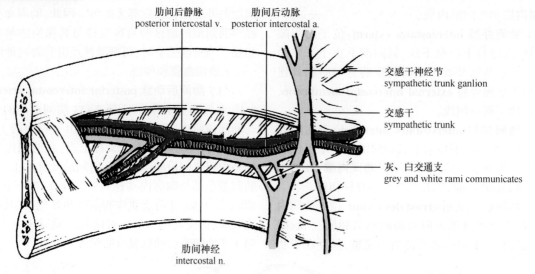

图 5-7 肋间后血管和肋间神经

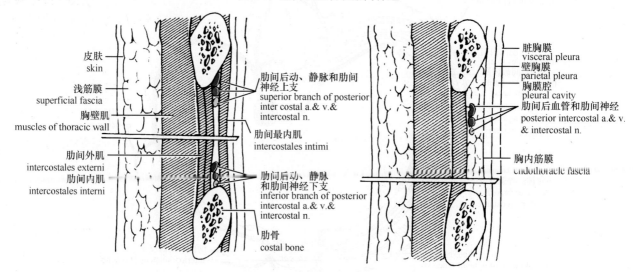

图 5-8 胸壁层次及胸膜腔穿刺部位

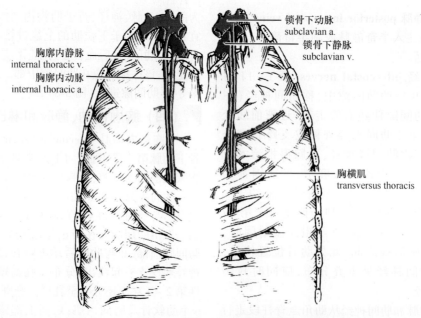

图 5-9 胸廓内血管和胸横肌

2.胸廓内静脉 internal thoracic veins 1~2 支，在同名动脉的内侧伴行。

3.淋巴结

（1）胸骨旁淋巴结 parastemal lymph nodes：在胸骨两侧第 1~6 肋间隙，沿胸廓内动、静脉排列，引流胸前壁、乳房内侧部、膈、肝上面的淋巴。其输出管合成支气管纵隔干。

（2）肋间淋巴结 intercostal lymph nodes：位于肋间隙内，分为前、中、后组，后组较恒定。前组位于肋骨与肋软骨交界处附近，注入胸骨旁淋巴结；中间组位于腋前线至肋角之间，注入腋淋巴结；后组位于肋角内侧，注入胸导管。

（五）胸内筋膜

胸内筋膜 endothoracic fascia 是一层致密的结缔组织膜，衬于肋和肋间隙内面。此筋膜与壁胸膜之间有疏松结缔组织，手术时，将手或器械伸入此层，可使壁胸膜与胸壁分离。位于脊柱两侧的胸内筋膜较厚，临床上可经此处剥离壁胸膜，施行后纵隔手术。胸内筋膜向下覆于膈的上面，称**膈胸膜筋膜 phrenicopleural fascia** 或膈上筋膜。向上覆于胸膜顶腹面并增厚，称**胸膜上膜 suprapleural membrane**，即 Sibson 膜。

案例 5-1 提示

1.乳腺癌侵害乳房悬韧带（Cooper 韧带）时，使其挛缩，牵引皮肤向内陷凹，是乳腺癌的重要体征之一。乳房局部皮肤呈"橘皮样"改变是由于乳腺癌累及浅淋巴管时，导致其所收集范围内的淋巴回流受阻，发生局部皮肤水肿，而毛囊与皮脂腺处的皮肤与皮下组织紧密结合，故水肿不明显，形成小凹状。

2.淋巴转移是乳腺癌转移的最常见途径，乳腺癌易转移至腋窝淋巴结及锁骨上淋巴结，具体转移途径有 5 种，见本节内容。乳腺癌手术需同时清除这些淋巴结。

3.乳腺癌手术根治术时除切除整个癌变乳房外，还应同时切除同侧的胸大肌、胸小肌、腋窝及锁骨下淋巴结。

4.手术过程需注意保护以下结构：①清除胸肌淋巴结时，勿损伤胸长神经（引起前锯肌瘫痪）。②清除外侧和中央淋巴结时，勿损伤腋腔内血管和神经。③清除肩胛下淋巴结时，勿损伤胸背神经（引起背阔肌瘫痪）。④清除尖淋巴结时，勿损伤头静脉（上肢水肿）。

（华中科技大学 刘仁刚）

第3节 膈

一、位置和分部

（一）位置

膈 diaphragm 位于胸、腹腔之间，封闭胸廓下口，是一向上隆凸的穹隆形扁肌，膈穹隆右高左低。膈上面外侧部覆以膈胸膜，隔着胸膜腔与肺底相邻，中央部与心包相愈着。膈下面左半与左半肝、胃和脾相邻，右半与右半肝相邻（图 5-10）。

（二）分部

膈中央部由腱膜构成，称**中心腱 central tendon**，周围部为肌纤维。根据肌纤维起始部位不同分为胸骨部、肋部和腰部。腰部又可分为内侧脚、中间脚和外侧脚。内侧脚最发达，即通常所说的膈脚，起自上 3~4 个腰椎体的前面；中间脚较薄弱，起自第二腰椎体的侧面；外侧脚最薄弱，起自第 2 腰椎体侧面，外侧份纤维起自内、外侧弓状韧带。**内侧弓状韧带 medial arcuate ligament** 为张于第 1、2 腰椎体侧面与第 1 腰椎横突之间的腱弓，**外侧弓状韧带 lateral arcuate ligament** 为张于第 1 腰椎横突与第 12 肋之间的腱弓（图 5-10）。膈与胸壁间的窄隙是肋膈隐窝所在部位。

二、裂隙与裂孔

膈的各部起始点间缺乏肌纤维，常形成肌间裂隙。裂隙的上、下面仅覆以筋膜或腹膜，是膈的薄弱区。另外，膈有主动脉、食管和下腔静脉穿过，形成三个裂孔（图 5-10）。

（一）裂隙

1.腰肋三角 lumbocostal triangle 位于膈的腰部与肋部起点之间，三角形尖向上底位于第 12 肋。腹腔器官可经三角突向胸腔形成膈疝。三角前方与肾后面相邻，后方有肋膈隐窝，故肾手术时应注意保护胸膜，以免撕破导致气胸。

2.胸肋三角 stemocostal triangle 位于膈的胸骨部与肋部起点之间，内有腹壁上血管和来自腹壁和肝上面的淋巴管通过。

（二）裂孔

1.主动脉裂孔 aortic hiatus 位于第 12 胸椎平面，由左、右内侧脚和第 12 胸椎体围成，其内有降主动脉和胸导管通过。孔的边缘为腱纤维性结构，故膈肌收缩时，不会压迫通过这里的血管和淋巴导管。

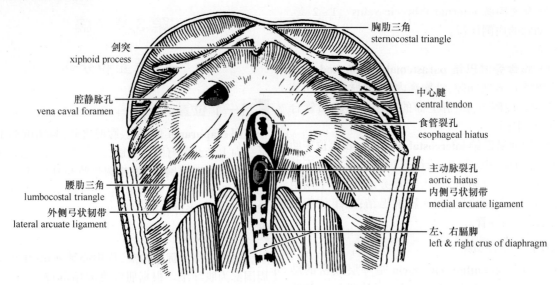

图 5-10 膈

2.食管裂孔 esophageal hiatus 位于主动脉裂孔的左前方,约平第 12 胸椎体平面,有食管和迷走神经前、后干通过。食管裂孔由来自右膈脚的肌束围成,膈脚肌纤维收缩,对食管有钳制作用。若右膈脚肌纤维环发育不良,腹部器官可自此处突入胸腔形成食管裂孔疝。食管裂孔处膈肌与食管壁之间有结缔组织形成的膈食管韧带,起固定食管和贲门的作用。由于吞咽时食管的运动和呼吸时膈的升降,膈食管韧带并不牢固,这也是食管裂孔疝的解剖学基础。

3.腔静脉孔 vena caval foramen 位于食管裂孔的右前方,约在第 8 胸椎平面,居正中线右侧 2~3cm处,有下腔静脉通过。

在膈中间脚与内侧脚之间有内脏大神经和腰升静脉通过,膈中间脚与外侧脚之间有交感干通过,膈神经穿中心腱或腔静脉孔。

三、血管、神经和淋巴

(一) 血管

膈的动脉主要来自**膈上、下动脉、肌膈动脉、心包膈动脉和下位肋间后动脉**,同名静脉与其伴行,最终回流至上、下腔静脉。

(二) 神经

膈主要由**膈神经 phrenic nerve** 支配,膈神经起自颈丛,在锁骨下动、静脉之间入胸腔,经肺根前方、心包与纵隔胸膜之间下行至膈。左膈神经穿肌部,右膈神经穿中心腱或腔静脉孔入膈内。沿途发出胸骨支、肋支、胸膜支和心包支。其运动纤维支配膈肌,感觉纤维分布至膈肌、胸膜、心包、膈中心腱下方的腹膜,右膈神经还有分支至肝上面被膜和胆囊。

副膈神经 accessory phrenic nerve 的出现率为48%。该神经于颈部多在膈神经外侧,经锁骨下静脉后方下行,与膈神经相汇合。

(三) 淋巴

膈有丰富的淋巴管,主要注入膈上、下淋巴结。**膈上淋巴结 superior phrenic lymph nodes** 位于膈的上面,可分为前、中、后三组,分别位于剑突后方、膈神经下端附近和主动脉裂孔周围。收纳膈、心包下部和肝上面的淋巴,其输出管注入胸骨旁淋巴结和纵隔后淋巴结。**膈下淋巴结 inferior phrenic lymph nodes** 沿膈下动、静脉排列,收纳膈下后部的淋巴,而膈下前部的淋巴管穿过膈肌注入膈上淋巴结前组。

> **视窗 5-2　胸腔镜肺叶切除术**
>
> 随着电视腔镜技术的迅猛发展与日益成熟,外科已经进入了微创时代。在为患者解除病痛的同时,尽可能减轻医源性创伤始终是医学发展的主旋律。在这一理念的指导下,各种微创技术一直在不断地创新。近年来开展的经自然腔道和单孔道内镜外科手术,就是现代微创外科技术不断创新的标志。2007 年法国医生完成经阴道胆囊切除术,2008 年新英格兰医学杂志报道了经脐单孔肾切除术。与其他外科领域相同,普通胸外科的微创手术也在不断地发展和改进。
>
> 电视胸腔镜手术(video-assistedthoracoscopic-surgery, VATS)在肺癌中的应用经过诸多临床研究证实,I 期肺癌行 VATS 肺叶切除并淋巴结清扫是安全、可行的。基于 VATS 患者术后恢复快、并发症较少的优势,目前美国国立综合癌症网络(National Comprehensive Cancer Network, NCCN)指南认为只要不违反肿瘤治疗和胸部手术原则,VATS 是可手术肺癌患者合理的术式选择。随着

VATS 技术的不断进步,VATS 已成功地用于全肺切除、支气管袖式肺叶切除等高难度手术。

VATS 肺叶切除术同其他微创技术一样,也在不断地发展和改进。华西医院刘伦旭教授开展的"单向式胸腔镜肺叶切除术"就是一个例证。解放军总医院初向阳教授提出的"单操作孔胸腔镜肺叶切除术"是 VATS 技术的又一进步,该术式更加符合微创的理念。当然,这种术式的临床价值还有赖于大宗病例的长期随访,手术器械也需要进一步改进。目前很多胸外科专家正在尝试这一术式,不断改进和完善 VATS 肺叶切除手术,推动我国肺癌微创外科治疗的水平。

(昆明医科大学　陈绍春)

第 4 节　胸腔和胸膜腔

胸腔 thoracic cavity 为一底向上凸、前后稍扁的锥形腔,由胸壁和膈围成,内衬以胸内筋膜。向上经胸廓上口通颈部,向下借膈与腹腔隔开。胸腔以纵隔为界可分为三部分,即中间部分的纵隔、容纳肺和胸膜囊的左、右两部分。

> **案例 5-2**
>
> 　　患者,男性,60 岁,教师。因持续性咳嗽、咯血痰伴右侧胸痛 4 个月后入院。4 个月前受凉后曾有发热、头痛、咳嗽,服药后发热、头痛好转,但咳嗽持续不断,开始为干咳,后有少量痰液,并发现痰中带血点、血丝。近来咳嗽加重,伴有右侧胸痛、胸闷、低热,食欲不振,体重减轻。体检:患者明显消瘦,体质虚弱,呼吸急促,咳嗽不断。左肺后下部叩诊呈浊音,听诊该处呼吸音消失。胸部 X 线片显示右肺下叶有一块状阴影,右侧肋膈隐窝处也有一块阴影。支气管镜检见右肺下叶支气管内有一肿块,阻塞管腔,取活体检验,病理诊断为鳞状上皮癌。局部麻醉后摘取双侧锁骨上淋巴结活检显示,癌细胞已转移至双侧锁骨上淋巴结。临床诊断:肺癌,右侧胸腔积液。
>
> 请思考以下问题:
>
> 　　1. 如用胸膜腔穿刺,应选择何部位? 为什么?
>
> 　　2. 摘除锁骨上淋巴结应注意什么?
>
> 　　3. 若手术切除癌肿,手术入路需经哪些层次进入胸腔?

一、胸　　膜

胸膜 pleura 属于浆膜,分为脏胸膜和壁胸膜。脏

胸膜 visceral pleura 又称为肺胸膜,被覆于肺的表面,与肺紧密结合,并伸入叶间裂内。**壁胸膜 parietal pleura** 贴附在胸内筋膜内面、膈上面和纵隔侧面,并突至颈根部。根据其分布部位不同分为 4 部:肋胸膜 **costal pleura**、膈胸膜 **diaphragmatic pleura**、纵隔胸膜 **mediastinal pleura** 和胸膜顶 **cupula of pleura**。胸膜顶高出锁骨内侧 1/3 段上方 2~3cm,上面覆以胸膜上膜对胸膜顶起固定和保护作用。肺根下方脏、壁胸膜的移行部分形成双层的**肺韧带 pulmonary ligament**,它上连肺根,下部可达肺的下缘,呈额状,有固定肺的作用。

二、胸　膜　腔

胸膜腔 pleural cavity 为脏、壁胸膜在肺根处相互移行,共同围成左、右各一的密闭窄隙,腔内为负压,并有少量浆液。当肺组织因破裂等原因致空气进入胸膜腔时,称为气胸。由于肺韧带的附着,肺固定于纵隔,而被压向内侧。在穿刺排气时,应选择胸腔上部,通常在第 2 肋间隙、锁骨中线附近进针。胸膜发生炎症时,胸膜表面变得粗糙,呼吸时,脏、壁胸膜相互摩擦而出现胸膜摩擦音。

壁胸膜与脏胸膜之间大部分互相贴近,故胸膜腔是潜在的腔隙,但在某些部位壁胸膜相互返折,深呼吸时,肺缘也不能伸入其内,这些部位的胸膜腔称为**胸膜隐窝 pleural recesses**,主要有肋膈隐窝和肋纵隔隐窝。**肋膈隐窝 costodiaphragmatic recess** 位于肋胸膜与膈胸膜返折处,呈半环形,自剑突向后下至脊柱两侧,后部较深,是最大的胸膜隐窝,容量大,在平静呼吸时的深度约为 5cm,也是胸膜腔最低处,胸膜腔积液首先积聚于此处。胸膜腔穿刺抽液时,常选择肩胛线和腋后线第 8、9 肋之间将针刺入此隐窝内抽液,因肋膈隐窝后部较深,引流和抽液比较彻底。**肋纵隔隐窝 costomediastinal recess** 位于肋胸膜与纵隔胸膜前缘返折处下部,由于左肺心切迹的存在,左侧较明显。

> **视窗 5-3　　浆　液**
>
> 　　正常胸膜腔内含有 5~10ml 清亮浆液,呼吸运动时对相互贴附的壁胸膜和脏胸膜起润滑作用。浆液产生源于流体静水压和渗透压。壁胸膜毛细血管内的流体静水压高于脏胸膜毛细血管内的流体静水压,浆液吸收是在脏胸膜的毛细血管,任何原因引起的浆液增加(如炎症、恶性肿瘤、充血性心力衰竭等)或影响浆液的吸收,均会导致浆液异常蓄积,临床上称为胸腔积液。在成年人,肋膈隐窝内积液超过 300ml,临床即可查出。临床体征包括:积液侧肺膨胀减小,导致呼吸音降低,叩诊呈浊音。

三、壁胸膜返折线的体表投影

壁胸膜返折线的体表投影是指壁胸膜各部互相返折在体表的投影(图5-11)。心包穿刺、胸骨劈开、肾手术、前纵隔手术等均涉及壁胸膜的界线,尤其是前界和下界,有较重要的临床意义。

（一）胸膜前界

胸膜前界为肋胸膜前缘与纵隔胸膜前缘的返折线。两侧均起自胸膜顶,即锁骨内侧1/3段上方2～3cm处,向内下行经胸锁关节后方至第2胸肋关节的高度两侧靠拢,于正中线偏外垂直向下,右侧至第6胸肋关节高度移行为下界,左侧至第4胸肋关节处转向下,沿胸骨侧缘外侧2～2.5cm下行,达第6肋软骨中点处移行为下界。两侧胸膜前界在第2～4胸肋关节高度互相靠拢,向上、向下又各自分开,形成两个三角形无胸膜覆盖区。上方的为**胸腺三角**,儿童较宽,内有胸腺;

成人较窄,有胸腺遗迹和结缔组织。下方的称为**心包三角**,此处心包未被胸膜遮盖,直接与胸前壁相贴。

第2～4胸肋关节平面的两侧胸膜前界有时甚至出现重叠,出现率约为26%,老年人可高达39.5%。在开胸手术时,应注意有这种情况的可能,以免发生双侧气胸。右侧胸膜可向下跨过右剑肋角,约占1/3,故肋弓下切口应注意,有损伤右胸膜的可能。左侧胸膜前界第4胸肋关节以下部分,位于胸骨后方者相对较少,因此,心包穿刺部位以左剑肋角处较为安全。

（二）胸膜下界

为肋胸膜与膈胸膜的返折线。右侧起自第6胸肋关节后方,左侧起自第6肋软骨中点处,两侧均向外下行,在锁骨中线、腋中线和肩胛线分别与第8、10、11肋相交,后正中线上平第12胸椎棘突高度。右侧胸膜下界比左侧略高,国人下界后份在右侧第12肋颈下方者约占60%,左侧者约占40%(图5-11)。

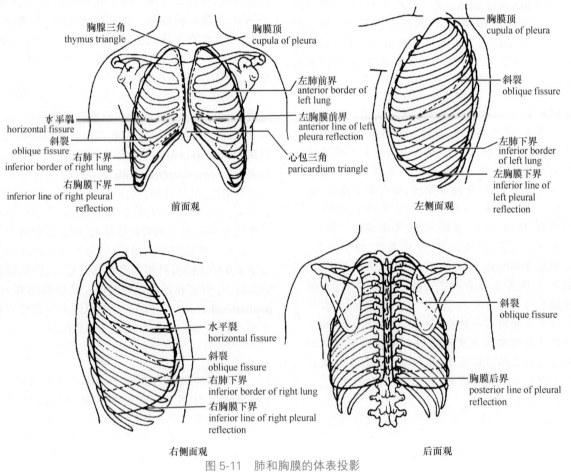

图 5-11　肺和胸膜的体表投影

四、胸膜的血管、淋巴和神经

（一）血管

脏胸膜由支气管动脉和肺动脉终末支供血,壁胸

膜的血液供应主要来自肋间后动脉、胸廓内动脉和心包膈动脉的分支。静脉与同名动脉伴行,最终注入上腔静脉和肺静脉。

（二）淋巴

胸膜的淋巴管位于间皮深面的结缔组织中,脏胸膜的淋巴管与肺的淋巴管吻合,注入支气管肺门淋巴结。壁胸膜各部的淋巴回流不一,分别注入胸骨旁淋巴结,肋间淋巴结,膈淋巴结,纵隔前、后淋巴结和腋淋巴结。

(三) 神经

脏胸膜由肺丛的内脏感觉神经分布,对触摸和冷热等刺激不敏感,但对牵拉刺激敏感。肺手术时可经肺根麻醉阻滞肺丛的传入冲动。壁胸膜有脊神经的躯体感觉神经分布,感觉灵敏,对机械性刺激敏感,外伤或炎症时可引起剧烈疼痛。肋间神经分支至肋胸膜和膈胸膜周围部;膈神经的分支分布到胸膜顶、纵隔胸膜及膈胸膜的中央部。当胸膜受刺激时,疼痛可沿肋间神经向胸、腹壁放射或沿膈神经向颈、肩部放射引起牵涉痛,对于疾病的诊断有重要意义。

> **视窗 5-4　　胸部的疼痛**
>
> 胸部躯体性疼痛:胸壁疼痛一般是剧烈的而且是可以定位的。由分布到疼痛区的感觉神经纤维经脊神经传入到中枢神经系统。
>
> 胸部内脏性疼痛:内脏性疼痛较弥散,定位较差。此感觉冲动沿自主神经的传入神经纤维传入到中枢神经系统。多数内脏感觉神经纤维伴随交感神经通过脊神经前根到达相应的脊髓节段。另外,分布到喉、食管上段和气管的内脏感觉神经纤维,伴随舌咽、迷走神经的副交感神经传入到中枢神经系统。
>
> 胸部牵涉性疼痛:指当某些内脏发生病变时,常在体表一定区域产生痛觉,发生牵涉性疼痛的体表部位与病变器官往往受同一节段脊神经支配,躯体和内脏均可出现牵涉性疼痛。

> **视窗 5-5　　胸膜腔穿刺及引流**
>
> 胸膜腔内有液体聚集时,膈受压下降,肺扩张不全,影响呼吸功能。胸膜腔穿刺部位不能低于第9肋间隙,以防损伤膈。由于肋间后血管在肋角内侧斜行于肋间隙中份,故常自腋后线第8、9肋间隙靠近但不紧贴肋骨上缘穿刺。经腋后线第8肋间隙沿肋骨上缘稍上方切开,插入套管作胸膜腔闭合引流,避免肺切除术后形成高压性气胸,使肺扩张。
>
> 在锁骨中线上的第2或第3肋间隙中部穿刺,进行人工气胸治疗,或安置引流管连接水封瓶,抽吸胸膜腔内的积气。

五、肺

肺 lung 位于胸腔内、纵隔两侧,左右各一,借肺根和肺韧带与纵隔相连。肺的肋面、膈面和纵隔面分别对向胸壁、膈和纵隔。**肺尖 apex of lung** 的上方覆以胸膜顶,突入颈根部,**肺底 base of lung** 隔着膈与腹腔器官相邻。**左肺由斜裂 oblique fissure** 分为上、下二叶。右肺由斜裂和**水平裂 horizontal fissure** 分为上、中、下三叶。

(一) 肺的体表投影

1.肺的前、下界　肺的前界几乎与胸膜的前界一致,仅左肺前缘在第4胸肋关节高度沿第4肋软骨急转向外至胸骨旁线处弯向外下,直至第6肋软骨中点移行为肺下界。肺下界较胸膜下界稍高,平静呼吸时,锁骨中线、腋中线和肩胛线分别与第6、8、10肋相交,后正中线处平对第10胸椎棘突(表5-1)。小儿肺下界较成年人约高一个肋。

表 5-1　肺和胸膜下界的体表投影

	锁骨中线	腋中线	肩胛线	后正中线
肺下界	第6肋	第8肋	第10肋	第10胸椎棘突
胸膜下界	第8肋	第10肋	第11肋	第12胸椎棘突

2.肺裂　两肺斜裂为自第3胸椎棘突向外下方,绕过胸侧部至锁骨中线与第6肋相交处的斜线。右肺的水平裂为自右第4胸肋关节向外,至腋中线与斜裂投影线相交的水平线。

3.肺根　前方平第2~4肋间隙前端,后方平于第4~6胸椎棘突高度,在后正中线与肩胛骨内侧缘连线中点的垂直线上。

(二) 肺门与肺根

1.肺门 hilum of lung　为两肺纵隔面中部的凹陷,有主支气管,肺动、静脉,支气管动、静脉,淋巴管和肺丛等出入,临床上称此处为**第一肺门 primary pulmonary hilum**;将肺叶支气管、动脉、静脉出入肺叶之处称为**第二肺门 secondary pulmonary hilum**。

2.肺根 root of lung　为出入肺门各结构的总称,外包以胸膜而成,为主支气管、肺动脉、肺静脉、支气管动脉、支气管静脉、淋巴管和神经出入的部位。肺根主要结构的位置关系有一定规律,由前向后为上肺静脉、肺动脉、主支气管和下肺静脉;自上而下,左肺根依次为肺动脉、主支气管、上肺静脉和下肺静脉;右肺根为上叶支气管,肺动脉,中、下叶支气管,上肺静脉和下肺静脉。由于两侧的下肺静脉位置最低,手术切开肺韧带时,注意切勿损伤下肺静脉。此外,两肺门处尚有数个**支气管肺门淋巴结 bronchopulmonary hilar lymph nodes**,一般呈黑色,也称肺门淋巴结(图5-12)。

肺根的毗邻:左肺根前方为左膈神经和左心包膈血管,后方为胸主动脉和左迷走神经,上方为主动脉弓,下方为肺韧带;右肺根前方为右膈神经、右心包膈血管和上腔静脉,后方为右迷走神经和奇静脉,上方为奇静脉弓,下方为肺韧带。

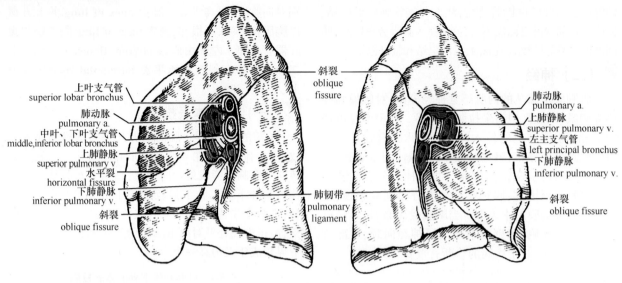

图 5-12　肺和肺门结构

（三）支气管肺段

气管在胸骨角平面上分为左、右主支气管。**主支气管 principal bronchus** 是气管分出的第一级支气管。主支气管在肺门处分支为**肺叶支气管 lobar bronchi**，即第二级支气管，经第二肺门入肺叶。肺叶支气管再分为**肺段支气管 segmental bronchi**，为第三级支气管。一般每侧肺有 10 个肺段支气管，每个肺段支气管反复分支，管径越分越细，呈树枝状，称**支气管树 bronchial tree**。

每一肺段支气管及其所属的肺组织称**支气管肺段 bronchopulmonary segments**，简称肺段。肺段呈圆锥形，其尖朝向肺门，底朝向肺表面。肺段内有肺段支气管、肺段动脉和支气管血管伴行。各支气管肺段都占据一定部位，两肺段间除借表面的肺胸膜与胸膜下的小静脉支相连以外，还有少量结缔组织和肺段间静脉相连，肺段间静脉是肺段切除的标志。肺段间静脉收集相邻肺段的静脉血。肺段动脉往往与肺段相适应，并与肺段支气管伴行，终末支分布至肺段的边缘。支气管肺段在形态和功能上有一定的独立性，若某肺段支气管阻塞，则该肺段内呼吸完全中断。轻度感染或结核，可局限在一个肺段，随着病情发展可蔓延到其他支气管肺段。根据病变范围，按肺段为单位施行肺段切除，所以肺段的解剖学特征具有重要的临床意义（图 5-13，图 5-14）。

右肺有 10 个肺段，左肺有 8～10 个肺段，右肺上、下叶各 5 个肺段，由于上叶尖段支气管与后段支气管共干，下叶内侧底段支气管与前底段支气管共干，故肺段合并为尖后段和内侧前底段，此时左肺则只有 8 个段（图 5-13）。

（四）血管、淋巴和神经

1. 血管　肺的血管有肺血管和支气管血管两个系统：肺血管为功能性血管，完成气体交换功能；支气管血管为营养性血管，供给肺氧气和进行物质交换。

（1）肺动脉和肺静脉：**肺动脉干 pulmonary trunk** 起自右心室，在左主支气管前方向左后上行，至主动脉弓下方，平第 4 胸椎高度时分为左、右肺动脉，经肺门入肺。**右肺动脉 right pulmonary artery** 较长，经升主动脉和上腔静脉后方，奇静脉弓下方入肺门。**左肺动脉 left pulmonary artery** 较短，在胸主动脉前方和左主支气管前上方入肺门。肺动脉入肺后伴随支气管分支，一般行于相应支气管的背侧和下方。**肺静脉 pulmonary veins** 每侧两条，称上肺静脉和下肺静脉，由肺泡周围毛细血管逐级汇集而成。肺静脉在肺内的属支分为段间静脉和段内静脉，段间静脉收集相邻肺段的血液，左肺的上、下肺静脉分别收集左肺上、下叶的血液，右肺的上肺静脉收集右肺上、中叶的血液，下肺静脉收集右肺下叶的血液。上肺静脉在主支气管和肺动脉下方行向内下，平第 3 肋软骨高度穿过心包入左心房；下肺静脉水平向前，平第 4 肋软骨高度注入左心房（图 5-12）。

（2）支气管动、静脉：**支气管动脉 bronchial artery** 又称为支气管支，起自胸主动脉或肋间后动脉，共 1～3 支，细小，参入肺根（沿支气管后壁）入肺，分布于各级支气管壁、血管壁、肺实质和脏胸膜等处。其静脉一部分汇集成**支气管静脉 bronchial veins**，出肺门，右侧支气管静脉注入奇静脉或上腔静脉，左侧注入半奇静脉；另一部分则注入肺静脉的属支。

支气管动脉与肺动脉的终末支吻合，一般在支气管入肺后第 4～8 级分支处，共同分布于肺泡壁。两动脉的吻合使体循环和肺循环互相交通。当肺动脉狭窄和栓塞时，吻合支扩大，支气管动脉则有代替肺动脉的作用，成为气体交换的血管。当肺有慢性疾病时，支气管动脉的氧合血可经毛细血管前吻合到肺动脉，以代替供应通气差或膨胀不全的肺区。

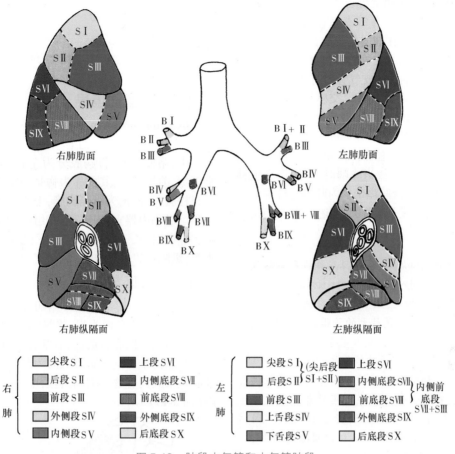

右肺肋面　　　　　　　　　　　　　　　左肺肋面

右肺纵隔面　　　　　　　　　　　　　左肺纵隔面

	右肺			左肺	
□ 尖段 S I	■ 上段 S VI	□ 尖段 S I (尖后段	■ 上段 S VI	
□ 后段 S II	■ 内侧底段 S VII	□ 后段 S II S I+S II)	■ 内侧底段 S VII 内侧前	
■ 前段 S III	■ 前底段 S VIII	■ 前段 S III	■ 前底段 S VIII 底段	
□ 外侧段 S IV	■ 外侧底段 S IX	□ 上舌段 S IV	■ 外侧底段 S IX S VII+S III	
■ 内侧段 S V	□ 后底段 S X	□ 下舌段 S V	□ 后底段 S X	

图 5-13 肺段支气管和支气管肺段

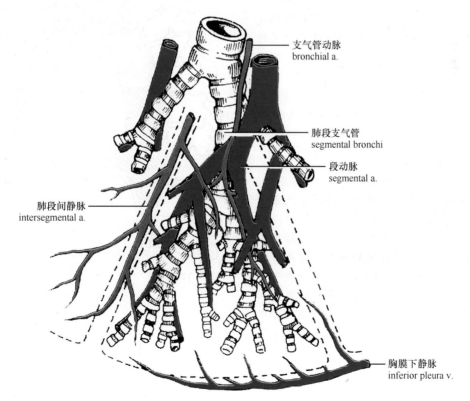

支气管动脉
bronchial a.

肺段支气管
segmental bronchi

段动脉
segmental a.

肺段间静脉
intersegmental a.

胸膜下静脉
inferior pleura v.

图 5-14 肺段内结构及肺段间静脉

2.淋巴　肺有浅、深两组淋巴管。浅淋巴管位于脏胸膜深面，深淋巴管位于各级支气管周围。肺泡壁无淋巴管。浅、深淋巴管在肺内较少吻合，主要在肺门处相互吻合，浅淋巴管汇入支气管肺门淋巴结;深组淋巴管汇入肺淋巴结，最后汇入支气管肺门淋巴结。

3.神经　肺由内脏神经支配。交感神经来自脊髓胸2～5节段的侧角，副交感神经来自迷走神经。二者在肺根前、后方形成**肺丛**，随肺根入肺。副交感神经兴奋，使支气管平滑肌收缩，血管扩张和腺体分泌，交感神经兴奋的作用则相反。故当哮喘时，可用拟交感神经药物以解除支气管平滑肌痉挛。内脏感觉纤维分布于肺泡、各级支气管黏膜及脏胸膜，随迷走神经入脑。

案例 5-2 提示

1.胸膜腔穿刺抽液时，常选择肩胛线和腋后线第8、9肋之间将针刺入肋膈隐窝内。肋膈隐窝位于肋胸膜与膈胸膜返折处，呈半环形，自剑突向后下至脊柱两侧，后部较深，是最大的胸膜隐窝，也是胸膜腔最低处，胸膜腔积液首先积聚于此处。因肋膈隐窝后部较深，引流和抽液比较彻底。

肋间动、静脉和肋间神经从肋角至脊柱段走行不恒定，在肋角和腋中线之间三者排列顺序自上而下为静脉、动脉、神经，行于肋沟内。因此，胸膜腔穿刺在肩胛线第8～9肋间隙进行时，应于下位肋骨的上缘进针。

2.在肺癌疾病中，常见锁骨上窝处有淋巴结肿大。为了确定是否转移，术前或手术时需摘除该处淋巴结进行病理检查。在摘除位置较深的淋巴结时，由于需要剥离粘连，可能易损伤胸膜顶而并发气胸，应加以注意。

3.肺的手术过程需切开胸壁进入胸腔，其手术通路应切开皮肤、浅筋膜、深筋膜、胸廓外肌层、肋间肌，分离或切断肋骨，切开胸内筋膜和壁胸膜。

视窗 5-6　　　关于肺段切除术

由于每一个肺段都有独立的肺段支气管分布，而且相邻肺段间有结缔组织相分隔，所以对仅限于一个肺段内的某些良性病变，可选择性地施行肺段切除术。但肺段间的界面其实并不十分清楚，手术时可首先将病灶肺段的肺段支气管钳夹，经麻醉机加压吹气，使其他肺段膨胀以利于辨认，并以肺段间静脉为标志进行分离。必须注意到分布至脏胸膜的支气管动脉的分支亦行于肺段间隔中，相邻肺段的肺动脉的分支偶尔也存在吻合关系。所以，手术中断面渗血比较严重，应注意术后容易产生并发症。

（滨州医学院　金昌洙　于振海）

第5节　纵　隔

一、概　述

（一）位置与境界

纵隔 mediastinum 是左、右纵隔胸膜之间全部器官、结构和结缔组织的总称。纵隔呈矢状位，位于胸腔正中，略偏左侧，将胸腔分为左右两部分。纵隔上窄下宽，前短后长，其前界为胸骨和肋软骨内侧，后界为脊柱胸段，两侧为纵隔胸膜，上界为胸廓上口，下界为膈。纵隔内器官借疏松结缔组织相连，吸气时膈下降，纵隔被拉长。在病理情况下，如两侧胸膜腔压力不等，纵隔可以移位，出现纵隔摆动。

（二）分区与侧面观

1.四分法　解剖学通常用四分法，以胸骨角至第4胸椎体下缘的平面为界，将纵隔分为上纵隔和下纵隔。下纵隔又以心包的前、后壁为界分为前、中、后纵隔。心包前壁与前方胸骨之间为前纵隔，中纵隔主要被心包及其内容物占据，心包后壁与脊柱之间为后纵隔（图 5-15）。

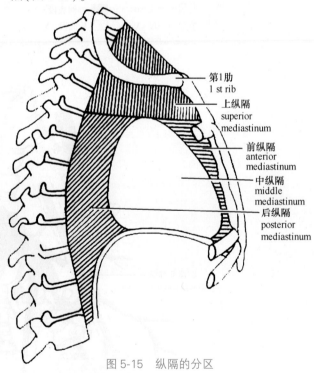

图 5-15　纵隔的分区

2.三分法　临床上多采用三分法，以气管、气管杈前壁和心包后壁的冠状面为界，将纵隔分为前、后纵隔。前纵隔又以胸骨角平面分为上纵隔和下纵隔。

以下按常用的四分法描述纵隔:

纵隔的形态因体形和年龄不同而有差异。纵隔内的器官大多为单个，而且左右不对称。

纵隔左侧面中部为左肺根，其前下方为心包形成的隆凸，前方有左膈神经和心包膈血管下行；后方有胸主动脉、左迷走神经、左交感干及内脏大神经下行；上方为主动脉弓及其分支左颈总动脉和左锁骨下动脉。在左锁骨下动脉、主动脉弓与脊柱围成的食管上三角

内有胸导管和食管胸段的上份；在胸主动脉、心包和膈围成的食管下三角内可见食管胸段的下份。左迷走神经在主动脉弓前方下行时，其分支左喉返神经绕主动脉弓反折上行至喉部，延续为喉下神经(图 5-16A)。

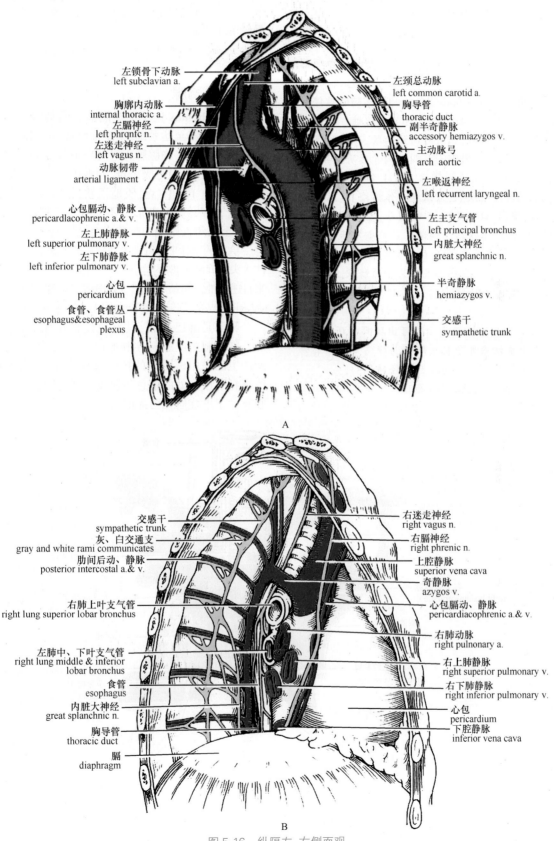

图 5-16 纵隔左、右侧面观

A. 纵隔左侧面观；B. 纵隔右侧面观

纵隔右侧面中部为右肺根,其前下方有心包形成的隆凸;前方有右膈神经和心包膈血管;后方有奇静脉、食管、右迷走神经、右交感干、内脏大神经;上方有右头臂静脉、奇静脉弓、上腔静脉、气管和食管,下方有下腔静脉(图5-16B)。

案例 5-3

患者,女性,55岁,环卫工人。因进行吞咽困难已有4个月,近来出现呼吸困难而急诊入院。患者自诉4个月前在吞咽食物时偶感胸骨后停滞或异样感,但不影响进食,有时呈间歇性。此后出现进行性吞咽困难,初时对固体食物,而后对半流质、流质饮食也有困难。吞咽时胸骨后有灼痛、钝痛,近来出现持续性胸背痛。自1个月前开始出现剧烈的阵发性咳嗽,伴血痰。体格检查:患者极度消瘦,虚弱,口唇发绀,呼吸困难,左锁骨上淋巴结肿大,质硬,不活动。胸部X线检查显示纵隔增宽,食管钡餐显示食管与左主支气管相交处平面压迹明显,食管镜检病理报告为食管鳞状上皮癌。临床诊断:食管癌(晚期)。

请思考以下问题:

1. 食管上X线钡餐检查可出现哪些压迹?
2. 手术切除部分食管胸部易损伤哪些器官?
3. 食管癌可经哪些淋巴途径转移?
4. 食管癌易侵犯哪些器官?

二、上 纵 隔

上纵隔 superior mediastinum 的器官由前向后可分为三层。前层(胸腺—静脉层)含胸腺、左、右头臂静脉和上腔静脉;中层(动脉层)含主动脉弓及其三大分支、膈神经和迷走神经;后层含食管、气管、胸导管和左喉返神经等(图5-17A、B、C)。

(一) 胸腺

胸腺 thymus 位于上纵隔前层的胸腺三角内,上达胸廓上口甚至达颈部,下至前纵隔,前邻胸骨,后贴心包及大血管。胸腺肿大时可压迫其深面的气管、食管和大血管,出现呼吸困难、吞咽困难和发绀等症状。小儿胸腺重10~15克,质地柔软,相对较大,灰红色,可分左、右两侧叶,其形态不一。青春期腺组织逐渐退化,至成年人则成为胸腺残余,被脂肪组织代替。

胸腺的动脉来自胸廓内动脉和甲状腺下动脉,其静脉注入头臂静脉、胸廓内静脉和甲状腺下静脉。胸腺的神经来自迷走神经和颈部交感干的分支。胸腺的淋巴回流至纵隔前淋巴结、气管支气管前淋巴结和胸骨旁淋巴结。

胸腺是淋巴器官,具有免疫作用兼有内分泌功能。胸腺肥大或患恶性肿瘤时,胸腺激素分泌异常,能产生乙酰胆碱受体的抗体,阻断乙酰胆碱的作用,使神经肌接头处的信息传递障碍,降低肌力。切除胸腺有助于重症肌无力症的治疗。

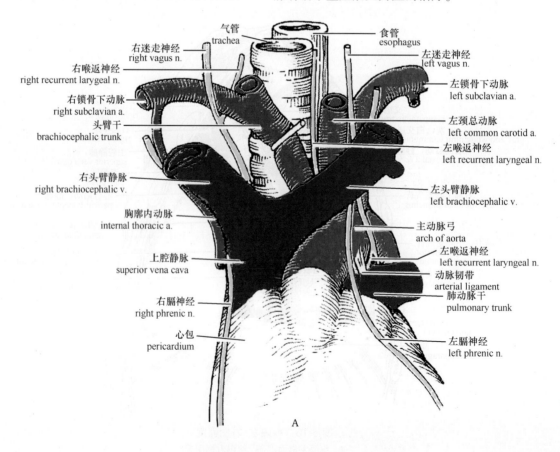

气管 trachea
食管 esophagus
右迷走神经 right vagus n.
左迷走神经 left vagus n.
右喉返神经 right recurrent laryngeal n.
左锁骨下动脉 left subclavian a.
右锁骨下动脉 right subclavian a.
左颈总动脉 left common carotid a.
头臂干 brachiocephalic trunk
左喉返神经 left recurrent laryngeal n.
右头臂静脉 right brachiocephalic v.
左头臂静脉 left brachiocephalic v.
胸廓内动脉 internal thoracic a.
主动脉弓 arch of aorta
左喉返神经 left recurrent laryngeal n.
上腔静脉 superior vena cava
动脉韧带 arterial ligament
肺动脉干 pulmonary trunk
右膈神经 right phrenic n.
心包 pericardium
左膈神经 left phrenic n.

A

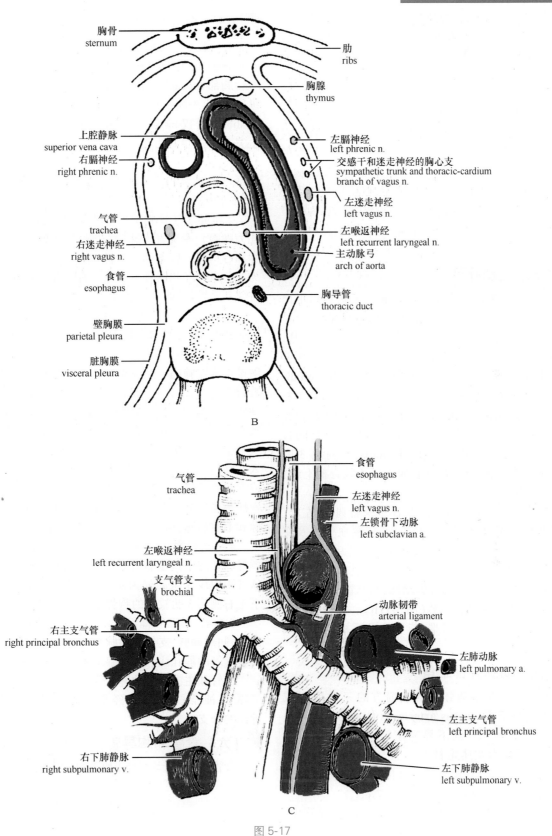

图 5-17

A. 上纵隔；B. 上纵隔下面观(平第 4 胸椎体)；C. 上纵隔

（二）上腔静脉及其属支

上腔静脉 superior vena cava 位于上纵隔右前部,长约 7cm,由左、右头臂静脉在右侧第 1 胸肋结合处后方汇合而成,沿升主动脉右侧垂直下行,在第 2 胸肋关节后方穿过纤维心包,于第 3 胸肋关节高度注入右心房。上腔静脉前方有胸膜和肺,后方有气管、右迷走神经和奇静脉,左侧为升主动脉和头臂干起始部,右为膈神经、心包膈血管和纵隔胸膜。右肺根位于上腔静脉下段的后方,奇静脉经右肺根上方注入上腔静脉。

头臂静脉 brachiocephalic vein 包括左右两支,由锁骨下静脉和颈内静脉在胸锁关节后方汇合而成。左头臂静脉长约 6~7cm,自左胸锁关节后方斜向右下,经主动脉弓分支的前方,达右侧第 1 胸肋结合的后方,与右头臂静脉汇合。左头臂静脉有时高出胸骨柄,贴在气管颈部的前面,尤以儿童多见,故气管切开时应注意。右头臂静脉前方紧贴胸骨舌骨肌、胸骨甲状肌、锁骨和胸腺,右后方有右肺、右胸膜、右膈神经,左后方有头臂干和右迷走神经等。

（三）主动脉弓

1.位置 **主动脉弓 aortic arch** 位于胸骨角平面以上,始于右侧第 2 胸肋关节上缘水平,呈弓形向左后到脊柱左侧,于第 4 胸椎体下缘移行为胸主动脉。主动脉弓的凹侧发出支气管动脉,是肺的营养性血管。主动脉弓凸侧发出**头臂干 brachiocephalic trunk、左颈总动脉 left common carotid artery** 和**左锁骨下动脉 left subclavian artery**。胎儿的主动脉弓在左锁骨下动脉起始处与动脉导管附着处之间管腔较狭窄,即**主动脉峡 aortic isthmus**,平对第 3 胸椎。小儿主动脉弓位置较高,同上可达胸骨柄上缘,气管切开时应予注意。

2.毗邻 主动脉弓左前方有左纵隔胸膜、左肺、左膈神经、左迷走神经及其分支、心包膈血管以及交感干。右后方邻气管、食管、胸导管、左喉返神经和心深丛。主动脉弓的上缘和 3 大分支的根部前方有左头臂静脉和胸腺;弓下缘邻肺动脉、动脉韧带、左主支气管、左喉返神经和心浅丛(图5-17B)。主动脉瘤压迫气管时可导致呼吸困难,若累及喉返神经则影响发音。

（四）动脉导管三角

1.位置 在主动脉弓的左前方的三角形区域称**动脉导管三角 ductus arteriosus triangle**,是寻找动脉导管的标志。其下界为左肺动脉,前界为左膈神经,后界为左迷走神经。三角内有动脉韧带、左喉返神经和心浅丛。左喉返神经紧贴动脉韧带左侧绕主动脉弓凹侧上升(图5-17A、C)。

2. 动脉韧带 arterial ligament 即动脉导管索,是胚胎时期的动脉导管闭锁后形成的遗迹,连于主动脉弓下缘与肺动脉干分叉处的稍左侧,长 0.3~2.5cm。动脉导管在生后不久闭锁,若 1 岁以后仍不闭锁,即为动脉导管未闭症,是先天性心脏病之一。行动脉导管结扎术时,注意保护左喉返神经等结构(图5-17A)。

（五）气管胸部和主支气管

1.位置 **气管胸部 thoracic part of trachea** 气管在胸骨柄的颈静脉切迹水平分为气管颈部和下方的**气管胸部 thoracic part of trachea**。气管胸部位于上纵隔中央,平胸骨角平面分为左、右主支气管,二者分叉处称**气管杈 bifurcation of trachea**。其内面下缘向上突起形成半月形的**气管隆嵴 carina of trachea**,是气管镜检时辨认左、右主支气管起点的标志。男性气管平均长度为 13.6cm,女性气管平均长度为 12.1cm(图5-17C)。

2.毗邻 气管胸部前方为胸骨柄、胸腺遗迹(小儿为胸腺)、左头臂静脉、主动脉弓、头臂干、左颈总动脉和心丛等。后方邻近食管,后外有喉返神经,左侧为左迷走神经和锁骨下动脉。右侧有奇静脉弓,右前方邻右头臂静脉、上腔静脉和右迷走神经等。

3.左、右主支气管 **左主支气管 left principal bronchus** 细长、倾斜度较大,长 4.5~4.8cm,其下缘与气管中线的交角(即左嵴下角)平均为 37.5°,平第 6 胸椎进入左肺门。左主支气管前方有左肺动脉,后方有胸主动脉,上方有主动脉弓,在气管镜检时,可见主动脉弓的搏动。**右主支气管 right principal bronchus** 较左主支气管短粗而陡直,长 1.9~2.1cm,其下缘与气管中线的交角(即右嵴下角)为 23°,平第 5 胸椎进入右肺门。气管异物多坠入右主支气管内,支气管镜或支气管插管也易置入右主支气管,右肺下叶感染的发病率也较高。右主支气管前方有升主动脉、右肺动脉和上腔静脉,后上方有奇静脉弓勾绕。

4.体表投影 气管胸部居中线稍偏右,由胸骨柄颈静脉切迹中点至胸骨角处。气管向左至左第 3 肋软骨距中线 3.5cm 处为左主支气管。气管下端向右下至右侧第 3 肋软骨的胸骨端为右主支气管。

5.血管、淋巴和神经 动脉主要来自甲状腺下动脉、肋间后动脉、支气管动脉和胸廓内动脉,而气管和主支气管的静脉注入甲状腺下静脉、奇静脉和头臂静脉。气管和主支气管的淋巴管很丰富,回流至支气管纵隔干,神经来自迷走神经及其分支喉返神经和交感神经的分支。

（六）食管和胸导管

食管和胸导管均行经上纵隔和后纵隔,详见后纵隔。

三、下 纵 隔

下纵隔 inferior mediastinum 分为前、中、后纵隔。

（一）前纵隔

前纵隔 anterior mediastinum 为位于心包前壁与胸骨体之间的窄隙,内有胸膜囊前部、胸腺或胸腺遗迹下部、纵隔前淋巴结、疏松结缔组织等。

（二）中纵隔

中纵隔 middle mediastinum 是以心包前、后壁为界的区域，内含心、心包、出入心的大血管根部、膈神经、心包膈血管、奇静脉弓、心神经丛及淋巴结等。

1.心包 pericardium　为包裹心和出入心的大血管根部的闭合性纤维浆膜囊，由纤维心包和浆膜心包组成(图 5-18)。

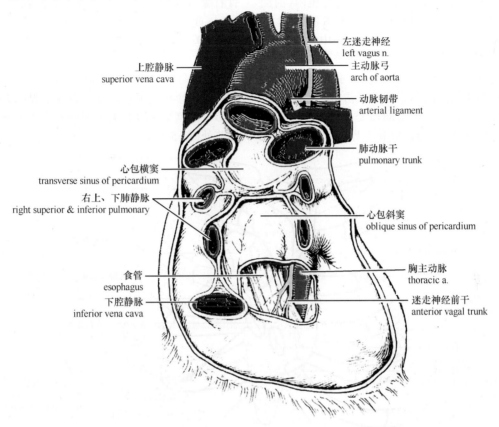

图 5-18　心包和心包窦

上腔静脉
superior vena cava

心包横窦
transverse sinus of pericardium

右上、下肺静脉
right superior & inferior pulmonary

食管
esophagus

下腔静脉
inferior vena cava

左迷走神经
left vagus n.

主动脉弓
arch of aorta

动脉韧带
arterial ligament

肺动脉干
pulmonary trunk

心包斜窦
oblique sinus of pericardium

胸主动脉
thoracic a.

迷走神经前干
anterior vagal trunk

（1）构成:**纤维心包 fibrous pericardium** 为锥形囊,底大口小,囊口位于心的右上方,与出入心的大血管外膜相延续,囊底朝向膈中心腱并与之愈着。纤维心包的主要功能是防止心脏过度扩张和维持心脏正常位置。浆膜心包分为脏、壁两层,在出入心的大血管根部互相移行。壁层与纤维心包紧密相连,脏层紧贴心肌层表面(即心外膜)及出入心大血管。浆膜心包分泌少量浆液,减少心脏搏动时的摩擦。

心包腔 pericardial cavity 为浆膜心包脏、壁两层互相转折移行而成的狭窄而密闭腔隙,腔内含少量浆液。心包腔在某些部位形成隐窝,即**心包窦 pericardial sinus**。位于升主动脉、肺动脉与上腔静脉、左心房前壁之间的间隙称**心包横窦 transverse sinus of pericardium**,可容纳一手指,心脏和大血管手术时,可经心包横窦钳夹升主动脉及肺动脉干,阻断血流。**心包斜窦 oblique sinus of pericardium** 位于心底后面,两侧肺上、下静脉,下腔静脉,左心房后壁与心包后壁之间。浆膜心包壁层的前部与下部移行处的腔隙,称**心包前下窦 anterior inferior sinus of pericardium**,深 1~2cm,是

心包腔的最低部位,心包积液时,液体首先积聚于此,是心包腔穿刺抽液的安全部位,心包穿刺时常在左剑肋角处进针。

（2）位置和毗邻:心包占据中纵隔,前方隔着肺和胸膜与胸骨体和第 2~6 肋软骨相邻,胸骨体后面与心包相连的纤维结缔组织,称胸骨心包上、下韧带。心包后面有主支气管、食管、胸导管、胸主动脉、奇静脉和半奇静脉。两侧为纵隔胸膜,并有膈神经和心包膈神经和心包膈血管穿行于心包与纵隔胸膜之间。上方有升主动脉、肺动脉干及上腔静脉。下面邻膈和下腔静脉,并与膈中心腱紧密愈合,但心包与膈中心腱周围大部尚可分离,故在前正中线胸腹联合切口时,可不打开心包腔。

（3）血管、神经和淋巴回流:心包的血供来自心包膈动脉、肌膈动脉和食管动脉等,静脉注入胸廓内静脉、奇静脉和半奇静脉等。心包神经来自心丛、肺丛、食管丛和左喉返神经,感觉神经由膈神经、肋间神经的分支分布。心包的淋巴回流入胸骨旁淋巴结,纵隔前、后淋巴结和膈上淋巴结。

2.心 heart　形似倒置的圆锥体,前后略扁,底朝

向右后上方,尖向左前下方。心表面的冠状沟、前室间沟、后室间沟和后房间沟分为**左心房 left atrium**、**右心房 right atrium**、**左心室 left ventricle** 和**右心室 right ventricle**。

(1)位置与毗邻:心位于中纵隔的心包内,前面与胸骨体和第2~6肋软骨相对,后邻5~8胸椎体,约2/3位于前正中线左侧,约1/3位于前正中线的右侧。心两侧及前面大部分被肺和胸膜所掩盖,只有前面一小部分接胸骨下半左侧及左侧第4、5肋软骨,临床心内注射常在第4肋间隙胸骨左缘处进针。心脏的位置可因体型、呼吸、体位的不同而变化。心的毗邻关系与心包的毗邻基本一致,但其上界较低,与出入心的大血管相邻。

(2)体表投影:心在胸前壁的投影可用四点的连线来表示。①左上点在左侧第2肋软骨下缘,距胸骨左缘约1.2cm处;②右上点在右第3肋软骨上缘距胸骨右缘1cm处;③左下点在第5肋间隙距前正中线7~9cm或左锁骨中线内侧1~2cm处;④右下点在右第6胸肋关节处。①、②点的连线为心上界,③、④点的连线为心下界,②、④点作一微向右凸的弧形线为心右界,①、③点之间作一微向左凸的弧形线为心左界。心尖的投影在左下点③处。心房下界(即冠状沟)的投影自左侧第3胸肋关节斜向右下至右侧第6胸肋关节处(图5-19)。

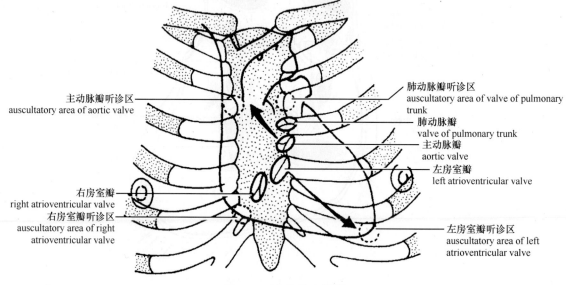

图 5-19 心的体表投影

(3)血管:心的血液供应来自左、**右冠状动脉 coronary artery**,心的静脉包括心大、中、小三条静脉,注入**冠状窦 coronary sinus**,冠状窦开口于右心房。有些小静脉直接注入右心房。

(4)淋巴:心的淋巴管形成丛,分布在心内膜下、心肌内和心外膜下,淋巴由深到浅回流,最后在心外膜下汇集成左、右淋巴干。左淋巴干注入气管支气管淋巴结,右淋巴干回流至纵隔前淋巴结。

(5)神经:心的神经分为心浅丛和心深丛,分布于心肌、心传导系和冠状动脉等。交感神经兴奋使心跳加快、心肌收缩力增强、冠状动脉扩张,副交感神经兴奋的作用则相反。心浅丛位于主动脉弓前下方,心深丛位于主动脉弓后方和气管杈的前面,浅、深丛之间有纤维相联系。

(三)后纵隔

后纵隔 posterior mediastinum 是下纵隔位于心包后壁与下部胸椎之间的部分。在后纵隔内纵行的器官有食管、胸导管、胸主动脉、奇静脉、半奇静脉、副半奇静脉、迷走神经、内脏大、小神经、胸交感干以及纵隔后淋巴结。横行排列的结构有肋间后动、静脉。

1.食管胸部 thoracic part of esophagus 长约18cm,上平胸廓上口接食管颈部,经上纵隔进入后纵隔下行至膈的食管裂孔处续为食管腹部。

(1)分段:根据食管所在部位可分为颈、胸、腹三部,食管胸部又以气管杈下缘为界分胸上段和胸下段。

(2)位置:食管胸部在上纵隔后部偏左侧,气管与脊柱之间,向下越过气管杈后方,位于胸主动脉的右侧;约在第7胸椎平面以下再次偏左,并在胸主动脉前方向左前下行达膈食管裂孔处。从前方观察,食管上段偏左,中段偏右,下段偏左,呈现两个轻度侧曲,即上位侧曲凸向左,下位侧曲凸向右(图5-17C,图5-20)。

(3)毗邻:食管在第4胸椎以上前方邻气管、气管杈、主动脉弓、左锁骨下动脉和左喉返神经等;第4胸椎以下,食管前面有左主支气管、左心房、左迷走神经和气管杈淋巴结等。由于左主支气管在第4、5胸椎水平跨越食管,食管在此处形成第二个狭窄,是异物嵌顿、穿孔以及食管癌的好发部位。食管与后方脊柱之间的间隙称食管后间隙。在第5胸椎以下,食管

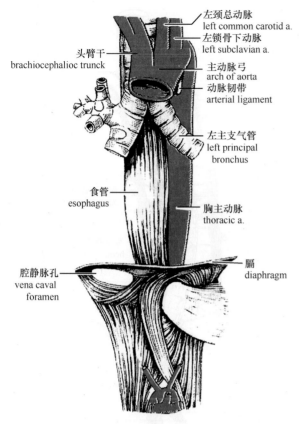

左颈总动脉
left common carotid a.

左锁骨下动脉
left subclavian a.

头臂干
brachiocephalioc trunck

主动脉弓
arch of aorta

动脉韧带
arterial ligament

左主支气管
left principal bronchus

食管
esophagus

胸主动脉
thoracic a.

腔静脉孔
vena caval foramen

膈
diaphragm

图 5-20　食管和胸主动脉

后间隙内有胸主动脉和右肋间后动脉、奇静脉、半奇静脉、副半奇静脉以及胸导管。食管左侧,在第 4 胸椎以上与左锁骨下动脉、胸导管上份、主动脉弓和左纵隔胸膜相邻,第 5～7 胸椎处,食管与胸主动脉相邻;在第 8 胸椎以下,食管又与左纵隔胸膜相接触。因此在食管胸段左侧,有两处(即食管进入和离开胸腔处)是和纵隔胸膜相贴的,这两处分别为食管上、下三角,是外科学的重要标志。食管上三角由左锁骨下动脉、脊柱前面和主动脉弓缘围成,该三角内含食管和胸导管,食管下三角由心包、胸主动脉和膈围成;食管右侧邻奇静脉和右纵隔胸膜。肺根以下,右侧纵隔胸膜不仅被覆在食管的右侧,而且也深入到食管后面,形成**食管后隐窝retroesophageal recess**,在左胸入路的食管下段手术时,容易破入右胸膜腔。在食管后隐窝处,左、右侧纵隔胸膜很接近,而形成食管系膜(图 5-20)。

(4) 狭窄部位:食管全长有三个生理性狭窄,第一狭窄为咽和食管交界处,即食管起始部距中切牙约15cm;第二狭窄为与左主支气管相交处,距中切牙25cm;第三狭窄为穿膈的食管裂孔处,距中切牙约40cm。上述狭窄部位是食管异物易于滞留和食管癌的好发部位。

(5) 食管的血管、淋巴和神经

1) 动脉:食管胸部上段的血液供应主要来自第1、2肋间后动脉和支气管动脉的食管支。食管胸部下段的血液供应主要来自胸主动脉的食管支和第 3～7 肋间后动脉的食管支(图 5-21A)。

2) 静脉:食管壁内静脉很丰富,在黏膜下层和食管周围吻合成食管黏膜下静脉丛和食管周围静脉丛,再汇聚成数条**食管静脉 esophageal veins**注入奇静脉、半奇静脉和副半奇静脉,最后回流至上腔静脉。食管静脉丛向下与胃左静脉吻合,当门静脉高压时,可经此途径建立门腔静脉之间的侧支循环,使食管静脉丛血流量增加,压力增高,可导致食管静脉曲张,甚至破裂出血(图 5-21B)。

3) 淋巴回流:食管胸部的毛细淋巴管吻合成黏膜下淋巴管丛,再发出集合淋巴管注入邻近的淋巴结,胸上段的集合淋巴管注入气管支气管淋巴结和气管旁淋巴结,下段的淋巴管注入纵隔后淋巴结和胃左淋巴结。此外,食管胸部尚有少部分集合淋巴管直接注入胸导管(图 5-17C,图 5-22)。

4) 神经:食管胸部的神经来自胸交感干、迷走神经和及其分支喉返神经,交感和副交感神经支配平滑肌和腺体,喉返神经支配骨骼肌,感觉神经分布于黏膜。

2.胸主动脉 thoracic aorta　自第 4 胸椎下缘续于主动脉弓,沿脊柱左侧下行,至第 7 胸椎平面以下逐渐沿中线行于脊柱前方,于第 12 胸椎处穿过膈的主动脉裂孔而移行为腹主动脉(图 5-20)。

(1) 毗邻:胸主动脉的前方自上而下邻左肺根、心包后壁、食管和膈,后方是脊柱、半奇静脉和副半奇静脉,左侧为左纵隔胸膜,右侧为奇静脉、胸导管和右纵隔胸膜。

(2) 分支:胸主动脉的壁支包括肋间后动脉、肋下动脉和膈上动脉。脏支有支气管动脉、食管动脉以及心包支和纵隔支。

3.胸导管 thoracic duct

(1) 行程:**胸导管**平第 12 胸椎下缘高度起自**乳糜池 cisterna chyli**,经膈的主动脉裂孔入胸腔后纵隔,在胸主动脉和奇静脉之间上行,至第 5 胸椎平面斜行向左,沿食管左缘与左纵隔胸膜之间上行,在颈部注入左静脉角(图 5-17C,图 5-23)。

(2) 毗邻:位于第 5 胸椎平面以下的胸导管下段,前方有食管,后方为右肋间后动脉和脊柱,左侧邻胸主动脉,右侧是奇静脉和纵隔胸膜。第 4 胸椎平面以上的胸导管上段前方有颈总动脉,后方有脊柱,左侧有锁骨下动脉和纵隔胸膜,右侧为食管和左喉返神经。胸导管上段左邻纵隔胸膜,下段为右纵隔胸膜。当食管癌手术或闭合性胸导管损伤时,上段损伤常合并左胸膜破损,淋巴液流入胸膜腔而引起左侧乳糜胸,下段损伤常引起右侧乳糜胸。胸导管各段之间以及与右淋巴导管之间有广泛的吻合支,胸导管与奇静脉、肋间后静脉等也有交通,胸导管结扎一般不会引起淋巴淤积。

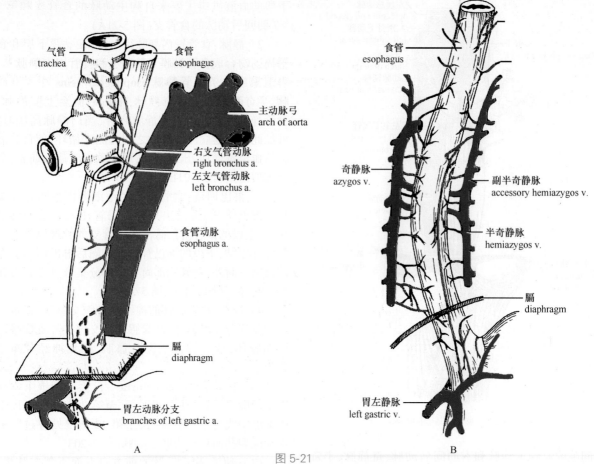

图 5-21

A. 胸主动脉的支气管支与食管支；B. 食管的静脉

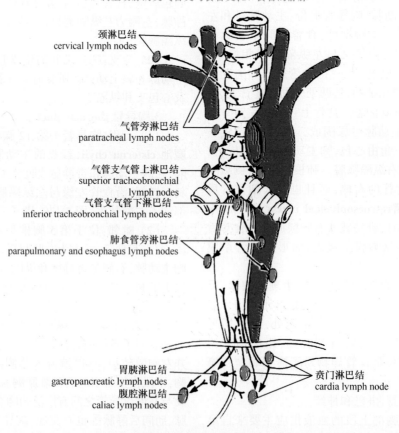

图 5-22　食管的淋巴引流

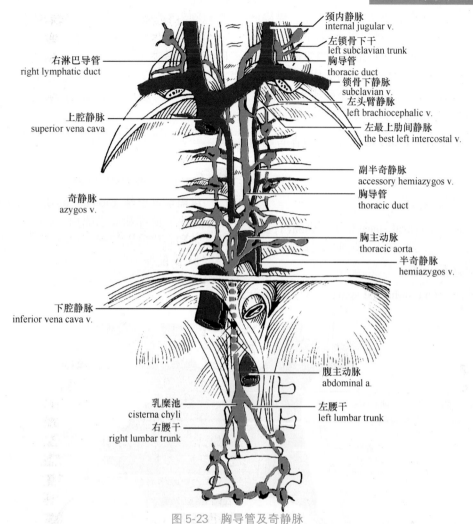

右淋巴导管
right lymphatic duct

上腔静脉
superior vena cava

奇静脉
azygos v.

下腔静脉
inferior vena cava v.

乳糜池
cisterna chyli

右腰干
right lumbar trunk

颈内静脉
internal jugular v.

左锁骨下干
left subclavian trunk

胸导管
thoracic duct

锁骨下静脉
subclavian v.

左头臂静脉
left brachiocephalic v.

左最上肋间静脉
the best left intercostal v.

副半奇静脉
accessory hemiazygos v.

胸导管
thoracic duct

胸主动脉
thoracic aorta

半奇静脉
hemiazygos v.

腹主动脉
abdominal a.

左腰干
left lumbar trunk

图 5-23 胸导管及奇静脉

4.奇静脉、半奇静脉和副半奇静脉　**奇静脉 azygos vein** 在腹后壁由右腰升静脉和右肋下静脉汇合而成,经右膈脚内侧脚入胸腔后纵隔,在食管后方、胸导管和胸主动脉右侧上行,至第 4 胸椎水平呈弓形绕右肺根后上方注入上腔静脉,是沟通上、下腔静脉的重要通道(图 5-23)。**半奇静脉 hemiazygos vein** 由左腰升静脉和左肋下静脉汇合而成,收集左下 3 条肋间后静脉和副半奇静脉的血液,经左膈脚入后纵隔,在第 7~10 胸椎高度向右越过脊柱汇入奇静脉。**副半奇静脉 accessory hemiazygos vein** 由左侧上部肋间后静脉汇成,沿胸椎体左侧下行注入半奇静脉。

5.胸交感干 thoracic pollion of sympathetic trunk 左右各一,位于脊柱胸段两侧,肋头前方,奇静脉和半奇静脉的后外侧。每侧胸交感干有 10~12 个交感干神经节。由第 5 或第 6~9 胸交感干神经节发出的节前纤维组成**内脏大神经 greater splanchnic nerve** 穿膈至腹腔,终于腹腔神经节。由第 10~12 胸交感神经节发出的节前纤维组成**内脏小神经 lesser splanchnic nerve** 穿膈腰部中间份肌纤维,终于主动脉肾节。胸交感干与肋间神经间有白、灰交通支相连,并发分支至胸主动脉、食管、气管和支气管(图 5-16B)。

6.迷走神经 vagus nerve 为一对行程长、分布广的混合性脑神经,经颈静脉孔出颅,经颈部入胸腔。左、右迷走神经的行程及毗邻关系各异,左迷走神经在左颈总动脉和左锁骨下动脉之间入胸腔,向下越过主动脉弓的左前方,至左肺根后方分为若干细支组成肺丛,继而下行至食管前面分散成为食管前丛(图 5-16A)。迷走神经在食管下端又汇合成迷走神经前干,随食管穿膈食管裂孔入腹腔。左迷走神经在主动脉弓前下方发出左喉返神经,后者在动脉韧带外侧向后绕主动脉弓下缘并在其后面上行,于气管与食管沟内上升至喉。右迷走神经在右头臂静脉和右锁骨下动脉之间入胸腔,在颈部发出分支喉返神经,钩绕锁骨下动脉上升至喉。右迷走神经主干沿气管右侧下行至肺根后方(图 5-16B),分支组成肺丛,发出心支加入心深丛。右迷走神经在胸部沿食管后方下行,分散形成食管后丛,此丛下端汇集成迷走神经后干,随食管入腹腔,分布于胃后壁。

四、纵隔间隙

纵隔间隙为纵隔内各器官之间的窄隙,由疏松结缔组织填充,以适应器官活动和容积的改变。纵隔间隙的结缔组织向上与颈部的间隙相通,向下经主动脉裂孔、食管裂孔等与腹腔的间隙相通。当纵隔气肿时空气可向上扩散到颈部,炎症积液可向下蔓延至腹膜后隙,颈部筋膜间隙的渗血、感染也可向下蔓延至纵隔。

(一) 胸骨后间隙

胸骨后间隙 retrosternal space 位于胸骨与胸内筋膜之间,该间隙的炎症可向膈蔓延,甚而穿过膈扩散至腹膜外脂肪层。

(二) 气管前间隙

气管前间隙 pretracheal space 位于上纵隔内,在气管、气管杈与主动脉弓之间,向上通颈部的气管前间隙。

(三) 食管后间隙

食管后间隙 retroesophageal space 位于后纵隔食

管与胸内筋膜之间,内有胸导管、奇静脉和副半奇静脉等结构。该间隙向上通咽后间隙,向下可经膈的裂隙与腹膜后隙相通。

五、纵隔内淋巴结

纵隔内淋巴结较多,排列不甚规则,各结群间无明显界线,可大致分为3群。

(一) 纵隔前淋巴结

纵隔前淋巴结 anterior mediastinal lymph nodes 位于上纵隔前部和前纵隔内,沿出入心的大血管、动脉韧带和心包前方排列,收集胸腺、心包前部、心、纵隔胸膜、膈前部和肝上面的淋巴,其输出管注入支气管纵隔干(图 5-24)。

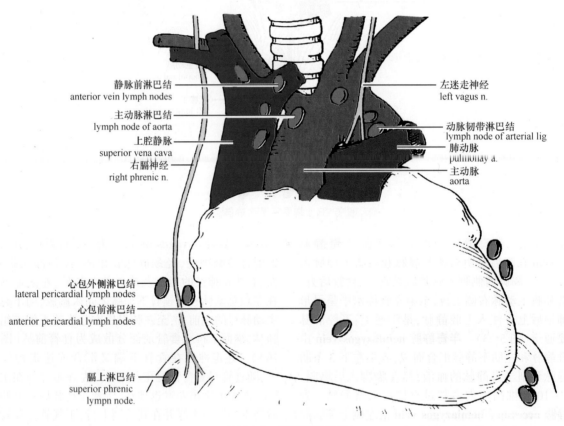

图 5-24　纵隔前淋巴结

(二) 纵隔后淋巴结

纵隔后淋巴结 posterior mediastinal lymph nodes 位于上纵隔后部和后纵隔内。其中,肺食管旁淋巴结 pulmonary paraesophageal lymph nodes 位于食管两侧、心包后方、胸主动脉前方,收纳食管胸部、心包后部、膈后部和肝的部分淋巴,其输出管多注入胸导管(图 5-25)。

(三) 心包外侧淋巴结和肺韧带淋巴结

心包外侧淋巴结 lateral pericardial lymph nodes 位于心包与纵隔胸膜之间,沿心包膈血管排列,收集心包和纵隔胸膜的淋巴。肺韧带淋巴结 lymph node of pulmonary ligament 位于肺韧带两层胸膜之间,收集肺下叶底部的淋巴,其输出管注入气管支气管淋巴结。肺下叶肿瘤可转移到此淋巴结(图 5-24)。

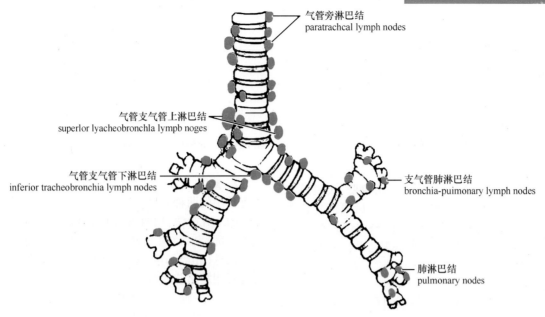

图 5-25 纵隔后淋巴结

案例 5-3 提示

1.正常食管进行 X 线钡餐检查时于生理性狭窄处可见压迹,食管全长有三个生理性狭窄,第一狭窄位于咽和食管交界处,第二狭窄在与左主支气管相交处,第三狭窄穿膈的食管裂孔处。第二狭窄位于胸骨角平面或第 4、5 胸椎间水平,由于主动脉弓从其左壁和左主支气管从其前方跨过所致,故又称支气管主动脉狭窄,该狭窄处有癌肿发生时,行 X 线钡餐检查可见明显压迹。

2.食管胸部与许多器官毗邻,手术时应小心分离,以免损伤。第 4 胸椎以上,食管前方有气管、气管权、主动脉弓、左锁骨下动脉和左喉返神经等;第 4 胸椎以下,食管前面依次与左主支气管、左心房的后面、左迷走神经和气管权淋巴结等相邻。由于左主支气管在平第 4、5 胸椎间跨越食管前方向左,食管在此处形成第二个狭窄,是异物嵌顿、穿孔及食管癌好发部位。食管后方,食管与脊柱之间的间隙称食管后间隙。在第 5 胸椎以下,食管后间隙内有奇静脉、半奇静脉、副半奇静脉、胸导管、胸主动脉和右肋间后动脉。食管左侧,在第 4 胸椎以上,食管与左锁骨下动脉、胸导管上分、主动脉弓和左纵隔胸膜相邻,第 5~7 胸椎处,食管与胸主动脉相邻。

3.食管癌好发于食管胸部,食管胸部的毛细淋巴管互相吻合形成黏膜下淋巴管丛,由丛发出集合淋巴管注入邻近的淋巴结。食管癌转移的主要途径有:①胸上段的淋巴汇入气管支气管淋巴结和气管旁淋巴结;②胸下段的淋巴管注入纵隔后淋巴结和胃左淋巴结;③食管胸部尚有少部分集合淋巴管直接注入胸导管。

4.食管癌在中段的发生率最高,该部位的癌组织极易侵入附近的重要器官,如主动脉弓、气管及气管权等。

视窗 5-7

1. **纵隔扑动** 常见于开放性气胸,伤侧胸膜腔与外界大气直接相通,气压等于大气压,高于健侧胸膜腔压力,纵隔偏向健侧。吸气时,两侧压力差进一步增大,纵隔向健侧进一步移位,呼气时,两侧胸膜腔压力差减少,纵隔移回伤侧,这种现象称为纵隔扑动。纵隔扑动能影响静脉血回流,引起循环功能障碍,而纵隔摆动可刺激纵隔及肺门神经丛,加之气胸本身的通气、换气功能障碍,纵隔扑动能引起或加重休克,即胸膜肺休克。

2. **纵隔炎** 纵隔的器官周围是疏松结缔组织,并与颈根部相延续。因此,颈深部的感染可能扩散到纵隔而产生纵隔炎。累及食管的胸壁穿通伤也可能产生纵隔炎。在食管穿孔的病例,空气进入结缔组织间隙并蔓延到颈根部筋膜下,可产生皮下气肿。

3. **纵隔镜** 纵隔镜检查是一种诊断和治疗方法,可不开胸获取气管、支气管淋巴结的标本。在颈部中线胸骨上窝做一小切口,向下可显露气管分叉以下的区域。这种方法常用于明确诊断或诊断支气管癌的转移程度。

(辽宁医学院 左中夫)

第6章 腹　部

第1节 概　述

　　腹部位于胸部和盆部之间,包括腹壁、腹膜腔和腹腔脏器等内容物。腹壁在两侧以腋后线的延长线为界,分为腹前外侧壁及腹后壁(脊柱区腰部)。腹前外侧壁由扁肌和阔肌构成,腹膜腔容积随着腹内压的变化而变化。

一、境界与分区

　　1. 境界　腹前外侧壁,上以剑突、肋弓与胸部分界;下以耻骨联合上缘、耻骨结节、腹股沟、髂前上棘和髂嵴与下肢分界;两侧以腋后线与延长线与腹后壁分界。腹部体表境界与腹腔的界限并不相等。腹腔的上界为向上膨隆的膈穹隆,达第4、5肋间隙水平,下方通过骨盆上口与骨盆腔相通,小肠等腹腔脏器也

常低达于盆腔内,因此,腹腔的实际范围远较腹部体表的界限为大。

　　2. 分区　为了描述和确定腹腔脏器的位置,临床有常用的两种方法。

　　(1) 九分法:用两条水平线及两条纵线将腹部划分为三部、九区(九分法)。上水平线为通过两侧肋弓最低点(相当于第10肋下缘)的连线,下水平线为通过两侧髂结节的连线,这两条水平线将腹部分为上腹、中腹和下腹三部;两条纵线为经两侧腹股沟韧带中点的垂直线,这两条纵线又将上腹、中腹和下腹三部分为九区,即上腹部分成左、右季肋区和中间的腹上区,中腹部分成左、右外侧(腰)区和介于其间的脐区,下腹部分成左、右髂(腹股沟)区和中间的耻(腹下)区。腹腔主要脏器在体表的投影见表6-1。

　　(2) 四分法:用通过脐的纵横两线将腹部划分为左、右上腹区和左、右下腹区的四分法(图6-1)。

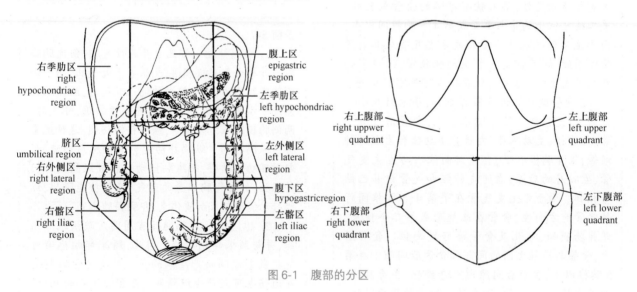

右季肋区 right hypochondriac region
腹上区 epigastric region
左季肋区 left hypochondriac region
脐区 umbilical region
右外侧区 right lateral region
左外侧区 left lateral region
右髂区 right iliac region
腹下区 hypogastricregion
左髂区 left iliac region

右上腹部 right uppwer quadrant
左上腹部 left upper quadrant
右下腹部 right lower quadrant
左下腹部 left lower quadrant

图 6-1　腹部的分区

案例 6-1

　　患者,男性,45 岁,因腹部无痛性肿物 8 年余,于 1998 年 6 月入院。患者于 8 年前在劳动时发现腹壁一肿物,约鸡卵大小,无痛,软,能活动,无发热,未介意。近年来睡觉时有压痛,渐如鹅蛋大。无消瘦及大小便异常。既往健康,无传染病接触史及药物过敏史,今来我院就诊。体格检查:腹部软,右肋弓下 2cm 见一

鹅卵大小肿物,长约 10cm,宽约 7cm,隆起,触诊软,无痛,活动度佳,肝、脾肋下未触及。肝、肾区无叩击痛。诊断:腹壁脂肪瘤。

请思考以下问题:

　　1. 腹壁脂肪瘤位于哪个层次中?

　　2. 腹壁浅筋膜中有哪些结构?

　　3. 该手术经过哪些层次?

二、体表标志

（一）骨性标志

在腹前外侧壁上方正中线，与胸骨体的下方可触到**剑突**，其两侧为**肋弓**；下方可触到**髂前上棘**、**髂嵴**、**髂后上棘**及**耻骨联合上缘**、**耻骨嵴**、**耻骨结节**等骨性标志。另外还有软组织标志；（腹）**白线**是由两侧腹壁阔肌的腱膜在前正中线皮肤深面交织而成的纤维带，附着于剑突和耻骨联合之间。**脐**一般平对第 3、4 腰椎间隙。腹白线的两侧为腹直肌隆起，肌上有腱划，肌的外侧缘为**半月线**。髂前上棘与耻骨结节之间为**腹股沟**，腹股沟的深面可触及**腹股沟韧带**。

（二）标志线

有两条水平线及两条纵线。**上水平线**为通过两侧肋弓最低点（相当于第 10 肋下缘）的连线，**下水平线**为通过两侧髂结节的连线；两条纵线为经两侧腹股沟韧带中点的垂直线。

（北华大学　何　欣）

第 2 节　腹前外侧壁

一、浅 层 结 构

腹前外侧壁不同的部位层次和结构差异很大，外科手术时，选择不同的部位做切口，意义不一样，必须熟悉其不同部位的层次和结构（表 6-1）。

表 6-1　腹腔主要脏器在体表的投影

右季肋区	腹上区	左季肋区
右半肝大部分	右半肝小部分及左半肝大部分	左半肝小部分
部分胆囊	部分胆囊、胆总管、肝动脉、肝门静脉、胃贲门、部分胃体、胃幽门部	胃底、部分胃体、脾
结肠右曲	十二指肠大部分、胰头、胰体	胰尾
右肾上部	两肾一部分、两侧肾上腺、腹主动脉、下腔静脉	结肠左曲、左肾上部
右外侧（腰）区	脐区	左外侧（腰）区
升结肠	胃大弯（胃充盈时）、大网膜	降结肠
部分回肠	横结肠	空肠一部分
右肾下部	左、右输尿管、十二指肠小部分、空、回肠大部分、腹主动脉、下腔静脉	左肾下部

续表

右季肋区	腹上区	左季肋区
右髂（腹股沟）区	耻（腹下）区	左髂（腹股沟）区
盲肠	回肠一部分	乙状结肠大部分
阑尾	膀胱（充盈时）	回肠一部分
回肠末端	子宫（妊娠期）乙状结肠小部分左、右输尿管	

（一）皮肤

腹前外侧壁的皮肤较薄，皮纹横向，富于弹性和延展性，可适应腹腔内压力增大时（如妊娠、腹水和腹式呼吸等）的腹部膨隆。皮肤移动性大，但腹股沟附近移动性较小。腹前外侧壁有可供吻接的浅血管，临床常在该区切取皮瓣作移植。剥皮时，由于腹前外侧壁的皮肤薄而富有弹性，与皮下组织连接疏松，完成切皮后，易于将两侧整块皮瓣向外侧剥离并翻转，直至腋后线延长线处，显露浅筋膜。

（二）腹前外侧壁的浅筋膜

1. 结构　浅筋膜较厚，由脂肪及疏松结缔组织构成，含有腹壁浅血管、浅淋巴管和皮神经。在下腹部（脐平面以下）浅筋膜明显分为浅、深两层；浅层富含脂肪组织，称 **Camper 筋膜**，向下与股部的浅筋膜相连续。深层即 **Scarpa 筋膜**，为富有弹性纤维的膜样层，在前正中线附着于白线，其两侧则向下于腹股沟韧带下方约 1.5cm 处，附着于股部阔筋膜；但在耻骨联合及耻骨结节之间向下连接阴囊肉膜，并与浅会阴筋膜 **Colles** 相延续。因此，Scarpa 筋膜与腹前外侧壁肌层之间的间隙会阴浅隙相交通。当尿道球断裂时，尿液渗到会阴浅隙，亦可蔓延到同侧的腹前外侧壁 Scarpa 筋膜深面，但不能越过中线至对侧和进入股部。在脐周为脐周静脉网，部分静脉向上汇合成胸腹壁静脉，向下汇入腹壁浅静脉，注入大隐静脉。

2. 浅动脉　腹前外侧壁上半部的浅动脉细小，为肋间后动脉的分支；脐以下有两条较大的浅动脉即腹壁浅动脉和旋髂浅动脉。

（1）**腹壁浅动脉 superficial epigastric artery**：起自股动脉，其外径约 1mm；常穿过筛筋膜浅出，越过腹股沟韧带的中、内 1/3 交界处，几乎垂直上行于浅筋膜浅、深两层之间。腹壁浅动脉多数可分为内、外侧两主支，自股动脉起点下方 2.5cm 处向上作一垂线，线的内侧为腹壁浅动脉的内侧支，外侧为动脉的外侧支。

（2）**旋髂浅动脉 superficial iliac circumflex artery**：自腹股沟韧带中点下方约 1.5cm 处起自股动脉的外侧壁，有时与腹壁浅动脉共干起自股动脉，其外径约为 1.2mm，行于浅筋膜的浅、深两层之间，走向髂前上棘，分布于腹前外侧壁下外侧份。

3. 浅静脉　浅静脉多行走于浅筋膜浅层内，行程方向与动脉相似。浅静脉较丰富,吻合成网,在脐区更多,形成脐周静脉网。脐以上的浅静脉汇成胸腹壁静脉,并经胸外侧静脉向上注入腋静脉,或经深部的腹壁上静脉和胸廓内静脉注入头臂静脉;脐以下的浅静脉经腹壁浅静脉向下注入大隐静脉,或经深部的腹壁下静脉汇入髂外静脉,从而构成了与上、下腔静脉系统之间的联系。在脐区浅静脉还和**附脐静脉 paraumbilical veins** 相吻合,由于附脐静脉汇入肝门静脉,故在肝门静脉高压症时,血流可经脐周静脉网与体循环的静脉相交通,形成脐周静脉曲张,称为"**海蛇头 caput medusae**"。

4. **浅淋巴** 浅筋膜中的浅淋巴管,脐平面以上的注入腋淋巴结,脐平面以下的注入腹股沟浅淋巴结。通过肝圆韧带内的淋巴管,还可使腹壁的淋巴管与肝门处的淋巴管交通。

5. **皮神经** 腹部浅筋膜中的皮神经来自第7~12胸神经前支和第1腰神经,节段性分布较为明显。第7~11肋间神经和肋下神经,第7~8肋间神经行于相应的肋间隙内,在肋间隙的前端跨肋弓深面,直接进入腹直肌鞘。第9~11肋间神经和肋下神经行于第9~12肋的下缘,经相应肋间隙前端再行于腹横肌和腹内斜肌之间,然后穿腹内斜肌进入腹直肌鞘。第1腰神经前支分出髂腹下神经和髂腹股沟神经,都行于腹横肌和腹内斜肌之间。临床上借此确定脊髓病变的部位及麻醉平面。当胸、腹腔脏器发生疾病时,常可刺激肋间神经出现牵涉痛。如右侧肺炎或胸膜炎可在右下腹出现疼痛而误诊为阑尾炎,必须引起注意。第6肋间神经分布于剑突平面;第10肋间神经分布于脐平面;第1腰神经前支分布于腹股沟韧带的上方,其他肋间神经和肋下神经按序数分布于这3个平面之间。

视窗 6-1　　腹壁整形术

腹壁整形术是对指腹前外侧壁过多的脂肪堆积并伴有明显的腹前外侧壁组织松弛者,甚而形成了松弛下垂的"围裙样"畸形腹壁或"壶形腹"的畸形腹壁进行矫正的手术。此类畸形致使患者外形不美观、行动笨拙、生活不便,严重影响患者的生活、社交、体育、工作,甚至造成精神障碍、自卑,出现心理异常。针对这样的患者做腹壁整形术,并辅以心理治疗。

腹壁整形术方法较多,其基本手术过程都是在腹直肌鞘表面切除包括松弛皮肤在内的皮下过多的脂肪组织,拉拢分离的腹直肌,紧缩松弛的腹直肌鞘及腹前壁腱膜。术前应做好腹部手术标记线,术后束腹。

采用低位水平切除法技术:此种方法是沿腹下部两侧腹股沟与耻骨联合上方形成的连线作为手术切口线,并由此向上分离皮瓣。优点是瘢痕最为隐蔽,可以切除脐以下的大块皮肤和皮下脂肪组织。根据切口线的形状不同分为低位水平形、低位弧形、低位"W"形、低位倒梯形几种术式。

除此之外,常见的还有共振吸脂术,通过机械负压的方法吸出腹壁多余的脂肪,适用于那些体重正常或接近正常,但由于内分泌、遗传等原因引起的局限性腹部脂肪过多或全身单纯性肥胖、腹部脂肪过多影响外观和生活。医生在肚脐、耻部阴毛区或髂部等隐蔽部位设计1~2个不超过1cm的小切口,在无痛的状况下用吸脂机吸除多余的脂肪。有经验的整形外科医生会根据具体情况选择更换不同型号和曲度的吸脂管,以便塑形出更加平坦、过渡自然和曲线优美的腹部外形。手术后当日可进行轻微日常活动,2~3天恢复正常工作。

当前美容整形已进入全身整体美容,而不是单纯局部美容。

二、深 层 结 构

（一）腹前外侧壁的深筋膜及肌层

腹前壁的深筋膜共有四层,分隔腹前外侧壁的三层阔肌,前三层依次位于腹外斜肌、腹内斜肌和腹横肌的表面,向前在各肌移行腱膜处与腱膜相连。最深一层贴在腹横肌的深面,称腹横筋膜。腹外斜肌筋膜在腹外斜肌表面,向上与胸筋膜和背阔肌表面的筋膜相延续,向内侧覆于腹直肌鞘的表面,在腹股沟管浅环处向下续于精索外筋膜,包于提睾肌和精索的表面。肌层包括位于正中线两侧的腹直肌和锥状肌以及外侧3块扁肌,即腹外斜肌、腹内斜肌和腹横肌。3块扁肌的纤维方向各异,互相交叉排列,构成腹前外侧壁的重要屏障。腹壁肌有保护内脏、增加腹压、辅助呼吸、维持脏器位置以及参与脊柱运动的作用(表6-2)。

表 6-2　腹前外侧壁的肌肉

肌名	起点	止点	作用	神经支配
腹直肌	耻骨联合与耻骨结节之间	第5~7肋软骨外面	前屈脊柱,降胸廓,增加腹压	第5~11肋间神经及肋下神经
腹外斜肌	下8个肋骨外面	腱膜止于(腹)白线并形成腹股沟韧带、髂嵴前部	增加腹压,前屈、侧屈并旋转脊柱	第5~11肋间神经、肋下神经、髂腹下神经、髂腹股沟神经

肌名	起点	止点	作用	神经支配
腹内斜肌	胸腰筋膜、髂嵴、腹股沟韧带外侧 1/2	腱膜止于(腹)白线和下 3 个肋,下部肌束参与形成提睾肌	同上,并提睾肌,封闭腹股沟管	同上
腹横肌	胸腰筋膜、髂嵴、腹股沟韧带外侧 1/3	腱膜止于(腹)白线,下部肌束参与形成提睾肌	腹外斜肌	同上

1. 腹直肌及腹直肌鞘

(1)**腹直肌 rectus abdominism.**:位于(腹)白线的两侧,包被在腹直肌鞘内,为上宽下窄的带形多腹肌,被 3~4 条**腱划 tendinous intersections** 分成多个肌腹。腱划紧密地与腹直肌鞘前层相连,易于分离。腱划处常有血管,手术切开腹直肌鞘前层时,在腱划处应注意止血(图 6-2)。

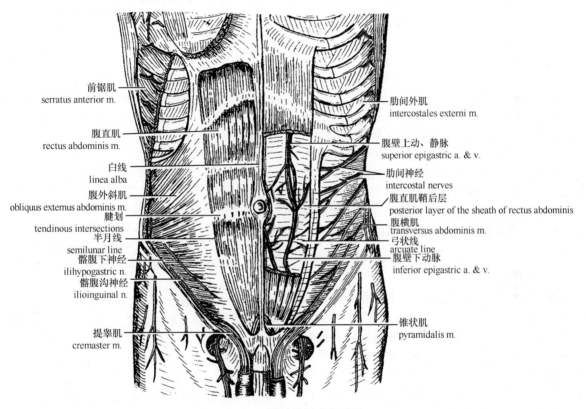

图 6-2 腹前外侧壁的结构

(2)**腹直肌鞘 sheath of rectus abdominis**:由 3 块扁肌的腱膜构成。分为前、后两层,两层在腹直肌外侧缘外侧相结合后呈半月形,称**半月线 semilunar line**。腹直肌鞘前层由腹外斜肌腱膜和腹内斜肌腱膜的前层组成;后层由腹内斜肌腱膜的后层和腹横肌腱膜组成。腹直肌鞘后层在脐下 4~5cm 附近呈凸向上的弓形游离下缘,称**弓状线 arcuate line**(半环线)。在弓状线以下,3 块扁肌的腱膜均移行至腹直肌鞘的前层,自弓状线以下腹直肌鞘的后层缺失,故腹直肌后面直接与腹横筋膜接触(图 6-3)。

(3)**(腹)白线 linea alba**:由两侧腹前外侧壁的 3 层扁肌腱膜在前正中线上相互交织而成,附着于剑突和耻骨联合之间。上宽下窄,脐以上宽约 1cm,较坚韧而血管少。因此,经上腹部正中切口进入腹腔时,虽然出血少,进入腹腔快,但因供血不足而影响切口愈合。但下腹部前中切口因两侧腹直肌靠近,有肌肉加强,血供较充分,较少发生切口疝或创口裂开(图 6-2)。

2. 腹外斜肌 obliquus externus abdominis m.
肌纤维自外上斜向内下方,约在第 9 肋软骨至髂前上棘之间的弧形线上移行为腱膜,因而在髂前上棘至脐的连线以下则完全为腱膜。腱膜参与构成腹直肌鞘前层后,止于(腹)白线,其下缘的腱纤维附着于髂前上棘与耻骨结节之间,并向内返折增厚形成**腹股沟韧带 inguinal ligament**(图 6-3)。

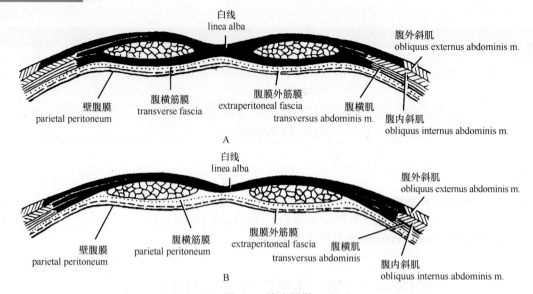

图 6-3　腹直肌鞘
A. 弓状线以上横切面；B. 弓状线以下横切面

3. 腹内斜肌 obliquus internus abdominis m. 其上部肌纤维自外下向内上方斜行,下部纤维则向内下方斜行,至腹直肌外侧移行为腱膜,并分成两层参与构成腹直肌鞘的前、后层,然后止于(腹)白线。

4. 腹横肌 transversus abdominis m. 肌纤维自后外向前内横行,至腹直肌外侧移行为腱膜,参与构成腹直肌鞘后层。与腹内斜肌之间有第 7~11 肋间神经和肋下神经及伴行的血管、髂腹下神经、髂腹股沟神经经过。男性腹内斜肌与腹横肌的下部肌束共同形成提睾肌。

(二) 腹横筋膜

腹横筋膜 transverse fascia 位于腹横肌和腹直肌鞘的深面,为腹内筋膜的一部分,向上连接膈下筋膜,向下移行于髂筋膜和盆部筋膜。腹横筋膜在上腹部较薄弱,向下逐渐增厚,腹股沟韧带、腹直肌外侧缘和腹直肌鞘后层以及弓状线以下的部分较致密。腹横筋膜与腹横肌结合疏松,但与腹直肌鞘后层紧密相连,手术时常作为一层切开。腹横筋膜在腹股沟管深环处随睾丸下降延续为精索筋膜。

(三) 腹膜外组织

腹膜外组织 extraperitoneal tissue 又称腹膜外筋膜或腹膜外脂肪,为腹横筋膜与壁腹膜之间的疏松结缔组织,上腹部薄弱,向下脂肪组织较多,将腹横筋膜与壁腹膜分隔,形成潜在性间隙,称腹膜外间隙,与后方的腹膜后间隙,下方的盆部腹膜外间隙(盆筋膜间隙)相延续。当发生炎症时,脓液可互相蔓延,常向下方形成髂窝脓肿。临床上可通过此间隙做腹膜外手术,如膀胱、子宫、输尿管、腰交感干神经节的手术。

(四) 壁腹膜

壁腹膜 parietal peritoneum 为腹前外侧壁的最

内层,由于上腹部的腹横筋膜和腹膜外组织均较薄弱,故膈下腹膜与膈紧密愈着,受膈运动的影响,张力较大,上腹部切口缝合腹膜时极易撕裂,宜连同腹直肌鞘的后层一起缝合。

　　腹壁疝是疝气的一种,腹腔内的器官或组织自腹壁薄弱区或缺损处膨出,临床上称为腹壁疝。常见的有腹股沟疝、脐疝、股疝、切口疝和造口旁疝等,现有较高的发病率。腹壁疝表现为腹壁局部出现无痛或有胀痛的肿物,站立时明显,平卧后减小或消失,随着年龄的增加,肿物会越来越大。这不仅造成治疗上的困难,还可能发生肿物不能还纳腹腔而嵌顿,导致疝内容物缺血坏死,出现腹胀、腹痛、呕吐、不能排气排便等情况,如不及时手术则会危及生命。除少数幼儿斜疝外,疝一般都需要手术治疗才能达到痊愈。疝气的修补方法有很多。近年来,腹腔镜疝修补术也同其他腹腔镜手术一样,有了巨大的发展。通常我们在腹壁上只需打两个 5mm、一个 10mm 的孔,加上补片和钉枪,就可完成整个手术了。这种手术具有出血少、切口疼痛轻、住院时间短、肠功能恢复快等优点。腹股沟疝另一主要术式为全腹膜外疝修补术(简称 TEP),其优点主要包括:

　　(1) 手术操作不在腹腔内进行,损伤腹腔内脏器和产生粘连的机会少。

　　(2) 补片无需缝合,杜绝了因缝合而产生的术后慢性疼痛。

　　(3) 补片可同时覆盖腹股沟斜疝、直疝和股疝易发区,复发率低。

（4）它最适宜腹股沟双侧疝、复发疝和复合疝等复杂疝。

切口疝传统的开放修补手术是在原手术切口处再次切开进腹，使得原本就比正常组织强度降低的疤痕组织（通常要降低20%）再次遭到创伤，并且为了将一张大于缺损边缘3～5cm（临床要求）的补片放入切口，必须将切口按层次分离，分离的创面较大。这样，除了术后伤口的疼痛较明显外，切口的并发症率及术后的复发率均有升高。而利用腹腔镜技术进行修补，手术切口小且远离原手术切口，保留了原疝环的强度，腹内压力均匀分散到整个补片上，使得切口的并发症及术后的复发率大为降低。其优势是显而易见的。

难治的造口旁疝临床上，肠造口旁疝的治疗是相当棘手而矛盾的事情。直接缝合修补，术后的复发率高达46%～100%，而使用补片修补，却因造口的暴露，易导致术中污染而发生感染，而一旦感染，修补手术就完全失败，还不得不再次手术取出补片。而腹腔镜技术在切口疝修补中的应用，给这一棘手的治疗带来了福音，不仅具有腹腔镜下切口疝修补的优点，还可远离污染

区域使用补片进行修补，达到了较为理想的治疗效果。

最后阐明，并非所有的腹壁疝都能在腹腔镜下完成手术，对于腹腔内脏器广泛致密粘连的患者，只能进行开放修补手术。并非微创手术就是腹腔镜手术。对于切口疝和造口旁疝，腹腔镜修补术较开放修补术其微创的优势大得多；在腹股沟疝的治疗上，对双侧腹股沟疝、复发性腹股沟疝和复合疝以及年轻人的疝，其优势是较明显的，但对于老年人、体弱多病、不能耐受全麻者，我们给予局部麻醉下开放补片修补，同样可以达到微创的目的。因此，个体化原则和微创化手段的结合，是腹壁疝治疗的最佳方式。

案例6-1提示

1. 脂肪瘤常位于浅筋膜中。通过B超检查可明确诊断。

2. 有浅动静脉，皮神经。

3. 手术经过皮肤、浅筋膜，结扎瘤体周围血管，手术切口的选择（图6-4）。

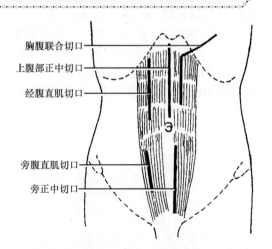
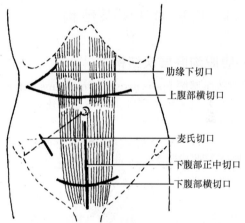

胸腹联合切口
上腹部正中切口
经腹直肌切口

旁腹直肌切口
旁正中切口

肋缘下切口
上腹部横切口

麦氏切口
下腹部正中切口
下腹部横切口

图6-4 腹前外侧壁手术切口示意图

（北华大学 何 欣）

第3节 腹股沟区和阴囊

腹股沟区是位于腹前外侧壁下部两侧的三角形区域，由腹直肌外侧缘、髂前上棘至腹直肌外侧缘的水平线和腹股沟韧带所围成。此区较为薄弱，其原因是：①腹外斜肌移行为较薄的腱膜，其下方形成三角形裂隙，为腹股沟管外口（浅环）；②腹外斜肌腱膜与腹内斜肌、腹横肌及腹横筋膜间形成了一个潜在的肌肉筋膜间隙，称为腹股沟管，腹股沟管内男性有精索、女性有子宫圆韧带通过；③由于腹内斜肌和腹横肌的

下缘未达到腹股沟韧带的内侧部，因而该韧带内侧部上方缺乏肌肉覆盖。此外，当人体站立时，此区所承受的腹内压力大，约比平卧时高三倍。基于上述解剖、生理特点，腹股沟区成为疝的好发部位。

案例6-2

患者，男性，56岁。因左腹股沟区无痛性肿物2年余，加重2个月，于2002年9月入院。该患者于1年前耕地时左腹股沟区突然出现一椭圆形肿物，如鸡蛋大小，用手按压可消失，无痛，

未介意。无腹胀、腹泻，无体重下降。无排尿异常。2个月来逐渐进入阴囊，时有腹痛、腹胀，无排便障碍。体格检查：腹部平软，肝、脾肋下未触及。左腹股沟区见一鸡蛋大小肿物，长约6cm，宽约5cm，隆起，触诊软，无痛，平卧或用手压时肿块可自行向腹腔内回纳消失，常听到咕噜声。肿块回纳后，检查者可用食指尖轻轻经阴囊皮肤沿精索向上伸入扩大的外环，嘱病人咳嗽，则指尖有冲击感，肿块并不出现，若移开手指，则可见肿块从腹股沟中点自外上方向内下方鼓出。肝、肾区无叩痛。临床诊断：左腹股沟斜疝。

请思考以下问题：
1. 睾丸下降与斜疝的关系？
2. 腹股沟管毗邻的结构？
3. 诊断明确后手术经过哪些层次？

一、腹股沟区浅层结构

腹股沟区浅层结构见本章第1节。

二、腹股沟区深层结构

（一）腹股沟区层次结构

1. 腹外斜肌腱膜 aponeurosis of obliquus externus abdominis 此腱膜的纤维走向与肌纤维走向相同，在耻骨嵴外上方形成一个三角形裂隙，男性有精索，女性有子宫圆韧带通过，此即腹股沟管浅环，裂隙外下部的纤维称为**外侧脚 lateral crus**，止于耻骨结节；内上部的纤维称**内侧脚 medial crus**，止于耻骨联合；在腹股沟浅环外上方连接两脚的纤维束称**脚间纤维 intercrural fibers**（图6-6）；外侧脚处有部分纤维经精索深面向上返折至(腹)白线，称**反转韧带 reflected ligament**。由外侧脚、内侧脚、脚间纤维和反转韧带共同围成腹股沟管浅环，正常人的腹股沟管浅环可容纳一小指尖。腹外斜肌腱膜及其筋膜在腹股沟管浅环处，沿精索向下延伸成薄膜包被精索，称为精索外筋膜。腹股沟韧带内侧端有一小部分纤维，在耻骨结节处继续行向下后方，并向外侧返折而形成**腔隙（陷窝）韧带 lacunar ligament**。腔隙韧带向外侧延续，附着于耻骨梳构成**耻骨梳韧带 pectineal ligament**。这些韧带在腹股沟疝和股疝的修补术中都有重要意义。

2. 腹内斜肌和腹横肌 腹内斜肌下部纤维起于腹股沟韧带的外侧1/2或2/3部。腹横肌下部纤维起自腹股沟韧带外侧1/3部。两肌下缘的肌纤维均呈弓状，越过精索上方走向内侧，在腹直肌外侧缘附近呈腱性融合，称为**腹股沟镰 inguinal falx** 或称联合腱 conjoint tendon（有时不形成腱性融合以两肌结合，称结合肌）。再经精索背侧，向下行走，止于耻骨梳内侧份。两肌下缘的部分肌纤维及其筋膜还沿精索向下延伸，构成菲薄的**提睾肌 cremaster** 及提睾肌筋膜，收缩时可上提睾丸（图6-5，图6-6）。

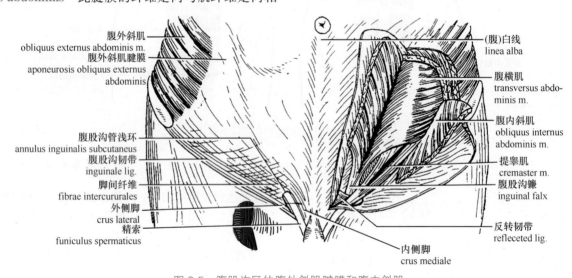

图6-5　腹股沟区的腹外斜肌腱膜和腹内斜肌

3. 神经

（1）髂腹下神经 iliohypogastric nerve：来自第12胸神经及第1腰神经的前支。自腰大肌上部外侧缘穿出，越过肾的后面和腰方肌的前面，至髂嵴上方穿腹横肌后，行于腹内斜肌和腹横肌之间，至髂前上棘内侧2.5cm附近穿过腹内斜肌腱膜，在腹外斜肌腱膜深面向内下行。在腹股沟管浅环上方约2cm处穿过腹外斜肌腱膜，分布于耻骨联合上方的皮肤，肌支支配腹前外侧壁下部的肌肉。

（2）**髂腹股沟神经 ilioinguinal nerve**：来自第 1 腰神经前支，在髂腹下神经的下方并与其平行。在髂嵴前方穿过腹内斜肌，向内侧行于腹外斜肌腱膜深面，进入腹股沟管后，位于精索前上方，随精索穿出腹股沟管深环，分布于男性阴囊或女性大阴唇上部的皮肤，肌支支配腹壁肌。

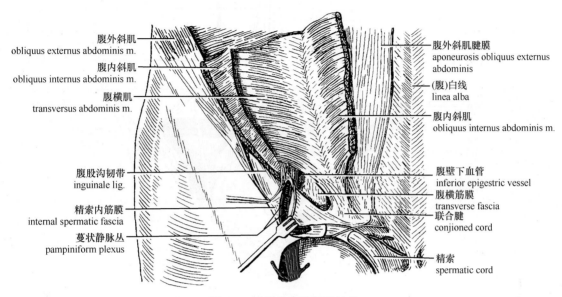

图 6-6 腹股沟区的深层结构

在行腹股沟疝修补术时，应注意避免损伤髂腹下神经和髂腹股沟神经，以免造成腹壁肌肉瘫痪，导致疝的复发。

（3）**生殖股神经生殖支**：沿精索内侧行走，分布于提睾肌及阴囊（或大阴唇）及其附近的皮肤。

4. 腹横筋膜 transverse fascia 位于腹横肌深面的腹横筋膜在此区增厚，参与形成腹股沟管后壁。约在腹股沟韧带中点上方一横指处，胚胎时期睾丸下降经该筋膜形成腹股沟管深（腹）环。此筋膜于腹股沟管深环处包绕精索呈漏斗状向外突出，贴附在提睾肌深面，构成精索内筋膜（图 6-6，图 6-7，图 6-9）。在腹股沟管深环内侧，腹横筋膜增厚形成凹间韧带。当腹横肌收缩时此韧带有上提和缩小腹股沟管深环的作用。腹股沟管深环的内侧有腹壁下血管经过。

5. 腹膜外组织 extraperitoneal tissue 又称腹膜外筋膜或腹膜外脂肪，位于腹横筋膜与壁腹膜之间。腹股沟区此层脂肪组织较多，并与腹膜后间隙的脂肪组织相连续，其内有髂外血管分出的腹壁下血管和旋髂深血管。

（1）**腹壁下动脉 inferior epigastric artery**：在近腹股沟韧带处起自髂外动脉，经腹股沟管深环内侧向脐的方向行走，于弓状线附近进入腹直肌鞘，与两条腹壁下静脉伴行。

腹壁下动脉的体表投影：在腹股沟韧带中点稍内侧与脐的连线上。临床上做腹腔穿刺时，应在此连线的外上方进行，以免损伤该动脉。

（2）**旋髂深动脉 deep circumflex iliac artery**：约与腹壁下动脉同一水平起自髂外动脉，发出后沿腹股沟韧带外侧半的深面向外上方斜行至髂前上棘的稍内侧，行向髂嵴的上缘。除在腹股沟韧带的深面发出肌支分布于附近肌肉外，与髂前上棘的内侧处尚有 1 支较大的肌支至腹前外侧壁，称升支或腹壁外侧动脉。旋髂深动脉分出数条小支经髂嵴内唇进入髂骨为其营养动脉，并有同名静脉伴行。临床上作髂骨带血管蒂的骨移植时，常取旋髂深动脉作营养动脉。

腹股沟三角 inguinal triangle 或**海氏三角 Hesselbach** 是由腹壁下动脉、腹直肌外侧缘和腹股沟韧带内侧半围成的三角形区域，是腹前外侧壁的一个薄弱区。腹壁下动脉是腹股沟管深环与腹股沟三角的分界标志，也是腹股沟斜疝和直疝在手术中的鉴别标志之一。

6. 壁腹膜 在脐下腹前壁内面形成五条皱襞。脐正中襞位于中线上，由脐至膀胱尖，内有脐正中韧带（脐尿管索），是胚胎脐尿管闭锁形成的遗迹。如出生后脐尿管未闭，常在脐部有蚯蚓状皮管突出，并与膀胱连通。位于脐正中襞外侧的为脐内侧襞，内有脐内侧韧带（脐动脉索），为脐动脉闭锁的遗迹。最外侧的皱襞为脐外侧襞（腹壁下血管襞），内有腹壁下血管。在腹股沟韧带上方，脐外侧襞外侧的凹陷称腹股沟外侧窝，该窝正对腹股沟管深环；脐外侧襞内侧的凹陷称腹股沟内侧窝，正对腹股沟三角和腹股沟管浅环。脐正中襞与脐内侧襞之间的凹陷，称为膀胱上窝（图 6-7）。

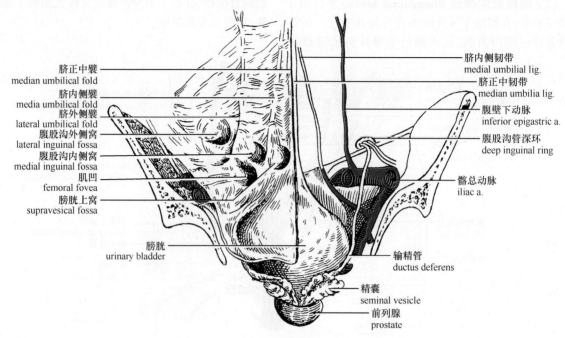

脐正中襞
median umbilical fold
脐内侧襞
media umbilical fold
脐外侧襞
lateral umbilical fold
腹股沟外侧窝
lateral inguinal fossa
腹股沟内侧窝
medial inguinal fossa
肌凹
femoral fovea
膀胱上窝
supravesical fossa
膀胱
urinary bladder

脐内侧韧带
medial umbilial lig.
脐正中韧带
median umbilia lig.
腹壁下动脉
inferior epigastric a.
腹股沟管深环
deep inguinal ring
髂总动脉
iliac a.
输精管
ductus deferens
精囊
seminal vesicle
前列腺
prostate

图 6-7　腹前外侧壁内面的腹膜皱襞和陷凹

（二）腹股沟管

腹股沟管 inguinal canal 位于腹股沟韧带内侧半的上方,是由外上方向内下方斜行的肌肉筋膜的裂隙,长约 4~5cm。管内男性有精索,女性有子宫圆韧带通过。

腹股沟管有两环和四壁。两环即位于耻骨嵴外上方、由腹外斜肌腱膜裂开形成的腹股沟管浅环,以及位于腹股沟韧带中点上方一横指处、由腹横筋膜向外突出形成的腹股沟管深环。前壁主要为腹外斜肌腱膜,但在外侧 1/3 处有腹内斜肌起始部的纤维加强;上壁是由腹内斜肌和腹横肌下缘肌纤维共同围成的弓状下缘;后壁为腹横筋膜,内侧 1/3 有腹股沟镰(联合腱)加强;下壁为腹股沟韧带。

（三）精索、睾丸和精索的被膜

1. 精索 spermatic cord　是由输精管、进出睾丸的血管、淋巴管和神经包以精索被膜所形成的索状物。精索始于腹股沟管深环,经腹股沟管出腹股沟管浅环后进入阴囊,终于睾丸上端。精索全长 11~15cm,直径约 0.5cm。精索自皮下环至睾丸之间的一段,活体上易于触及。

（1）**输精管 ducts deferens**：呈一坚韧、圆索状的肌性管,位于精索的后内侧,在活体位于阴囊根部可触及。男性绝育术常在阴囊根部切开,切断并结扎输精管。

（2）**睾丸动脉 testicular artery**：为腹主动脉的分

支,营养睾丸和**附睾 epididymis**,位于精索的中央。

（3）**蔓状静脉丛 pampiniform plexus**：由睾丸及附睾静脉丛汇合而成,位于精索最前部,于腹股沟管深环处再汇合成睾丸静脉。右睾丸静脉直接汇入下腔静脉,左睾丸静脉注入左肾静脉。

（4）**淋巴**：来自睾丸及附睾的淋巴管,伴血管上行注入腰淋巴结。

（5）**神经**：有**生殖股神经生殖支和睾丸丛**。生殖股神经的生殖支分布于提睾肌和阴囊皮肤(或子宫圆韧带)。睾丸丛为来自肾丛及腹主动脉丛的小支,沿睾丸动脉下降分布于睾丸。至输精管及附睾的神经来自上腹下丛及盆丛。

2. 睾丸和精索的被膜　**睾丸 testis** 和精索的被膜是阴囊肉膜深方睾丸和精索共同被覆的被膜(图 6-8)。外层为**精索外筋膜 external spermatic fascia**,由腹外斜肌腱膜及其筋膜延伸而成。中层为提睾肌及其筋膜,是腹内斜肌和腹横肌及其筋膜的延续。内层为**精索内筋膜 internal spermatic fascia**,由腹横筋膜延伸形成,其深面的脂肪组织是腹膜外筋膜的连续。在睾丸外面还包有**睾丸鞘膜 tunica vaginalis of testis**,由壁腹膜突出而成。睾丸鞘膜分成脏、壁两层,于睾丸后缘处互相移行,两层间的间隙称鞘膜腔,内有少量浆液。鞘膜在精索的部分逐渐闭锁,形成鞘韧带。

睾丸和精索的被膜与腹前外侧壁层次之间相互延续的关系如表 6-3。

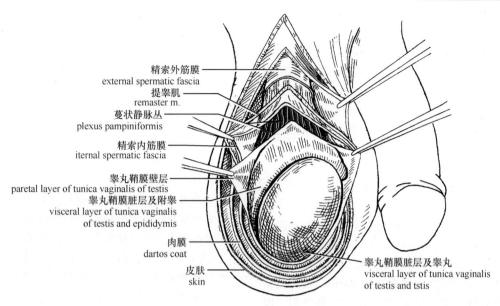

精索外筋膜
external spermatic fascia
提睾肌
remaster m.
蔓状静脉丛
plexus pampiniformis
精索内筋膜
iternal spermatic fascia
睾丸鞘膜壁层
paretal layer of tunica vaginalis of testis
睾丸鞘膜脏层及附睾
visceral layer of tunica vaginalis of testis and epididymis
肉膜
dartos coat
皮肤
skin
睾丸鞘膜脏层及睾丸
visceral layer of tunica vaginalis of testis and tstis

图 6-8 睾丸和精索被膜的层次

表 6-3 阴囊、精索被膜与腹前外侧壁的延续关系

腹前外侧壁	阴囊、睾丸和精索
1. 皮肤	1. 皮肤 〕阴囊
2. 浅筋膜	2. 肉膜
3. 腹外斜肌腱膜及其筋膜	3. 精索外筋膜 〕睾丸、精索被膜
4. 腹内斜肌和腹横肌及筋膜	4. 提睾肌及其筋膜
5. 腹横筋膜	5. 精索内筋膜
6. 腹膜外组织	6. 脂肪组织
7. 壁腹膜	7. 睾丸鞘膜(脏层、壁层)

（四）腹股沟管的肌保护机制

正常情况下,腹股沟区的内下部虽然缺乏肌性结构,但仍有一定的生理保护作用。由于腹股沟管是一斜行的肌筋膜裂隙,在腹压增加时,腹壁扁肌同时收缩,不仅管的前后壁靠拢,而且腹内斜肌和腹横肌的弓状下缘向腹股沟韧带靠拢,使弓状下缘下方的缺口几近消失;又由于腹横肌的收缩,腹股沟管深环也向外上方移动,使环口缩小;提睾肌收缩使精索增粗,充盈腹股沟管。这些肌肉的关闭机制可有效地防止腹股沟疝的发生。当腹股沟区的肌肉发育不良,腹内斜肌和腹横肌的弓状下缘过高或长期腹内压增加时,则容易发生腹股沟疝。

（五）腹股沟疝

腹股沟疝是指发生在腹股沟区的腹外疝,是各种疝的常见类型。分为腹股沟斜疝和腹股沟直疝两种类型。腹腔内容物经腹股沟管深环突出,向内、下、前斜行经过腹股沟管,再穿出腹股沟管浅环,并可进入阴囊,成为**腹股沟斜疝 indirect inguinal hernia**。腹腔内容物经腹股沟三角直接向前突出,不经过腹股沟管

深环,也不进入阴囊,成为**腹股沟直疝 direct inguinal hernia**。腹股沟疝多见于男性,右侧比左侧多见。斜疝占腹股沟疝的 85%～95%,直疝占腹股沟疝的 5%。腹股沟斜疝和腹股沟直疝的区别见表 6-4。

表 6-4 斜疝和直疝的鉴别

	斜疝	直疝
发病年龄	多见于儿童及青壮年	多见于老人
突出途径	经腹股沟管突出,可进入阴囊	由腹股沟三角突出
疝脱出方向	自外上方向内下方脱出	由后向前脱出
疝块外形	椭圆形或梨形,基底窄	半球形,基底较宽
回纳疝块后压住深环	疝块不在突出	疝块仍可突出
疝囊的位置	疝囊在精索的前方	疝囊在精索的内后方
疝囊颈与腹壁下动脉的关系	疝囊颈在腹壁下动脉的外侧	疝囊颈在腹壁下动脉的内侧
与腹膜陷凹的关系	从腹股沟外侧窝脱出	从腹股沟内侧窝脱出
嵌顿机会	较多	极少

（六）睾丸下降与腹股沟斜疝的关系

胚胎早期的睾丸位于脊柱腰部的两侧,在腹内筋膜与壁腹膜之间的腹膜外组织内。随着胚胎的发育逐渐向下移动。胚胎 3 个月时,睾丸下移至髂窝,7 个月时接近腹股沟管深环,同时壁腹膜被向前推移形成鞘突。出生前 1 个月左右,睾丸在腹股沟管深环处随腹膜鞘突进入腹股沟管,出生前进入阴囊。若生后

1~2年内仍不降入阴囊,称为隐睾,有丧失生育能力及睾丸恶性变的危险,应尽早进行手术,将其拉入阴囊或作自体睾丸移植。睾丸进入阴囊后,鞘突除包绕睾丸和附睾形成睾丸鞘膜外,其余部分闭锁成为鞘韧带。如鞘突不闭锁,仍与腹膜腔相通,则形成先天性腹股沟斜疝或交通性鞘膜积液。由于右侧睾丸下降较左侧迟,腹膜鞘突闭锁也较迟,故腹股沟斜疝发生于右侧者较多。

三、阴　囊

阴囊 scrotum 位于阴茎根和会阴之间,为一皮肤囊袋,于正中线上有纵行的阴囊缝。阴囊皮肤薄而柔软,有分泌特殊气味分泌物的皮脂腺、汗腺、色素细胞和神经末梢。皮肤深方为**阴囊肉膜 dartos coat**,由结缔组织和散在的平滑肌组成,缺乏皮下脂肪组织。肉膜与皮肤紧密相连,但与其深面仅借纤细的疏松结缔组织连结,因此有明显的活动度。寒冷时肉膜收缩,阴囊皮肤出现很多皱襞;温度升高或体弱时舒张,以保持阴囊温度稳定,有利于精子的生长发育。与阴囊缝相对的深面,由肉膜构成的**阴囊中隔 scrotal septum** 将阴囊腔分成左、右两部,每部容纳一个睾丸、附睾和精索下部。

案例 6-2 提示

1. 睾丸下降过程与腹股沟斜疝发生的关系

胚胎早期的睾丸位于脊柱腰部的两侧,在腹内筋膜与壁腹膜之间的腹膜外组织内。随着胚胎的发育逐渐向下移动。胚胎3个月时,睾丸下移至髂窝,7个月时接近腹股沟管深环,同时壁腹膜被向前推移形成鞘突。出生前1个月左右,睾丸在腹股沟管深环处随腹膜鞘突进入腹股沟管,出生前进入阴囊。若生后1~2年内仍不降入阴囊,称为隐睾,有丧失生育能力及睾丸恶性变的危险,应尽早进行手术,将其拉入阴囊或作自体睾丸移植。睾丸进入阴囊后,鞘突除包绕睾丸和附睾形成睾丸鞘膜外,其余部分闭锁成为鞘韧带。如鞘突不闭锁,仍与腹膜腔相通,则形成先天性腹股沟斜疝或交通性鞘膜积液。由于右侧睾丸下降较左侧迟,腹膜鞘突闭锁也较迟,故腹股沟斜疝发生于右侧者较多。

2. 腹股沟管毗邻的血管和神经

(1) 腹股沟管下壁:即腹股沟韧带中点的深面有股血管经过,该血管位于腔隙韧带外侧和耻骨梳韧带的前方。当做疝修补术利用腹外斜肌腱膜、腹股沟镰和腹直肌鞘的前层与腹股沟韧带或耻骨梳韧带缝合时,应注意勿损伤股血管及变异走行的闭孔动脉。

(2) 腹壁下动脉:位于腹股沟管深环的内侧,当切开疝囊颈欲解除疝内容物嵌顿时,腹股沟斜疝应向外侧做切口以松解疝囊颈,而腹股沟直疝则应向内切开,均应避免误伤腹壁下动脉。

(3) 髂腹下神经:位于腹股沟管浅环的上方,髂腹股沟神经位于精索的前上方或疝囊的外上方。当剥离疝囊和修补腹股沟管时,应特别注意保护这两条神经,以免引起术后肌萎缩和局部皮肤麻木。

腹股沟疝手术时常在髂前上棘内侧2.0cm扇形麻醉髂腹下神经、髂腹股沟神经,在腹股沟管浅环处麻醉生殖股神经生殖支,以取得满意的效果。

3. 手术经过层次 切开皮肤、皮下组织,剪开腹外斜肌腱膜(打开外环口),打开提睾肌,由精索前内侧找到疝囊,打开疝囊,检查内容物,无异常的话推内容物还纳腹腔,游离疝囊,远端旷置,近端内荷包缝合。

视窗 6-3　　腹股沟疝的手术治疗

手术修补是腹股沟疝最有效的治疗方法。手术方法归纳为传统的疝修补术、无张力疝修补术和经腹腔镜疝修补术。

1. 传统的疝修补术 包括内环的修补和腹股沟管管壁的加强两个环节。

(1) 加强腹股沟管前壁的方法:主要是 **Ferguson** 法,将联合腱(或弓状下缘)与腹股沟韧带在精索的前方缝合,但精索仍位于原来的位置,仅适用于儿童腹股沟斜疝或成人的小型斜疝,也适用于早期直疝。

(2) 加强腹股沟管后壁的方法:①**Bassini** 法:把精索提起,在其后方把腹内斜肌下缘和腹横肌腱弓(或联合腱)缝至腹股沟韧带上,置精索于腹内斜肌和腹外斜肌腱膜之间。②**Halsted** 法:将联合腱(或弓状下缘)与腹股沟韧带缝合,置精索于皮下,位于腹外斜肌腱膜浅面。适用于老年患者。③**Shouldice** 法:强调精细解剖腹横筋膜并修补之,认为腹横筋膜作为腹股沟疝的第一道屏障,一旦疝形成,必然缺损,必须修补。该手术针对疝的成因,应用两层结构重叠缝合,即修补了薄弱的腹横筋膜,又将腹横肌、腹内斜肌的弓状下缘或联合腱和腹股沟韧带缝在一起,加强腹股沟管后壁,即"双层加固技术"。适用于腹横筋膜未损毁者。

2. 无张力疝修补术 传统的疝修补术都存在着缝合张力大、术后手术部位有牵扯感、疼痛和修补的组织愈合差等缺点。现代疝手术强调在无张力的情况下进行缝合修补,即以人工合成的生物材料来加强腹股沟管后壁。

　　3. 经腹腔镜疝修补术　方法有四种:①经腹腔腹膜前法;②完全经腹膜外法;③腹腔内置网技术;④单纯疝环缝合法。

（杭州师范大学　赵建军）

第4节　腹膜与腹膜腔及腹腔脏器

案例 6-3

　　患者,男性,46 岁。主诉:"餐后驾车发生车祸,腹部挤压伤后剧痛 2 小时"入院。入院时双手捂腹、走入病房。体格检查:血压、体温正常,心率 106 次/分,胸式呼吸为主;腹部有压痛和轻度肌紧张,无反跳痛,在右髂区行腹腔穿刺无血性液体;入院后除补充糖盐水外未做特殊处理。观察过程中,该患者腹痛腹胀进行性加重;入院 18 小时后,面色苍白,意识模糊,四肢厥冷;血压持续下降到 70/45mmHg(1mmHg = 0.133kPa),体温 33℃,心率 150 次/分,呼吸急促;腹部有压痛、肌紧张和反跳痛突出,侧卧位腹壁叩诊有大范围浊音界;化验结果显示血细胞和血小板数量明显减少。经过内、外科会诊,考虑为"腹部外伤、失血性休克"。临床诊断:腹部外伤,失血性休克。

请思考以下问题:

　　1. 患者伤后腹部症状的解剖学依据是什么?

　　2. 患者入院时是否能查见腹膜腔积液或积血?

　　3. 患者胃后壁裂伤后,血性液体的流注途径是怎样的?

一、腹膜与腹膜腔

　　腹膜 peritoneum 是衬贴于腹壁、盆壁内面、被覆于腹腔、盆腔器官外表面的浆膜,由间皮与少量结缔组织构成,可分为**壁腹膜 parietal peritoneum** 与**脏腹膜 visceral peritoneum** 两部。壁腹膜衬于腹、盆壁的内面和膈的下面,脏腹膜则被覆于腹、盆腔脏器的外表面(图 6-9),脏、壁腹膜相互延续、移行而构成一个潜在性的不规则的**腹膜腔 peritoneal cavity**,腔内有少量浆液以减少脏器活动时的摩擦和防止粘连。男性的腹膜腔密闭,女性的腹膜腔则借生殖管道与体外形成潜在的通道,致使女性腹膜腔的感染机会较男性多。

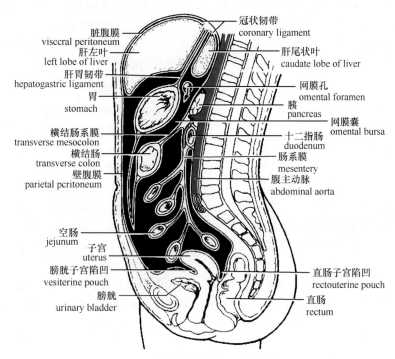

图 6-9　腹膜与腹膜腔(正中矢状面)

　　腹膜具有分泌功能,能产生少量浆液(100 ~ 200ml),起润滑和减少脏器间摩擦的作用;腹膜也有吸收能力,能吸收腹膜腔内的液体和空气等;腹膜之间皮细胞具有吞噬能力、腹膜腔内浆液中含有大量巨噬细胞,所以腹膜具有防御功能;腹膜还具有很强的修复与再生能力,所分泌浆液中纤维素的粘连作用可促进伤口的愈合和炎症的局限;腹膜所形成的韧带、系膜等结构还有固定和支持脏器的作用,所以腹膜具有分泌、吸收、保护、支持、修复等多种功能。

由于腹膜是一具有半渗透性能的生物膜，不仅有分泌与吸收功能，还有弥散与渗透作用，因此可以利用腹膜做透析治疗，有效治疗急性或慢性肾功能衰竭或某些药物、毒物中毒。腹膜透析就是利用腹膜作为透析膜，把一定浓度的透析液灌注入腹膜腔，使腹膜两侧可渗透物质根据各自的浓度梯度互相进行弥散与渗透，使体内代谢废物和过多的电解质进入透析液，也可使体内需要的物质从透析液进入血管之中。

二、腹膜与腹、盆腔脏器的关系

根据腹膜覆盖脏器表面的不同情况，可将腹、盆腔脏器分为3类，即腹膜内位器官、腹膜间位器官和腹膜外位器官。①**腹膜内位器官**：指器官表面几乎完全被腹膜包被的器官，如胃、十二指肠起始部、空肠、回肠、盲肠、阑尾、横结肠、乙状结肠、脾、卵巢及输卵管等；②**腹膜间位器官**：凡器官表面3面或大部分被腹膜覆盖者称为腹膜间位器官，如肝、胆囊、升结肠、降结肠、直肠上段、子宫和膀胱等；③**腹膜外位器官**：指器官表面仅一面被腹膜覆盖者，如十二指肠大部、直肠中段、胰、肾及肾上腺、输尿管等。这类器官多位于腹膜后方，固定于腹后壁。临床上利用腹膜与脏器的特定关系，选择手术时是否切开腹膜腔。在腹膜外进行手术，如肾、输尿管、膀胱等，由于不切开腹膜腔，则避免腹膜腔的感染及术后脏器粘连等并发症。

三、腹膜形成的结构

腹膜由腹、盆壁内面移行于脏器表面或由一个脏器表面移行至另一个脏器表面，其移行部形成韧带、系膜、网膜等结构（图6-9~图6-12）。

（一）韧带

韧带是壁腹膜移行为脏腹膜或一个器官表面的脏腹膜移行为另一器官的脏腹膜时形成的双层腹膜结构，对脏器有一定的固定作用。

1. 肝的韧带 肝膈面的脏腹膜同膈下面与腹前壁的壁腹膜互相移行形成的矢状方向的双层结构为**镰状韧带 falciform ligament**，其游离缘内有肝圆韧带通行，韧带后端两层腹膜分开延为冠状方向的左、右冠状韧带之前层。**冠状韧带 coronary ligament** 连于肝膈面与膈下面之间，由前、后两层（右侧者为上、下两层）构成，它们的左端与右端分别形成左、右**三角韧带 triangular ligament**。肝脏面的脏腹膜同胃小弯与十二指肠上部的脏腹膜互相移行构成**肝胃韧带 hepatogastric ligament** 与**肝十二指肠韧带 hepatoduodenal**

ligament，前者两层腹膜之间有胃左、右血管通过，后者在韧带内有肝的血管和胆总管等结构通过。

2. 胃的韧带 小弯侧有肝胃韧带同肝十二指肠韧带相延，大弯侧则有胃膈韧带、胃脾韧带与胃结肠韧带等，其中**胃膈韧带 gastrophrenic ligament** 由胃贲门左侧与食管腹部连至膈之下面，**胃脾韧带 gastrosplenic ligament** 由胃底至脾门，**胃结肠韧带 gastrocolic ligament** 则由胃大弯至横结肠及其系膜。胃前、后壁的腹膜在大弯相遇，两层相贴下降至小骨盆上口返折向上连于横结肠，故胃结肠韧带可区分为前两层与后两层两部。成人前两层基本上与横结肠相愈着，横结肠以下的前两层与后两层融合，习惯上称之为大网膜，而横结肠与胃大弯之间的前两层称为胃结肠韧带，其左侧端同胃脾韧带相延续而无明确分界，后者亦与胃膈韧带延续。胃结肠韧带与胃脾韧带内分别有胃网膜左、右血管和胃短血管通行。

3. 脾的韧带 包括胃脾韧带、脾肾韧带、膈脾韧带和脾结肠韧带，其中胃脾韧带是连于胃底与脾门之间的双层腹膜结构，韧带内有胃短血管及胃网膜左血管走行。**脾肾韧带 splenorenal ligament** 是由脾门至左肾前面的双层腹膜结构，内含有胰尾与脾血管等。**膈脾韧带 phrenicosplenic ligament** 由脾肾韧带向上连于膈下面。**脾结肠韧带 lienocolic ligament** 则是脾的前端与结肠左曲之间的腹膜结构，此韧带较短，行脾切除术切断此韧带时，勿伤及结肠左曲。

4. 膈结肠韧带 phrenicocolic ligament 是位于膈与结肠左曲之间的双层腹膜结构，从下方支持、承托脾的前端。

（二）系膜

系膜是将肠等器官固定于腹后壁的双层腹膜结构，在两层腹膜间有供应其所固定器官的血管、淋巴管、淋巴结和神经等。主要的系膜有肠系膜、阑尾系膜、横结肠系膜和乙状结肠系膜等（图6-9）。

1. 肠系膜 mesentery 为系连空、回肠附于腹后壁的双层腹膜结构，呈扇形。其附于腹后壁的部分称肠系膜根，自第2腰椎左侧斜向右下，止于右骶髂关节前方，长约15cm；其附着于肠壁的附着缘称系膜肠缘。由于空、回肠长约5~7m，故肠系膜根与系膜肠缘的长度相差悬殊，所以肠系膜形成许多皱褶，越接近肠缘其皱褶越密。肠系膜内有肠系膜上血管及分布于空、回肠的分支与属支、淋巴管、淋巴结、神经和脂肪组织等。当肠系膜发生扭转时，可使其内的血管阻断，导致局部小肠坏死。

2. 横结肠系膜 transverse mesocolon 是将横结肠悬于腹后壁的腹膜结构。横结肠系膜根起自结肠右曲，从右向左跨越右肾中部、十二指肠降部、胰头、胰体下缘和左肾的前方，至结肠左曲止。系膜内有中结肠血管、淋巴管、淋巴结和神经等。在胃大部切除胃空肠吻合术切开横结肠系膜时,不要损伤其内的中结肠动脉,否则会引起横结肠的坏死。

3. 乙状结肠系膜 sigmoid mesocolon 是将乙状结肠固定于左下腹部腹后壁的腹膜结构。此系膜较长,位于左髂窝内,其根部附着于左髂窝与骶岬之间,跨越左侧输尿管的前面,其内有乙状结肠血管、淋巴管、淋巴结和神经等。如果乙状结肠系膜过长,就有可能发生乙状结肠扭转。

4. 阑尾系膜 mesoappendix 呈三角形,是肠系膜下端延续至阑尾的部分。其游离缘内有阑尾血管、淋巴管、淋巴结和神经等。阑尾系膜的形态可因阑尾的粗细、长短和位置变化而异,如为腹膜外位阑尾就没有阑尾系膜。

有系膜的肠管活动性大,如果肠系膜过长,则易发生肠扭转,而系膜内往往有到该肠管的血管走行其内,发生肠扭转时,相应的血管受压,容易发生肠坏死。

(三) 网膜

网膜 omentum 是与胃大、小弯相连的腹膜结构,网膜内有血管、淋巴管、淋巴结、神经和结缔组织等。网膜包括大网膜与小网膜(图6-10)。

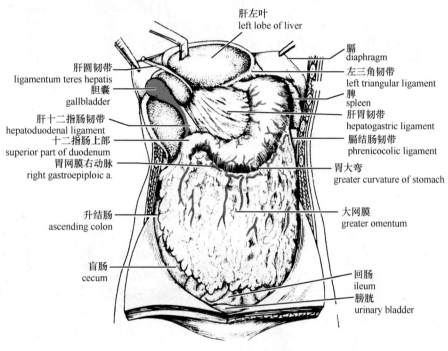

图 6-10 大网膜与小网膜

1. 大网膜 greater omentum 是指与胃大弯、和横结肠及脾相连的腹膜结构,包括互相连续的胃膈韧带、胃脾韧带和胃结肠韧带。但习惯上大网膜指胃结肠韧带中横结肠以下的部分。在活体,大网膜可移动位置,当腹膜腔内有炎症时,大网膜将移至病灶部位形成粘连,包绕病灶而限制炎症扩散。小儿的大网膜较短不易局限炎症,故易致弥漫性腹膜炎。

2. 小网膜 lesser omentum 是指肝门与胃小弯及十二指肠上部相连的双层腹膜结构,包括肝胃韧带和肝十二指肠韧带,其中肝胃韧带内含有胃左和胃右血管、胃左和胃右淋巴结及至胃的神经;肝十二指肠韧带内包有行于右前方的胆总管、左前方的肝固有动脉和二者后方的肝门静脉及淋巴管、淋巴结和神经丛。小网膜右缘游离,此游离缘后方即为网膜孔,通过网膜孔可进入网膜囊。

3. 网膜囊 omental bursa 又称小腹膜腔,是位于小网膜与胃后壁腹膜后方的扁窄间隙(图6-9,图6-12),属腹膜腔的一部分。网膜囊上壁为肝尾状叶与膈下面的腹膜;下壁为大网膜前两层与后两层的融合部;前壁由上向下依次为小网膜、胃后壁腹膜和大网膜的前两层;后壁由下而上依次是大网膜后两层、横结肠及其系膜及覆盖胰、左肾、左肾上腺等处表面的腹膜。网膜囊左界为胃脾韧带和脾肾韧带及脾;右侧界为网膜孔通向大腹膜腔。

4. 网膜孔 omental foramen 是网膜囊与大腹膜腔之间的唯一通道。其上界是肝尾状叶表面的腹膜,下界是十二指肠上部表面的腹膜,后界为覆盖下腔静脉的壁腹膜,前界是肝十二指肠韧带,该韧带游离缘内有胆总管走行,胆总管探查手术即在此部进行。胆道手术中若伤及肝固有动脉或其分支发生不容易控制的出血时,可将示指伸入网膜孔内,拇指放在韧带前方,压迫肝固有动脉可控制出血(图6-10~图6-12)。

肝左叶 left lobe of liver
膈 diaphragm
左三角韧带 left triangular ligament
脾 spleen
肝胃韧带 hepatogastric ligament
膈结肠韧带 phrenicocolic ligament
胃大弯 greater curvature of stomach
大网膜 greater omentum
回肠 ileum
膀胱 urinary bladder
肝圆韧带 ligamentum teres hepatis
胆囊 gallbladder
肝十二指肠韧带 hepatoduodenal ligament
十二指肠上部 superior part of duodenum
胃网膜右动脉 right gastroepiploic a.
升结肠 ascending colon
盲肠 cecum

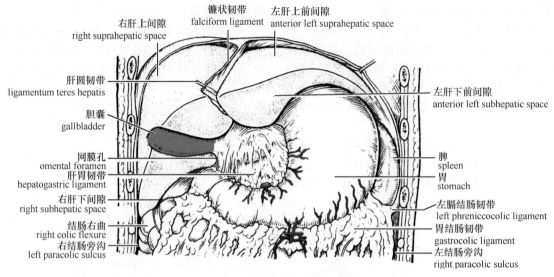

图 6-11 结肠上区

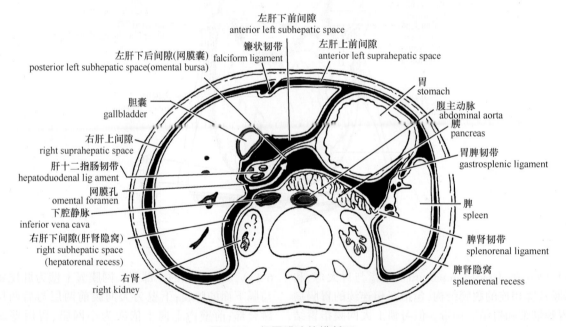

图 6-12. 经网膜孔的横断面

（四）腹膜襞、腹膜隐窝与陷凹

腹膜襞是脏器之间或脏器与腹壁之间腹膜形成的皱褶，其深面常有血管等结构走行。腹膜襞与襞之间或腹膜襞与壁腹膜之间的凹陷称**隐窝 recess**，较大的隐窝称**陷凹 pouch**，基本上位于盆腔内。

1. 腹前壁的腹膜襞与隐窝　腹前壁脐以下的壁腹膜形成 5 条腹膜襞及 3 对隐窝，详见本章第 2 节。

2. 腹后壁的腹膜襞与隐窝　多见于十二指肠末段附近与回盲部附近，腹膜襞与隐窝较发达处如有小肠的一部分突入，可形成内疝，但颇少见。

（1）十二指肠空肠曲附近的腹膜襞与隐窝：十

二指肠上襞 superior duodenal fold 是位于十二指肠升部上份左侧、横结肠系膜根下方的半月形皱襞（图 6-13），其下缘游离，其后方为开口向下的**十二指肠上隐窝 superior duodenal recess**。隐窝的下方位于十二指肠升部下份左侧的三角形的腹膜襞为**十二指肠下襞 inferior duodenal fold**，其上缘游离，皱襞后方为开口向上的**十二指肠下隐窝 inferior duodenal recess**。

（2）回盲部附近的隐窝：主要有回肠上隐窝、回肠下隐窝与盲肠后隐窝，前两者见于儿童与青少年，成年后多趋于消失，后者位于盲肠后方，但大小、深浅不定，盲肠后位阑尾多藏于此窝之内。

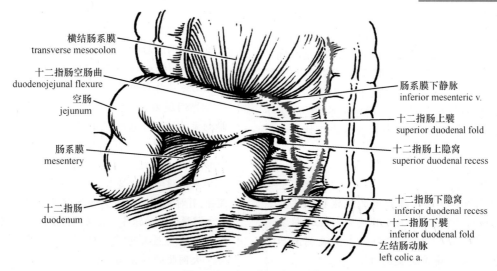

图 6-13　十二指肠上、下襞

（3）盆腔内的腹膜陷凹：在男性为**直肠膀胱陷凹 rectovesical pouch**，位于膀胱后面的腹膜与直肠前面的腹膜之间。在女性则为**直肠子宫陷凹 rectouterine pouch（Douglas pouch）**和**膀胱子宫陷凹 vesicouterine pouch**，前者位于子宫体、子宫颈后面及阴道穹后部表面的腹膜与直肠前面的腹膜之间（图6-9），后者位于膀胱后面的腹膜和子宫体、子宫颈前面的腹膜之间。站立或半卧位时，男性的直肠膀胱陷凹和女性的直肠子宫陷凹是腹膜腔的最低处，故腹膜腔内的渗出液或脓液多聚集于这些陷凹内。检查腹膜腔液体情况可经直肠或阴道穿刺。

四、腹膜腔的分区与间隙

腹膜腔借横结肠表面的腹膜与横结肠系膜分为结肠上区与结肠下区。

（一）结肠上区

结肠上区又称**膈下间隙 subphrenic space**，为膈与横结肠及其系膜之间的区域，由于肝的存在划分为肝上间隙与肝下间隙见表6-5。

表 6-5　膈下间隙

右肝上间隙	左肝上前间隙
膈下腹膜外间隙	左肝上后间隙
右肝下间隙	左肝下前间隙
	左肝下后间隙

1. 肝上间隙　指肝膈面的腹膜与膈下面的腹膜之间的间隙。肝上间隙借镰状韧带分隔为**左肝上间隙**与**右肝上间隙 right suprahepatic space**。后者位于镰状韧带右侧、右冠状韧带上层前方。前者位于镰状韧带左侧，左冠状韧带再将其划分为前、后两部，即左冠状韧带前层前方的**左肝上前间隙 anterior left suprahepatic space** 和左冠状韧带后层后方的**左肝上后间隙**

posterior left suprahepatic space。冠状韧带两层间的裸区与膈之间称膈下腹膜外间隙，此隙主要位于右肝的后方。

2. 肝下间隙　则指肝脏面的腹膜同横结肠表面的腹膜及横结肠系膜之间的间隙。亦借镰状韧带与肝圆韧带划分为左肝下间隙与**右肝下间隙 right subhepatic space**，前者再借小网膜分为左肝下前间隙与左肝下后间隙，**左肝下前间隙 anterior left subhepatic space** 介于肝左叶脏面腹膜与小网膜、胃前壁腹膜之间，**左肝下后间隙 posterior left subhepatic space** 即网膜囊；右肝下间隙亦称肝肾隐窝，介于肝右叶脏面腹膜与右肾、右肾上腺表面腹膜之间，上界为右冠状韧带之下层，通过网膜孔与左肝下后间隙交通，并可向下与结肠下区之右结肠旁沟相通，右肝下间隙在人体仰卧时是腹膜腔的最低部位，如腹膜腔内有积脓、积液应避免这种体位，以免脓液积聚于此隐窝。

上述七个间隙中，任何一个发生脓肿时，均称膈下脓肿，其中以肝上、下间隙脓肿较为多见。膈下腹膜外间隙常为肝穿刺行肝内胆管造影术进针的部位。

（二）结肠下区

结肠下区为横结肠及其系膜与盆底上面之间的区域，包括左、**右结肠旁沟 left and right paracolic sulcus** 与**左、右肠系膜窦 left and right mesenteric sinus** 四个间隙。

1. 结肠旁沟　左结肠旁沟位于降结肠左侧壁脏腹膜与左侧腹壁的壁腹膜之间，其上方因有左膈结肠韧带而不与膈下间隙交通，向下则经左髂窝、小骨盆上口与腹膜腔盆部相交通。右结肠旁沟位于升结肠右侧壁脏腹膜与右侧腹壁的壁腹膜之间，因右膈结肠韧带发育很差或缺失（不发育）而向上同肝肾隐窝交通，其下份亦经右髂窝和小骨盆上口同腹膜腔之盆部交通。

2. 肠系膜窦　左肠系膜窦为肠系膜根左层之腹膜同降结肠右侧壁之腹膜之间的斜方形间隙，此窦上界为横结肠表面腹膜与横结肠系膜之左侧半,下界为乙状结肠及其系膜之腹膜,后界为腹后壁之壁腹膜,向下与腹膜腔盆部相通,如有积液可沿乙状结肠向下流入盆腔。右肠系膜窦则位于肠系膜根右侧与升结肠左侧壁腹膜之间的三角形间隙,上界为横结肠及其系膜右侧半之腹膜,后界亦为腹后壁壁腹膜,此窦下方有回结肠末端相隔,故间隙内的炎性渗出物常积存于局部,向下不能直接通向盆腔。

案例 6-3 提示

1. 壁腹膜和肝及肝外胆道的脏腹膜主要接受来自膈神经、肋间神经的躯体感觉神经纤维支配,故而痛觉敏锐,受腹膜腔内的渗出液刺激后会出现疼痛、反跳痛等腹膜刺激征。

2. 患者餐后饱腹状态下发生车祸,致腹部受挤压伤,因而胃及其周围腹膜结构更易受损。胃后壁和小网膜后壁创面渗出液首先潴留在网膜囊(小腹膜腔)内,故初期腹前壁穿刺是阴性。

3. 该患者小腹膜腔内(经从网膜孔)抽出积液,是判定小网膜后层和胃后壁等是否有伤口或创面的重要依据。

4. 该患者胃后壁和小网膜后层创面上渗出的血性液体首先流入网膜囊内,到一定量后才经网膜孔流向肝肾隐窝,再经右结肠旁沟至右髂窝和盆腔。如果是胃后壁穿孔,也会由此引起右下腹痛,因而需要与回盲部疾患鉴别。

5. 从该患者胃前壁和小网膜前层创面上渗出的血性液体,经左肝下前间隙流入肝肾隐窝,再经右结肠旁沟至右髂窝和盆腔;来自肠系膜和空肠上段挫裂伤创面上的渗出液,分别先流入左、右肠系膜窦,前者大部分流入盆腔,故可能在入院初期从患者的直肠膀胱陷凹发现少量血性积液。

可见,该患者系餐后饱腹时遇车祸,致腹部受暴力挤压伤,因胃和空肠上段处于充盈态,从而发生这些区域的器官和腹膜结构的挫裂伤,创面渗出液积聚于大、小腹膜腔,进而导致大范围的腹膜刺激征和失血性休克等表现。

视窗 6-4　大网膜移植的局部解剖

大网膜是连于胃大弯和横结肠的腹膜结构。形如围裙,有前后两叶,每叶成于两层腹膜。成年后,前后两叶大多相连。大网膜内富含血管、淋巴管、脂肪组织和巨噬细胞,具有吸收、粘结、修复功能,腹膜腔内有炎症时,可包绕病灶而限制炎症扩散。

大网膜的动脉主要来自胃网膜左、右动脉。它们沿胃大弯走行,大多吻合成胃网膜动脉弓,弓上发出网膜动脉分布于大网膜。网膜动脉有5~13条,长短不一。其中,胃网膜左、右动脉起始处各发

出一条较粗的动脉,分别成为网膜左、右动脉;它们大多在大网膜后叶中下份内相吻合,形成一条网膜动脉弓。胃网膜动脉弓、网膜左、右动脉和大网膜边缘动脉弓共同组成大网膜动脉环。

胃网膜右动脉比胃网膜左动脉管径粗(活体测量右、左动脉外径平均值分别为2.8mm及1.8mm),发出的网膜动脉支也较多。因此,大网膜移植时多首选胃网膜右动脉为蒂。

大网膜动脉的支数、分布和吻合形式均可出现变异,有时相应动脉缺少吻合,不形成胃网膜动脉弓或大网膜边缘动脉弓。大网膜移植时,应按血管分布形式裁剪、延展大网膜,以保证术后血液通畅。

大网膜的静脉与动脉伴行,但管径较粗(活体测量胃网膜右、左静脉外径平均值分别为3.2mm及2.4mm)、管壁菲薄,吻合操作时应特别仔细。

(杭州师范大学　赵建军)

第5节　结肠上区

结肠上区介于膈与横结肠及其系膜之间,此区内主要有食管腹部、胃、肝、肝外胆道和脾等器官以及腹膜腔之膈下间隙。十二指肠和胰大部分位于腹膜后隙,但为了叙述方便,仍将其于结肠上区内介绍。

案例 6-4

患者,女性,68岁,上腹部饱胀不适半年,加重伴疼痛1个月入院。入院时一般情况较好,左锁骨上可扪及1cm×1cm大小、表面光滑的无痛结节,心肺正常,腹软,肝脾未扪及,上腹部剑突下有压痛,扪及小包块,无明显反跳痛。初步诊断:①胃癌;②左锁骨上淋巴结癌转移。

入院后做左锁骨上淋巴结活检,发现转移性癌细胞。消化道钡餐造影见胃腔扩大、内有较多滞留物,胃窦不规则狭窄,小弯侧见1.5cm×1.5cm的龛影,胃壁僵硬。影像诊断:胃窦癌。手术中发现胃窦近幽门处有一约2.5cm×2.5cm大小的不规则肿块,边界不清。肿瘤中央坏死脱落形成溃疡,周边隆起肿物,浸透浆膜,周围与肝、胆囊、大网膜、胰和横结肠系膜等均有轻度粘连;幽门上下、胃左和肝总动脉周围有肿大淋巴结。术后病理诊断:胃溃疡型腺癌,胃周淋巴结和左锁骨上淋巴结癌转移。临床诊断:胃癌(腺癌)。

请思考以下问题:

1. 该患者上腹部包块可能来自哪些器官?

2. 该患者出现左锁骨上淋巴结癌转移的解剖学基础是什么?

3. 若手术须经过哪些结构到达胃?

一、胃

（一）位置与毗邻

胃 stomach 在中等充盈时，大部分位于左季肋区，小部分位于腹上区，其贲门位于第11胸椎体左侧，幽门位于第1腰椎体右侧。胃的位置在活体可因体位、呼吸和内容物之多少而有变化。胃的前壁右侧邻肝左叶，左侧上部邻膈，下部与腹前壁相贴，此部移动性大，通常称为胃前壁的游离区。后壁后方为网膜囊，隔此囊胃与膈、胰、左肾、左肾上腺、脾、横结肠及其系膜相邻，故将这些器官称为胃床（图6-10，图6-14）。胃后壁溃疡或癌变可侵犯胰，多与胰粘连，甚至穿入胰中形成穿透性溃疡。

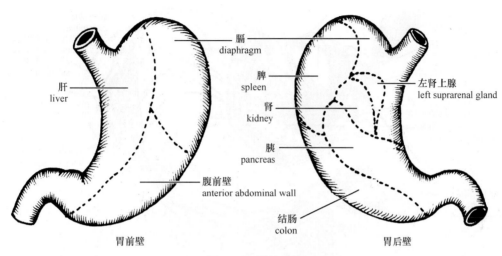

图6-14 胃的毗邻

（二）网膜与韧带

在胃大、小弯两侧分别有大、小网膜与之相连。小网膜连于肝门与胃小弯及十二指肠上部，如前所述分为两个韧带，分别有胃左、右血管、淋巴结、神经和肝门静脉、肝固有动脉与胆总管等重要结构。大网膜包括**胃膈韧带**、**胃脾韧带**与**胃结肠韧带**，它们互相延续，其中胃结肠韧带是指胃大弯与横结肠之间的双层腹膜，横结肠以下的部分则为四层腹膜结构。胃结肠韧带与胃脾韧带内分别有胃网膜血管与胃短血管通过（图6-15）。

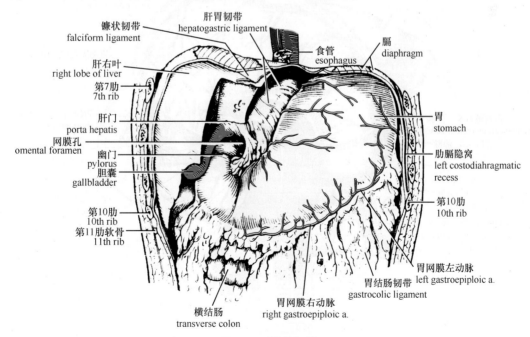

图6-15 胃的韧带

此外，胃的幽门部与腹后壁之间尚有胃胰韧带存在，胃胰韧带为从幽门窦后壁连于胰头、胰颈及颈体交界处的腹膜皱襞,行胃切除术时,必须切开此韧带,才能游离出幽门与十二指肠始端。

小弯和胃大弯各形成一个动脉弓,由弓发出分支至胃,这些分支在壁内再分支吻合形成丰富的血管网(图6-15~图6-17)。

(三) 血管、淋巴管、淋巴结和神经

1. 动脉 胃的动脉来自腹腔干及其分支,在胃

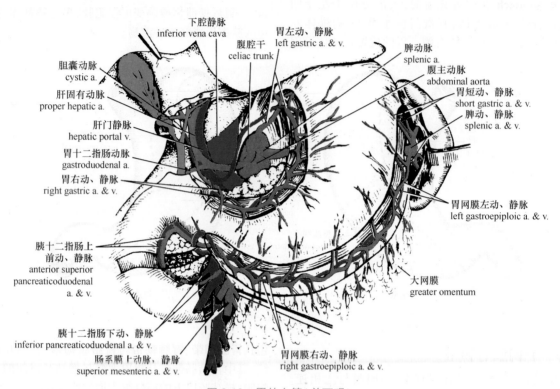

图 6-16 胃的血管(前面观)

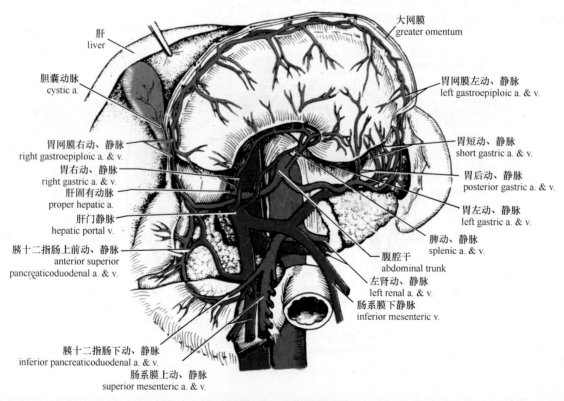

图 6-17 胃的动脉(后面观)

（1）**胃左动脉 left gastric artery**：起于腹腔干，行向左上方至贲门附近发出食管支至食管腹部后转向右下行于肝胃韧带之内沿小弯右行，其终支与胃右动脉吻合，沿途发出 5~6 支胃壁支至胃前、后壁。胃大部切除手术时，常以胃左动脉发出第 1 与第 2 胃支之间作为小弯侧切断胃壁的标志。

（2）**胃右动脉 right gastric artery**：多起于肝固有动脉，也可起于肝总动脉或其他动脉，下行至幽门上缘即转向左侧，沿胃小弯在肝胃韧带内左行，与胃左动脉吻合形成胃小弯动脉弓，沿途分支至胃前、后壁。

（3）**胃网膜右动脉 right gastroepiploic artery**：在十二指肠上部的下缘处起于胃十二指肠动脉，在胃结肠韧带内沿胃大弯向左行，其终支与胃网膜左动脉吻合，沿途发出胃壁支和网膜支至大弯的胃壁和大网膜。

（4）**胃网膜左动脉 left gastroepiploic artery**：在脾门处起于脾动脉末端或其脾支，经胃脾韧带至胃结肠韧带，在韧带内沿胃大弯向右行与胃网膜右动脉吻合形成胃大弯动脉弓，沿途发出胃壁支和网膜支营养大弯侧的胃壁和大网膜，胃大部切除术常以其第 1 胃壁支与胃短动脉间作为大弯侧切断胃壁的标志。

（5）**胃短动脉 short gastric arteries**：在脾门处起于脾动脉末端或其分支，多为 3~5 支，经胃脾韧带至胃底部的胃壁。

（6）**胃后动脉 posterior gastric artery**：出现率约 72%，常为 1~2 支，起于脾动脉，从网膜囊后壁腹膜后方经胃膈韧带至胃底后壁。

此外，左膈下动脉也可发 1~2 分支至胃底上部和贲门，它们和胃后动脉对胃大部切除术后残留胃的供血有一定意义。

2. 静脉 胃的静脉多与同名动脉伴行，汇入肝门静脉或其属支。**胃右静脉**直接注入肝门静脉，其属支幽门前静脉经幽门前面上行，是辨认幽门的标志。**胃左静脉**亦汇入肝门静脉，其属支食管支与食管静脉丛交通，构成门-腔静脉之间的侧支吻合。**胃网膜右静脉**沿胃大弯右行注入右结肠静脉或肠系膜上静脉，**胃网膜左静脉**、**胃短静脉**与**胃后静脉**均注入脾静脉。

3. 淋巴管与淋巴结 胃的淋巴管向胃大弯、胃小弯血管周围的淋巴结引流，这些淋巴结的输出管最后汇入腹腔淋巴结（图 6-18）。

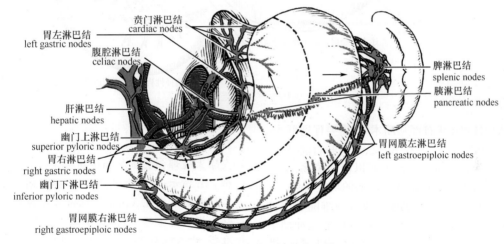

图 6-18 胃的淋巴管和淋巴结

（1）**胃左、右淋巴结 left and right lymph nodes**：沿胃左、右动、静脉排列，分别引流同名动脉供血区胃壁的淋巴，其输出管注入腹腔淋巴结。

（2）**胃网膜左、右淋巴结 left and right gastroomental lymph nodes**：沿胃网膜左、右动、静脉排列，引流同名动脉供血区的淋巴，胃网膜左淋巴结的输出管注入脾淋巴结，胃网膜右淋巴结的输出管注入幽门下淋巴结。

（3）**幽门淋巴结 pyloric lymph nodes**：包括幽门上淋巴结和幽门下淋巴结，引流幽门部的淋巴，幽门下淋巴结还接受胃网膜右淋巴结的输出管、十二指肠上部和胰头的淋巴管。幽门淋巴结的输出管汇入腹腔淋巴结。

（4）**贲门淋巴结 cardiac lymph nodes**：位于贲门周围，引流贲门附近的淋巴，其输出管注入腹腔淋巴结，贲门淋巴结常归入胃左淋巴结内。

（5）**脾淋巴结 splenic lymph nodes**：位于脾门附近，接受胃底部的淋巴管和胃网膜左淋巴结的输出管，其输出管汇入胰上淋巴结，后者的输出管汇入腹腔淋巴结。

胃的淋巴管在胃壁内有广泛吻合，故胃任何一处癌变皆可侵及胃其他部位的淋巴结。胃的淋巴管与邻近器官的淋巴管也有广泛交通，故胃癌细胞可向邻近器官转移，也可通过食管的淋巴管和胸导管末段逆流至左锁骨上淋巴结。

4. 神经 分布至胃的神经有交感神经和副交感神经及内脏传入神经。

（1）**交感神经 sympathetic nerve**：胃的交感神经来自腹腔神经丛，随腹腔干的分支至胃壁。交感神经抑制胃的分泌和蠕动,增强幽门括约肌的张力并使胃的血管收缩。

（2）**副交感神经 parasympathetic nerve**：胃的副交感神经来自迷走神经前、后干,两干沿食管下行入腹腔。前干一般下行于食管腹部前面近其中线之腹膜深面,在胃贲门处分为肝支和胃前支。肝支经肝丛入肝;胃前支伴胃左动脉行于小网膜内距胃小弯约1cm处,沿途发出4~6条小支至小弯侧的胃前壁,最后在角切

迹处以"**鸦爪 crow's claw**"形分支分布于幽门窦和幽门管的前壁。后干贴食管腹部右后方下行,在贲门处分为腹腔支和胃后支。腹腔支沿胃左动脉加入腹腔丛;胃后支沿胃小弯深面右行,发小支至小弯侧的胃后壁,亦以"鸦爪"形分支分布于幽门窦和幽门管的后壁(图6-19)。迷走神经的各胃壁支终于胃壁神经丛内的神经节,节后神经元之节后纤维支配胃腺和胃壁平滑肌,促进胃酸和胃蛋白酶的分泌,增强胃的运动。

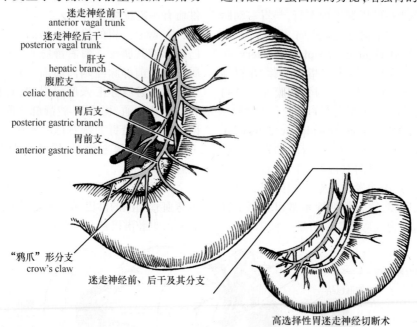

图 6-19　胃的迷走神经

行高选择性胃迷走神经切断术时,需要保留肝支、腹腔支、胃前、后支主干与"鸦爪"支,只切断胃前、后支的胃壁支。这样既可减少胃酸分泌以治疗溃疡,又可保留胃的排空功能和避免肝、胆、胰、肠的功能紊乱。

（3）胃的传入神经：胃的感觉神经纤维随交感神经和迷走神经分别进入脊髓和延髓,其中痛觉冲动主要随交感神经传入脊髓第6~9胸节段,牵拉和饥饿感之冲动则由迷走神经传入延髓。

案例 6-4 提示

　　该患者上腹部饱胀不适伴疼痛,剑突下有深压痛和包块,钡餐造影的结果等表现均符合胃癌的临床表现。手术证实了胃窦近幽门处发生的溃疡型胃癌,并同其前方的肝、胆囊粘连,同后方的胃床有粘连,大网膜也有包裹病灶的迹象。手术和病理诊断证实该患者幽门上下、胃左和肝总动脉周围和左锁骨上淋巴结癌转移。

二、十二指肠

案例 6-5

　　患者,男性,76 岁,因反复发作上腹痛 2 年,

加重伴呕吐 15 天入院。体格检查:消瘦,体格检查除上腹部剑突下局部压痛明显,无其他阳性体征。胃镜示:胃内大量潴留液,幽门明显变形,十二指肠球后壁见 3.5cm×3.0cm 大小溃疡灶,取材病检报告为腺癌,其他辅助检查无异常。经术前准备,于入院后第 3 天行肿瘤切除术,术中发现十二指肠上部的大部分、胃幽门及它们周围的淋巴结均受肿瘤侵犯,病灶与胆囊、肝和大网膜有轻度粘连,行幽门部和十二指肠上部的切除加局部淋巴结清除术,并行残胃和空肠吻合术。术后病理诊断为十二指肠球部低分化腺癌,幽门和淋巴结癌转移。临床诊断:十二指肠腺癌转移。

请思考以下问题:

　　1. 该患者剑突下局部压痛的可能病因和发病器官有哪些?

　　2. 该患者肿瘤病灶发生粘连的解剖学基础怎样?

　　3. 胃和空肠吻合术的解剖学基础怎样?可以经过哪些不同结构完成该手术?

十二指肠 duodenum 为小肠的第一段,其始端连于胃的幽门,末端在十二指肠空肠曲处延续为空肠,长约25cm,在第1~3腰椎高度于腹后壁上呈"C"形环绕胰头,按其与胰头的关系划分为上部、降部、水平部和升部四部,除始端与终端外均为腹膜外位(图6-20)。

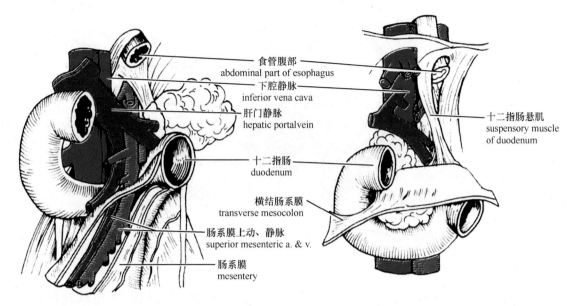

食管腹部
abdominal part of esophagus

下腔静脉
inferior vena cava

肝门静脉
hepatic portalvein

十二指肠
duodenum

横结肠系膜
transverse mesocolon

肠系膜上动、静脉
superior mesenteric a. & v.

肠系膜
mesentery

十二指肠悬肌
suspensory muscle
of duodenum

图 6-20　十二指肠水平部的毗邻

（一）分部及各部的毗邻

1. 上部 superior part　长约4~5cm。于第1腰椎体右侧自幽门呈水平方向行向右后方,至肝门右端下方转折向下移行于降部,其转折处即十二指肠上曲。上部起始处有小网膜和大网膜附着,故属腹膜内位,可动,其余部分均为腹膜外位,几无活动,但直立位时,可稍下降。上部的上方邻肝方叶和肝十二指肠韧带;下方邻胰头和胰颈;前上方邻胆囊;后方有胆总管、胃十二指肠动脉和肝门静脉,再后有下腔静脉相邻。

十二指肠上部近幽门部黏膜面无皱襞,钡餐X线透视时呈三角形影,称为十二指肠球,此部是溃疡的好发部位,因肠管壁较薄,发生溃疡后易穿孔。十二指肠上部前上方邻胆囊,故胆囊炎时,胆囊可与其发生粘连;十二指肠上部后方邻胆总管、胃十二指肠动脉和肝门静脉,该部手术时要防止伤及这些结构。

2. 降部 descending part　长约7~8cm,自十二指肠上曲经第2腰椎体右侧降至第3腰椎体右侧折转向左,移行为水平部,其折转处为十二指肠下曲。降部为腹膜外位,其前方有横结肠及其系膜跨过,系膜根将其分为上、下两段,上段前面邻肝右叶,下段则邻小肠袢;后方邻右肾门及肾蒂;内侧邻胰头与胆总管末段,后者与胰管尚穿入肠壁开口于肝胰壶腹;外侧邻升结肠。

十二指肠降部黏膜多形成环状皱襞,但在其后内侧壁有一纵行皱襞称十二指肠纵襞,为斜穿肠壁的胆总管使黏膜隆起而形成,纵襞下端为十二指肠大乳头 **major duodenal papilla**,其顶端有孔是肝胰壶腹的开口,此距上颌中切牙约75cm,距幽门约8~9cm;在其上方1~2cm处有时有十二指肠小乳头 **minor duodenal papilla**,为副胰管的开口(图6-21)。

3. 水平部 horizontal part　长约10~12cm,自十二指肠下曲向左横过下腔静脉前面至腹主动脉前方续为升部。此部之上方邻胰头及其钩突;下方邻空肠袢;后方邻右输尿管、下腔静脉、腹主动脉;前方右侧份小肠袢,左侧份有小肠系膜根及肠系膜上动、静脉斜向右下。由于肠系膜上动脉与腹主动脉将水平部夹于二者之间,肠系膜上动脉可压迫肠管引起十二指肠不同程度狭窄,此即肠系膜上动脉压迫综合征(**Wilkie 综合征**)。

4. 升部 ascending part　长约2~3cm,于腹主动脉前方、水平部之左侧端斜向左上,至第2腰椎体左侧急转弯向前下形成十二指肠空肠曲 **duodeno-jejunal flexure** 续为空肠。升部前面及左侧覆有腹膜,左侧壁腹膜与腹后壁腹膜移行处形成1~3条腹膜襞及相应的隐窝,其中位于十二指肠空肠曲左侧的十二指肠空肠襞 **duodenojejunal fold** 是手术确认空肠起始部的标志。升部右侧邻腹主动脉和胰头。

十二指肠悬肌 **suspensory muscle of duodenum**:又名 **Treitz 韧带**,位于十二指肠空肠襞右上方深部,是骨骼肌、平滑肌与结缔组织共同形成的条索,连于十二指肠空肠曲上后面与右膈脚之间,有上提和固定十二指肠空肠曲的作用(图6-22)。

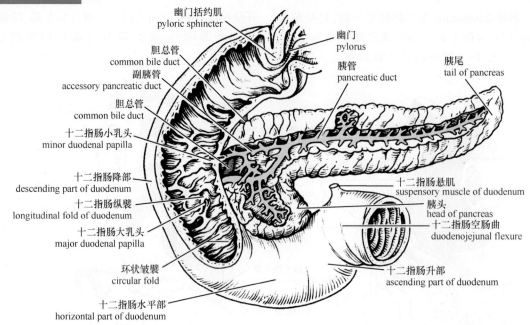

图 6-21　十二指肠大乳头

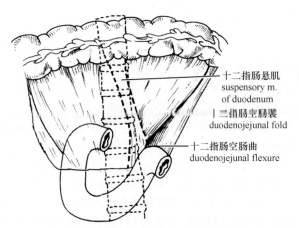

图 6-22　十二指肠空肠襞与 Treitz 韧带

（二）血管、淋巴管、淋巴结与神经

1. 动脉　供应十二指肠的动脉主要有胰十二指肠上前动脉 superior anterior pancreaticoduodenal artery、胰十二指肠上后动脉 superior posterior pancreaticoduodenal artery 和胰十二指肠下动脉 inferior posterior pancreaticoduodenal artery。胰十二指肠上前和上后动脉都发自胃十二指肠动脉，分别沿胰头与十二指肠降部之间的前、后方下行。胰十二指肠下动脉起于肠系膜上动脉，分为前、后两支，在十二指肠降部的内侧与胰十二指肠上前、上后动脉吻合形成前、后两个动脉弓，再从弓上发出分支分布于胰头和十二指肠。此外还有十二指肠上动脉、十二指肠后动脉等多种来源的小动脉（图 6-23）。

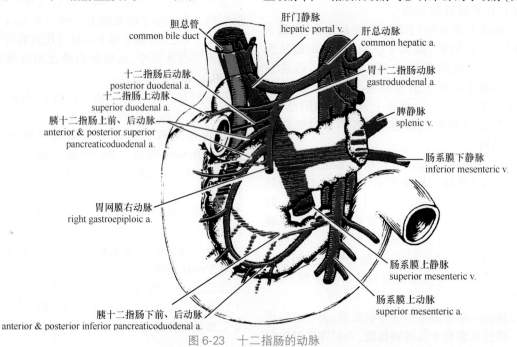

图 6-23　十二指肠的动脉

2. 静脉　多与同名动脉伴行,注入肠系膜上静脉,胰十二指肠上后静脉直接汇入肝门静脉(图 6-24,图 6-25)。

3. 淋巴管、淋巴结　淋巴管主要汇入胰十二指肠前、后淋巴结。

4. 神经　来自肠系膜上神经丛及肝神经丛和腹腔神经丛。

明患者上消化道功能异常,病灶在十二指肠溃疡的好发部位。手术发现病灶周围器官结构有粘连。

该病例胃幽门及其淋巴结均受癌细胞侵犯,表明它们的淋巴管同十二指肠上部的淋巴管有交通。

案例 6-5 提示
该患者的临床症状、体征和内镜检查,均表

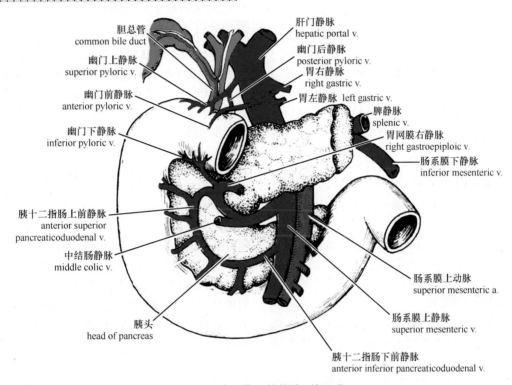

图 6-24　十二指肠的静脉(前面观)

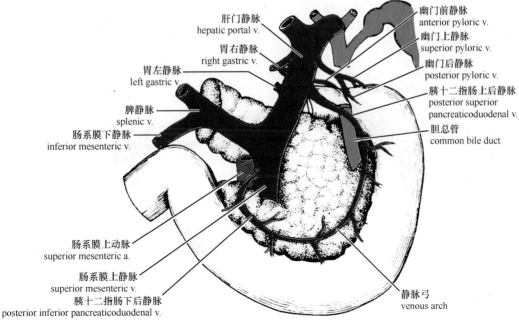

图 6-25　十二指肠的静脉(后面观)

三、肝

案例6-6

　　患者,男性,60岁。因无明显诱因呕血、黑便2天入院,伴头晕、心慌、胸闷。2小时前呕鲜血1000ml,伴出冷汗,急诊以上消化道大出血收入消化内科。2年前因肝炎后肝硬化、门静脉高压、食管静脉曲张大出血在外院行经颈静脉肝内门腔静脉分流术。体检:心率100次/分、血压90mmHg/60mmHg,肝浊音界不大,肋下0.5cm,剑突下3.0cm,脾达肋下10cm,其他正常。辅助检查:HBsAg(+),肝功能降低,血红蛋白减少;B超及CT显示右半肝第7、8段见6.8cm×7.4cm实质性占位性病变,脾脏肿大(20cm×15cm×12cm);胃镜发现食管-胃底静脉Ⅲ度曲张。诊断为原发性肝癌、肝硬化、门静脉高压、食管静脉曲张伴上消化道大出血。临床诊断:原发性肝癌,肝硬化。

请思考以下问题:

　　1. 该患者的呕血为何属于消化道而不是呼吸道?

　　2. 该患者门静脉高压引起消化道出血和脾脏肿大的解剖学基础有哪些?

(一) 位置和毗邻

　　肝 liver 大部分位于右季肋区和腹上区,小部分位于左季肋区,除位于腹上区的部分外,其余均被肋及肋软骨所覆盖。肝的膈面与膈相贴,右半部上面隔着膈与右侧胸膜腔及右肺底相邻,左半部隔着膈同心包与心的膈面相邻,在左、右肋弓间的部分与腹前壁相贴。肝脏面邻胃前壁、十二指肠上部、结肠右曲、右肾上腺及右肾等器官。且右纵沟内还有胆囊相贴及下腔静脉通行,在肝后缘近左纵沟处与食管相接触。

　　可用以下三点作为标志确定肝的体表投影:第一点为右锁骨中线与第5肋的交点;第二点为右腋中线与第10肋的交点下1.5cm处;第三点为左第6肋软骨距前正中线5cm处。第一点与第二点的连线代表肝的右缘,第一点与第三点的连线为肝上界的投影,第二点与第三点的连线代表肝下界,其右侧部相当于右肋弓下缘,其中份相当于右第9肋与左第8肋前端的连线,在剑突下2～3cm,为触摸肝下缘的部位。

(二) 肝的韧带

　　肝的膈面有**镰状韧带 falciform ligament** 与左、右冠状韧带 **left and right coronary ligament** 和左、右三角韧带 **left and right triangular ligament**,镰状韧带将肝上间隙分为左、右肝上间隙,左冠状韧带和三角韧带再将左肝上间隙分为左肝上前间隙与左肝上后间隙。右冠状韧带前层与后层之间相距甚远,且位置关系基本上为上、下关系,故称为上层与下层,上层以前为右肝上间隙,下层基本上已达肝之后缘,因此不存在右肝上后间隙,右冠状韧带下层也就作为右肝下间隙之上界。上层与下层之间肝表面没有腹膜被覆称**肝裸区 bare area of liver**,此区肝与膈之间即为膈下腹膜外间隙。肝的脏面有肝胃韧带与肝十二指肠韧带,它们互相连续合称小网膜。小网膜将左肝下间隙分为左肝下前间隙与左肝下后间隙,后者即网膜囊。肝胃韧带内有胃左、右血管、淋巴管、淋巴结与迷走神经壁支分布至胃,迷走神经肝支入肝,肝十二指肠韧带右缘游离,其内有重要结构即肝门静脉、肝固有动脉与胆总管通行,游离缘还为网膜孔的前界。肝右叶与右肾、右肾上腺之间为右肝下间隙,其上界即右冠状韧带下层,此间隙向左经网膜孔通网膜囊,向右下通右结肠旁沟(图6-26,图6-27,图6-28)。

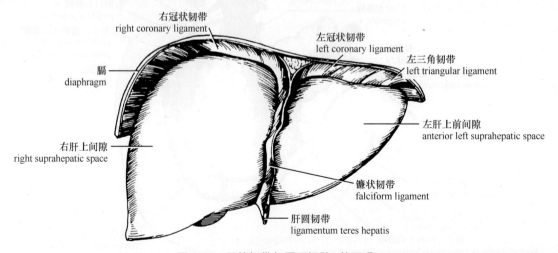

图6-26　肝的韧带与膈下间隙(前面观)

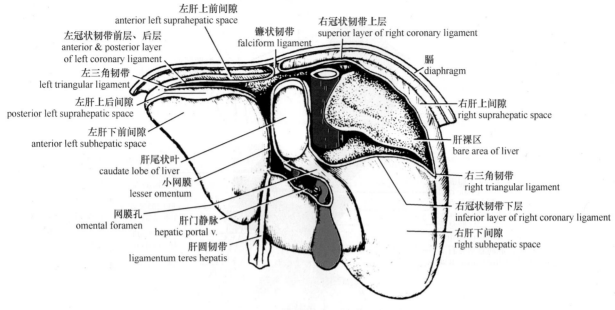

图 6-27　肝的韧带与膈下间隙（后面观）

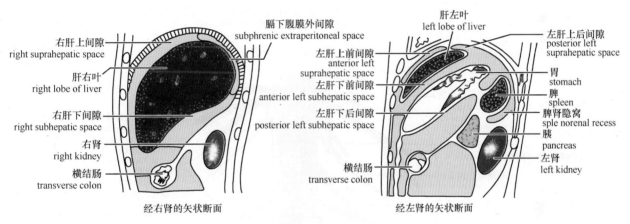

图 6-28　膈下间隙矢状面示意图

（三）肝门与肝蒂

肝的脏面向左后上倾斜，凹陷而凹凸不平，有"H"形的左、右纵沟和横沟，三条沟。左纵沟前部有**肝圆韧带 ligamentum teres hepatis**，后部有静脉韧带通过，右纵沟前部即胆囊窝，容纳胆囊，后部为腔静脉沟，沟内有下腔静脉上行。横沟即**肝门 porta hepatis**，有肝左、右管、肝门静脉左、右支及肝固有动脉左、右支以及淋巴管、神经丛出入。在肝门处肝左、右管位居最前，肝门静脉左、右支最后，肝固有动脉左、右支居中，所有出入肝门的结构为结缔组织包裹即为**肝蒂 hepatic pedicle**。在肝蒂内，左、右肝管合成肝总管的位置最高，紧靠肝门，肝固有动脉分为左、右支之分叉点最低，肝门静脉分叉点居于二者之间。在腔静脉沟上端有肝左、右静脉与肝中静脉出肝注入下腔静脉，此处即称**第二肝门 second porta of liver**。在腔静脉沟下份还有肝右后下静脉及尾状叶静脉等小静脉出肝注入下腔静脉，即称**第三肝门**（图 6-29，图 6-30）。

（四）肝的分叶与分段

借助于肝的外形特征对其进行分叶不符合肝内管道系统的分布规律，既不能满足对肝内占位性病变定位诊断的要求，也不适合肝外科手术治疗的需要。通过对肝内 Glisson 系统和肝静脉系统的研究发现，在肝内存在没有 Glisson 系统的分支分布的裂隙，肝静脉恰通行于这些裂隙之内，因此将这种自然的裂隙作为划分肝叶与肝段的分界线，肝静脉正好作为这些裂隙的标志。肝内存在正中裂、左、右叶间裂与两个段间裂。正中裂将肝分为左、右半肝，左半肝被左叶间裂分为左内叶与左外叶，右半肝被右叶间裂分为右前叶与右后叶，左、右段间裂分别将左外叶和右前叶、右后叶各分为上、下两段，此外尚存一背裂将尾状叶同左内叶、右前叶分开，尾状叶与左内叶各作为一段，所以肝内实质分为左、右半肝与 5 叶、8 段。肝胆外科基本上按照这种分叶、分段进行肝段切除、肝叶切除或半肝切除（图 6-31，图 6-32）。

肝方叶
quadrate lobe of liver
肝圆韧带
ligamentum teres hepatic
胆囊
gallbladder
肝右叶
right lobe of liver
胆囊动脉
cystic a.
肝左外叶
left lateral lobe of liver
胆囊管
cystic duct
肝左管
left hepatic duct
肝门静脉右支
right branch of hepatic portal v.
肝门静脉左支
left branch of hepatic portal v.
肝总管
common hepatic duct
肝固有动脉左支
left branch of proper hepatic a.
肝固有动脉右支
right branch of proper hepatic a.
静脉韧带
ligamentum venosum
肝固有动脉
proper hepatic a.
胆总管
common bile duct
下腔静脉
inferior vena cava
肝门静脉
hepatic
portal v.
肝尾状叶
caudate lobe
of liver

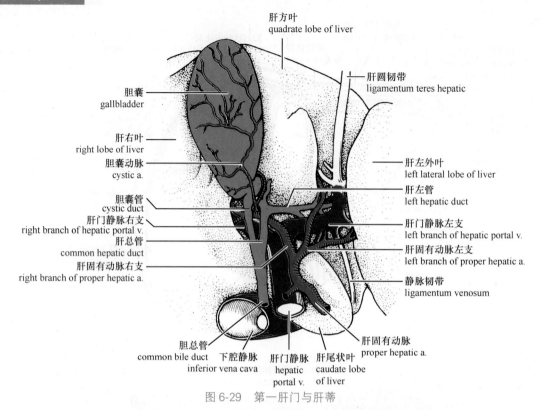

图 6-29 第一肝门与肝蒂

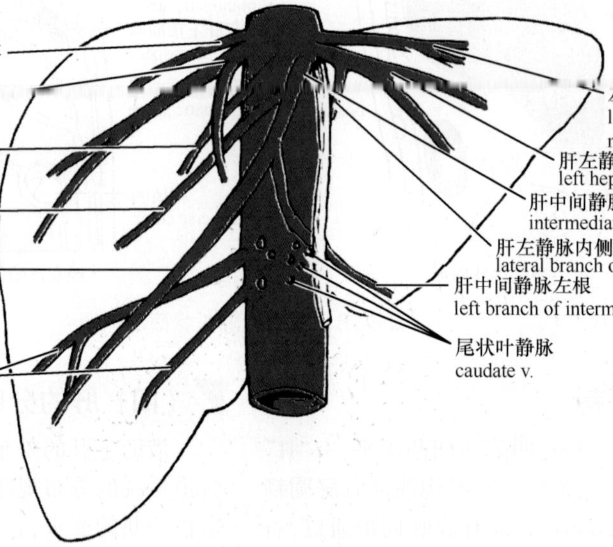

右后缘静脉
right posterosuperior marginal v.
肝右静脉
right hepatic v.
左后缘静脉
left posterosuperior
marginal v.
副肝中间静脉
accessory intermediate hepatic v.
肝左静脉
left hepatic v.
肝中间静脉
intermediate hepatic v.
右前叶静脉支
right anterior v.
肝左静脉内侧支
lateral branch of left hepatic v.
肝中间静脉右根
right branch of intenmediate
hepatic v.
肝中间静脉左根
left branch of intermediate hepatic v.
尾状叶静脉
caudate v.
肝右后下静脉
right posteroinferior hepatic v.

图 6-30 第二肝门与第三肝门

正中裂 median fissure 在肝膈面以胆囊切迹中点至下腔静脉左侧壁的连线为代表，在脏面为胆囊窝中份至腔静脉沟左缘的连线，此裂将肝分为左半肝与右半肝，裂内有肝中间静脉通行。

左叶间裂 left interlobar fissure 在膈面相当于镰状韧带附着线左侧 1cm 的平面，在脏面即以左纵沟为代表，此裂分隔左内叶与左外叶，裂内有肝左静脉、左叶间静脉及肝门静脉左支之矢状部通行。

右叶间裂 right interlobar fissure 在膈面以胆囊切迹中点同肝下缘右侧端之间的右、中 1/3 交点至下腔静脉右侧壁连线为代表，在脏面以下缘这一点至肝门右端连线为代表，此裂分隔右前叶与右后叶，裂内有肝右静脉通行。

左段间裂 left intersegmental fissure 由左缘上、中 1/3 的交点在膈面至下腔静脉左壁、在脏面至左纵沟中点的连线代表，此裂分隔左外叶之上段与下段，裂内有肝左静脉主干通行。

右段间裂 right intersegmental fissure 以从肝右缘中点在膈面至正中裂接近水平方向的连线，在脏面至肝门右侧端的连线代表，将肝右前叶与右后叶各分为上、下两段，此裂相当于肝门静脉右支主干的平面。

背裂 dorsal fissure 是从肝静脉出肝处至横沟的弧形线，位于尾状叶前面将尾状叶与左内叶和右前叶分隔。

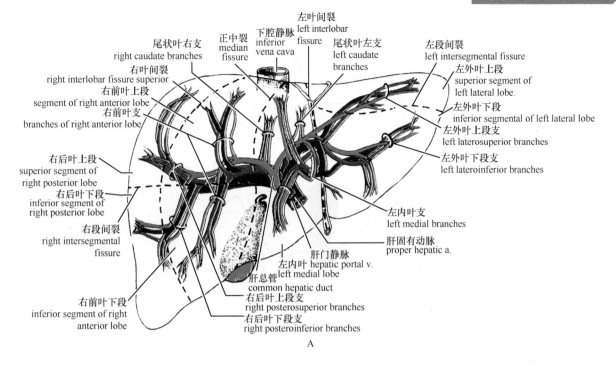

A

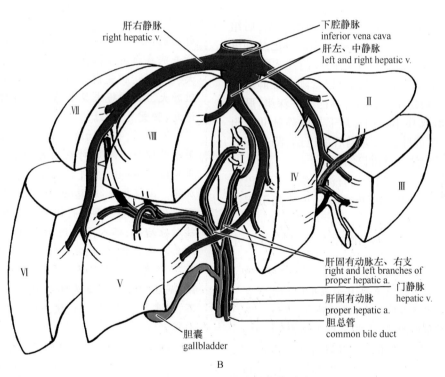

B

图 6-31　Glisson 系统在肝内的分布

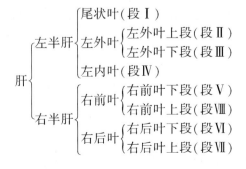

（五）血管、淋巴管、淋巴结与神经

1. 血管　肝有两套血管供血,**肝门静脉**输送自消化管吸收的营养物质入肝进行中间代谢,**肝固有动脉**为肝提供氧与肝本身所需营养物质,肝内血液最后经肝静脉向下腔静脉引流。

2. 淋巴管与淋巴结　肝的淋巴管分浅、深两组。浅组:位于肝实质表面的浆膜下,形成淋巴管网。其中膈面的淋巴管又分为左、右、后三组,左组淋巴管注入

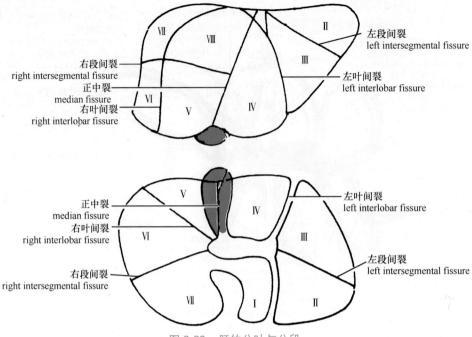

图 6-32 肝的分叶与分段

胃右淋巴结,右组淋巴管注入主动脉前淋巴结,后组淋巴管经膈的腔静脉孔入胸腔,注入膈上淋巴结和纵隔后淋巴结。脏面的淋巴管多走向肝门注入肝淋巴结,仅右半肝的后部及尾状叶的淋巴管随下腔静脉经膈的腔静脉孔入胸腔注入纵隔后淋巴结。深组:肝实质内的淋巴管形成升、降两干,升干与肝静脉并行出第二肝门,沿下腔静脉注入纵隔后淋巴结,降干随肝门静脉分支出肝门注入肝淋巴结。

由于肝淋巴管之浅、深组均有注入纵隔后淋巴结者,所以,肝或膈下的化脓感染可蔓延至纵隔引起纵隔炎症或脓胸。

案例 6-6 提示

该患者有肝病和肝门静脉高压手术病史,但体查时肝脏不大。该患者在 B 超及 CT 下显示右半肝第 7、8 段实性占位病变,脾脏肿大,胃镜发现食管胃底静脉Ⅲ度曲张,表明可能存在肝硬化后肝癌(发生率为 50% 左右),而且肝门静脉高压重新出现,后者是引起患者消化道出血的原因。

四、肝外胆道

案例 6-7

患者,女性,59 岁,因乏力、纳差、尿黄伴上腹部饱胀不适 15 天入院。体检:神志清,精神尚可,巩膜中度黄染;肝浊音界正常,肋下触及 0.5cm,剑突下 2.0cm,Murphy 征阳性,脾肋下 1.0cm。

肝功能:谷丙转氨酶升高,其他正常。甲型、乙型肝炎病毒血清学检查均阴性。B 超检查:胆囊增大,壁毛糙,胆囊内可见一结石 7.8cm×2.2cm,脾脏肿大。血常规未见异常。尿常规:胆红素++。诊断:胆囊炎、胆结石。

入院后,手术切除胆囊、取石,胆总管能通过最小号探针。术后对症治疗 20 天,前述症状加重伴腹痛、呕吐,呈进行性消瘦,皮肤瘙痒,黄疸加深。B 超复查:胆总管中、上段呈喇叭形扩张,下段显示不清。再次行胆总管探查未见异常,继续对症治疗,病人于入院后第 47 天死亡。应家属要求做尸体解剖,发现胰头靠近十二指肠降部处有约鸡蛋大小包块,致肠腔和胆总管下段塌闭;病理学检查诊断为胰头癌。入院诊断:胆结石,胆囊炎。病理诊断:胰头癌。

请思考以下问题:

1. 该患者 Murphy 征阳性的原因?

2. 该患者第一次手术后出现病情加重和诊断延误的解剖学基础?

肝外胆道包括胆囊和肝左、右管、肝总管以及胆总管。

(一)胆囊

1. 胆囊的形态结构 胆囊 **gallbladder** 是略似梨形的囊状器官,长约 10～12cm,宽约 3～5cm,容量为 40～60mL,可分为底、体、颈、管四部(图 6-33)。底稍突出于肝前缘之胆囊切迹,其体表投影相当于右锁骨中线或右腹直肌外侧缘与肋弓的交点处(Murphy 征检查的部位）。体位于底与颈之间,与底之间无明显界限,其伸缩性较大。颈与体之间明显弯曲,其上部膨大形成 **Hartmann** 囊,胆结石多停留于此囊中。管长 2.5~4cm,上端与胆囊颈相续,其相接处明显狭窄,管的

下端多呈锐角与肝总管汇合为胆总管。胆囊管与胆囊颈的黏膜都有螺旋襞（**Heister** 瓣）,可使胆囊不致过度膨大或缩小,有利于胆汁的进入与排出,当其发生水肿或有结石嵌顿时,可导致胆绞痛或胆囊积液。

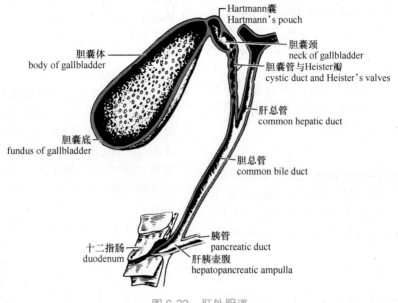

图 6-33 肝外胆道

2. **胆囊的位置与毗邻** 胆囊之上借疏松结缔组织附于肝脏面的胆囊窝,其下面被腹膜所覆盖,后下方与十二指肠上部及横结肠相邻接,左邻幽门,右邻结肠右曲,底的前面为腹前壁。

胆囊位于胆囊窝内并与肝相贴,胆囊上面有小静脉经胆囊窝直接向肝内引流,也偶有迷走小肝管经胆囊窝注入胆囊,故胆囊切除术剥离胆囊时,应注意止血和妥善处理迷走小肝管,以免胆汁外溢。

3. **胆囊的血管、淋巴和神经** 胆囊由胆囊动脉供血,**胆囊动脉 cystic artery**（图 6-34）多于胆囊三角内起于肝固有动脉右支,在胆囊颈处分为浅、深两支

至胆囊的下面和上面。**胆囊三角（Calot 三角）**由胆囊管、肝总管和肝之脏面三者围成。胆囊动脉变异较多,如双胆囊动脉或起于肝固有动脉或其左支,或起于其他动脉,这些异常的胆囊动脉常经肝总管或胆总管的前方入胆囊三角,在胆囊切除术或胆总管切开引流术时,均应予以注意。胆囊的静脉支数较多,胆囊上面有数条小静脉经胆囊窝直接入肝,胆囊下面的小静脉汇成 1~2 条静脉经胆囊颈部注入肝内肝门静脉的分支或有胆囊静脉直接汇入肝门静脉主干或其右支或其他属支。

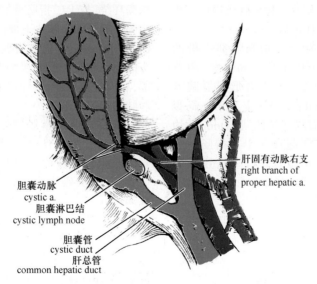

图 6-34 胆囊三角

胆囊的淋巴管注入肝淋巴结。

胆囊的神经主要有交感神经与迷走神经,都经腹腔神经丛随胆囊动脉至胆囊。

（二）左肝管与右肝管

左肝管与右肝管 left and right hepatic ducts 由肝内胆管逐级汇合,在肝门处形成。其中,右肝管起于肝门的后上方,较为粗短,长约 0.8~1cm,其走行较陡直,与肝总管之间的角度为 150°左右。左肝管长较细,位于肝门之左半,长约 2.5~4cm,与肝总管之间的角度为 90°左右(接近水平方向走行),故左半肝胆管系统易发生结石且不易自行排出。

（三）肝总管

肝总管 common hepatic duct 在肝门处由肝左、右管汇合形成,长约 3cm,直径约 0.4~0.6cm,于肝十二指肠韧带内下行。其下端与胆囊管汇合形成胆总管,其前方有时有肝固有动脉右支或胆囊动脉越过,故该部手术时应予注意。

（四）胆总管

胆总管 common bile duct 在肝门下方由肝总管与胆囊管汇合形成,经肝十二指肠韧带、十二指肠上部与胰头的后方下降,其下端与胰管汇为肝胰壶腹而终,长约 7~8cm,直径为 0.6~0.8cm。根据其行程可将其分为四段。

1. **十二指肠上段** 自其起始部至十二指肠上部上缘,行于肝十二指肠韧带内肝门静脉前方、肝固有动脉右侧,胆总管切开探查引流术即在此段进行。

2. **十二指肠后段** 位于十二指肠上部后面,于下腔静脉前方、肝门静脉和胃十二指肠动脉的右侧行向内下。

3. **胰腺段** 自十二指肠上部后方行向外下,其上部多位于胰头后方;下部则行于胰头的胆总管沟中,多被一薄层胰腺组织所覆盖。胰头癌或慢性胰腺炎时,常压迫此段出现梗阻性黄疸。

4. **十二指肠壁段** 斜穿十二指肠降部中份的后内侧壁,因而在肠壁上形成十二指肠纵襞,胆总管在穿壁前或在壁内与胰管末端汇合形成**肝胰壶腹 hepatopancreatic ampulla**(Vater 壶腹)。壶腹和胆总管末端、胰管末端周围有括约肌(Oddi 括约肌)环绕,使十二指肠黏膜隆起形成十二指肠大乳头,乳头顶端有孔是肝胰壶腹的开口。此开口部位在多数人位于十二指肠降部中、下 1/3 交界处,十二指肠纵襞下端。

胆总管的末端与胰管汇合形成肝胰壶腹,壶腹如因各种原因阻塞,胆汁可以逆流入胰管而引起胰腺炎,胰液也可逆流入胆总管而导致胆管炎或胆囊炎,这类重症胆管炎的病死率可达 80% 以上。

案例 6-7 提示 1

该病例因消化不良症状入院,经检查有胆汁代谢异常表现,但肝界大小正常,B 超、肝功能和肝炎病毒检查结果均提示肝脏可能无重大病变。Murphy 征阳性表明胆囊底部有炎症,B 超也证实了胆囊炎,并发现了胆结石。结石是阻塞性黄疸最常见的原因之一。本例患者胆囊手术前后一直存在梗阻性黄疸征象,并有进行性加重表现,既没有结石嵌顿的急性上腹部绞痛征象,也经过多次 B 超和两次手术的胆总管探查,均未发现胆管内结石存在。胆道 X 线造影检查有三种方法:其一是分泌性造影,即口服或静脉注射造影剂,经肝分泌随胆汁至肝外胆道而显影;其二是经肝穿刺胆道造影,通过穿刺将造影剂注入肝内胆管;第三种是内镜胆管造影,即用纤维十二指肠镜将导管插入肝胰壶腹向胆道注入造影剂。

五、胰

（一）位置、毗邻

胰 pancreas 为在第 1、2 腰椎高度贴于腹后壁的一个狭长腺体,其右侧端膨大为胰头,被十二指肠环抱,左侧端缩细为胰尾与脾门相接。其前面隔网膜囊与胃后壁相贴,其后面贴胆总管、肝门静脉、下腔静脉、腹主动脉、腹腔神经丛及乳糜池等结构。

（二）分部

胰可分为头、颈、体、尾四部,但各部间并无明显界限(图 6-35)。

1. **胰头 head of pancreas** 是胰腺右端最宽大的部分,位于第 2 腰椎的右侧,其上、右、下三面被十二指肠环绕,与十二指肠壁紧贴,胰头肿瘤可压迫十二指肠引起梗阻。胰头下部向左突出的部分称**钩突 uncinate process**,其前方有肠系膜上动、静脉越过。胰头的前面有横结肠系膜根附着,并将其分为上、下两部,后面有胆总管、下腔静脉、右肾静脉,有时有肝门静脉的起始部。

胰头与十二指肠降部之左侧壁紧邻,二者之间的后面有胆总管通过,胰头癌变时,可压迫胆总管引起阻塞性黄疸。但是,由于胰腺贴于腹后壁,位置深,胰头癌体检很难早期发现,一旦发现多为晚期。

2. **胰颈 neak of pancreas** 是胰头与胰体之间狭窄扁薄的部分,长约 2~2.5cm。其前上方邻胃幽门部,其后面有肠系膜上静脉上行,并与脾静脉在此处汇合形成肝门静脉(图 6-36)。

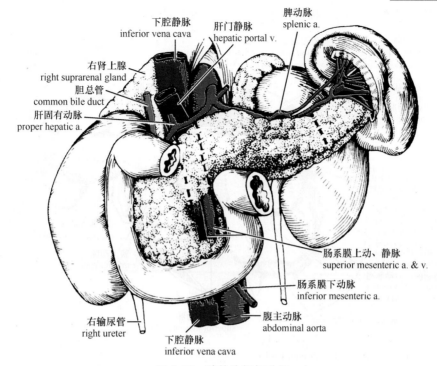

图 6-35　胰的分部与毗邻

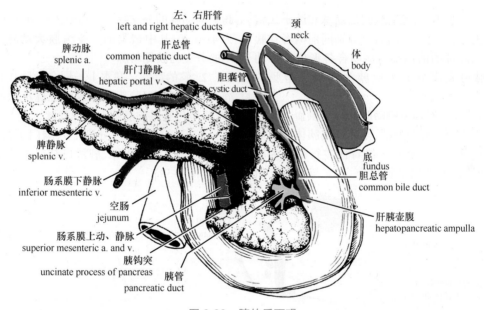

图 6-36　胰的后面观

3. 胰体 body of pancreas　较长,横卧于第 1 腰椎体前方,稍向前凸。其前面隔网膜囊邻胃后壁,其后面邻腹主动脉、左肾上腺、左肾、左肾蒂及脾静脉,上缘邻腹腔干、腹腔丛,并有脾动脉沿上缘向左行至脾门,下面邻十二指肠、空肠曲和空肠。

4. 胰尾 tail of pancreas　是胰体向左逐渐变窄的部分,末端经脾肾韧带达脾门。各面均有腹膜被覆,故有一定移动性。

（三）胰管和副胰管

1. 胰管 pancreatic duct　位于胰腺实质内,由各小

叶之小管汇成,起自胰尾,纵贯胰腺全长达胰头右缘,通常在此处与胆总管汇合形成肝胰壶腹,以**十二指肠大乳头**开口于十二指肠腔,偶可单独开口于十二指肠肠腔(图 6-28)。

2. 副胰管 accessory pancreatic duct　细小,由胰头前上部的胰小管汇成,其末端在十二指肠大乳头上方形成**十二指肠小乳头**,开口于十二指肠肠腔,其始端常连于胰管,故当胰管末端发生梗阻时胰液可经副胰管进入十二指肠肠腔。

（四）血管、淋巴管、淋巴结和神经

1. 胰的动脉　胰的动脉有胰十二指肠上前与上

后动脉、胰十二指肠下动脉、脾动脉、胰背动脉、胰支　　及胰尾动脉等（图6-37）。

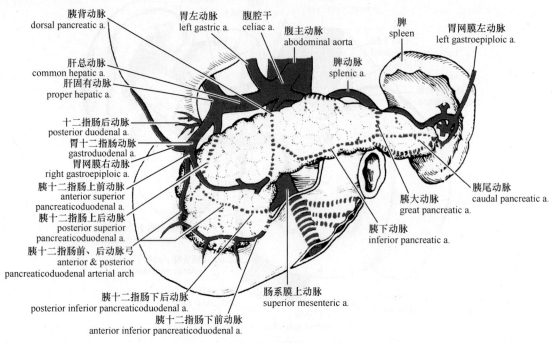

图 6-37　胰的动脉

　　胰头主要由**胰十二指肠上前、后动脉和胰十二指肠下动脉供血**,后者的前支与后支分别同前两者在胰头与十二指肠降部的前面和后面吻合各形成一个动脉弓,由动脉弓发出分支供应胰头和十二指肠的血液。

　　胰颈、胰体及胰尾均由**脾动脉**的分支供血。其中**胰背动脉**多起于脾动脉起始部,至胰颈或胰体背面分为左、右两支,其左支沿胰的下缘背面左行称之为**胰下动脉**,在胰尾处与胰尾动脉吻合,右支与胰十二指

肠上前动脉的分支吻合。至胰体的分支为胰支,一般为4~6支,其中最大的一支为**胰大动脉**。分布至胰尾的分支为**胰尾动脉**。

　　2. 胰的静脉　基本上与同名动脉伴行汇入肝门静脉系统,其中,胰头和胰颈的静脉汇入肠系膜上静脉,胰体与胰尾的静脉汇入脾静脉。

　　3. 胰的淋巴管　分别汇入幽门下淋巴结、肠系膜上淋巴结、胰淋巴结、脾淋巴结或直接注入腹腔淋巴结（图6-38）。

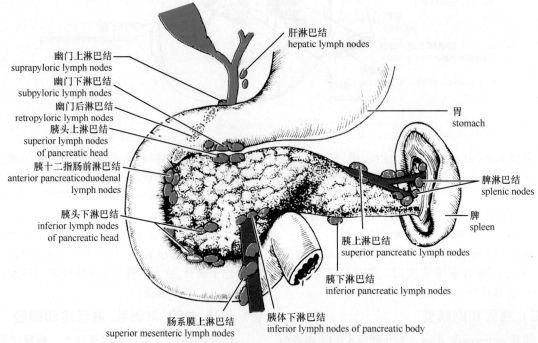

图 6-38　胰的淋巴结

4. **神经**　交感、副交感神经纤维都来自腹腔丛、肝丛、脾丛、肠系膜上丛等神经丛。

六、脾

（一）位置与毗邻

脾 spleen 是全身最大的淋巴器官，位于左季肋区第 9~11 肋深面，其后端位于左第 9 肋上缘、距后正中线 4~5cm 处，前端达左第 11 肋与腋中线相交处，其长轴与左第 10 肋平行（图 6-39）。脾位于膈与胃底之间，其膈面与膈相贴，其脏面之前上份贴胃底，后下份邻左肾、左肾上腺，脾门处邻胰尾，脾门前下方邻结肠左曲。

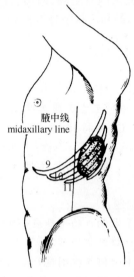

图 6-39　脾的位置

（二）韧带

脾为腹膜内位器官，借四条韧带与邻近器官及膈相连。

1. **胃脾韧带**　连于脾门与胃底之间，内含胃短血管。

2. **脾肾韧带**　从脾门连至左肾前面，其内有脾的血管、淋巴结、神经丛和胰尾（图 6-40）。

3. **膈脾韧带**　由脾肾韧带向上延至膈的下面。

4. **脾结肠韧带**　连于脾前端与结肠左曲之间，较短，脾切除术切断此韧带时不要伤及结肠。

（三）血管、淋巴管、淋巴结与神经

1. **脾动脉 splenic artery**　发自腹腔干，沿胰体上缘行向左侧，沿途至胰、胃，其末段经脾肾韧带抵脾门，其终支经脾门入脾（图 6-40）。

2. **脾静脉 splenic vein**　在脾门处由 2~6 条属支汇成，于脾动脉的后下方，沿胰尾、胰体后面上部的胰沟右行达胰颈或胰头后方，与肠系膜上静脉汇合成肝门静脉，沿途收集脾动脉各分支的伴行静脉及肠系膜下静脉。胰腺炎和癌肿可压迫脾静脉，引起脾脏充血肿大。

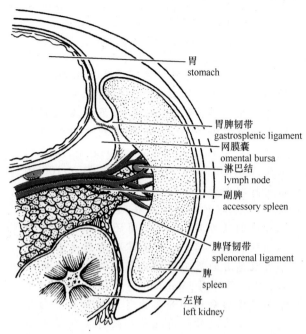

图 6-40　脾的血管与韧带

3. **淋巴管**　脾仅被膜和大的小梁内有淋巴管，向脾门处的淋巴结引流。

4. **神经**　主要来自腹腔神经丛，随动脉进入脾内分布于被膜与小梁之平滑肌及脾髓内血管。

（四）副脾

副脾 accessory spleen　色泽、硬度与功能都和脾一样，出现率为 5.76%~35%，其数目、大小、位置均不恒定，在血小板减少性紫癜、溶血性黄疸进行脾切除术时均应将副脾一并切除，以免复发。

案例 6-7 提示 2

根据患者的胆总管上段有进行性扩张过程可排除肝门区肿大淋巴结压迫因素，说明胆总管存在高压的原因可能是其下段受压，常见的有胰头癌、胰腺炎等，这从后来的尸体解剖和病检报告得到了证实。该患者的脾脏在肋下可触及，大大超出其体表投影范围，表明有正常体积的 3 倍以上肿大，这也得到了 B 超检查的证实。

结合尸体解剖，该患者的脾脏肿大的原因可能在于肿瘤压迫脾静脉所致。多数门静脉高压症病例，脾与周围组织广泛紧密粘连，在游离脾脏时易造成周围脏器损伤、出血，尤其应重视胰尾损伤和胰瘘问题。手术时脾脏周围粘连严重，手术时间长，创面大，渗液多，引流时间应较长，选用粗管引流，拔管前做常规 B 超检查，证实脾窝无积液后方可拔管。应有意识切除部分胰尾，结扎胰尾导管，断端褥式缝合。

视窗 6-5 幽门螺旋菌 *Helicobacter pylori* 的发现及意义

1979 年,澳大利亚病理医生 Warren 在慢性胃炎患者的胃窦黏膜组织切片上观察到一种弯曲状细菌,且发现这种细菌邻近的胃黏膜总是有炎症存在,因而意识到这种细菌和慢性胃炎可能有密切关系。1981 年,消化科医生 Marshall 与 Warren 合作,他们以 100 例接受胃镜检查及活检的胃病患者为对象进行研究,证明这种细菌的存在确实与胃炎相关。此外他们还发现,这种细菌还存在于所有十二指肠溃疡患者、大多数胃溃疡患者和约一半胃癌患者的胃黏膜中。经多次实验失败之后,1982 年 4 月,Marshall 终于从胃黏膜活检样本中成功培养和分离出了这种细菌。为了进一步证实这种细菌就是导致胃炎的罪魁祸首,Marshall 和另一位医生 Morris 不惜喝下含有这种细菌的培养液,结果大病一场。基于这些结果,Marshall 和 Warren 提出幽门螺杆菌涉及胃炎和消化性胃溃疡的病因学。1984 年 4 月 5 日,他们的成果发表于在世界权威医学期刊《柳叶刀》*Lancet* 上。成果一经发表,立刻在国际消化病学界引起了轰动。世界各大药厂陆续投巨资开发相关药物,专业刊物《螺杆菌》杂志应运而生,世界螺杆菌大会定期召开,有关螺杆菌的研究论文不计其数。通过人体试验、抗生素治疗和流行病学等研究,幽门螺杆菌在胃炎和胃溃疡等疾病中所起的作用逐渐清晰,科学家对该病菌致病机理的认识也不断深入。

幽门螺旋菌是一种革兰阴性细菌,其一端有 4~6 根鞭毛,此菌感染全世界约一半的成年人,它与胃溃疡、十二指肠溃疡、胃炎等胃肠疾病具有极大关系。通常它在人体中只能寄居在胃黏膜上皮,绝大多数感染只造成无症状的慢性胃炎,只有少数毒性较强的菌株会产生胃溃疡或十二指肠溃疡。但几乎全部十二指肠溃疡(95%~100%)及多数胃溃疡(70%~80%)等案例都与幽门螺旋杆菌有关。另有人做过相关实验发现,平均每 6 位感染幽门螺旋杆菌的患者中,就有 1 位会演变成十二指肠(与胃相连结的小肠部位)溃疡或胃溃疡。幽门螺旋杆菌的滋长需要大量胃酸,所以若胃内有太多胃酸存在,就较有可能感染。除消化道溃疡外,近年来越来越多的报告指出,在冠状动脉心脏病致病因素中,幽门螺旋菌似乎也插上一脚,感染幽门螺旋菌的风险因而并不仅限于消化器官。

2005 年 10 月 3 日,瑞典卡罗林斯卡研究院宣布,2005 年度诺贝尔生理学奖或医学奖授予这两位科学家以表彰他们发现了幽门螺杆菌以及这种细菌在胃炎和胃溃疡等疾病中的作用。

(辽宁医学院 阎文柱)

第 6 节 结肠下区

结肠下区位于横结肠及其系膜与小骨盆上口之间(图 6-11)。此区内有空肠、回肠、盲肠、阑尾、升结肠、横结肠、降结肠和乙状结肠等脏器,以及它们的血管、淋巴和神经等。

案例 6-8

患者主诉:转移性右下腹疼痛,即先表现为脐周钝痛,后转移至右下腹疼痛,伴有恶心。体检:体温 38.7℃,脉搏 90 次/分钟,右下腹肌紧张、压痛及反跳痛明显。血检:中性粒细胞85%,淋巴细胞15%。临床诊断:急性阑尾炎,需立即手术。

请思考以下问题:

1. 阑尾手术切口的选择应如何?
2. 手术切口经过的层次。
3. 手术中如何寻找阑尾?
4. 切除阑尾时,在何处结扎阑尾的血管,应注意什么?

案例 6-9

患者有 8 年慢性肝炎病史,未予特殊治疗,突发呕血、便血急诊入院。体检:血压 100/66mmHg,结膜苍白,巩膜轻度黄染,腹部膨隆,脐周静脉曲张呈"海蛇头"状,脾肿大。临床诊断:慢性乙型肝炎,肝硬化,肝门静脉高压综合征。

请思考以下问题:

1. 肝门静脉高压综合征是如何形成的?
2. 解释患者出现的症状及体征。

一、空肠和回肠

(一) 位置和形态结构

空肠 jejunum 与回肠 ileum 借系膜连于腹后壁,故合称系膜小肠,有系膜附着的边缘处称系膜缘,其相对处称游离缘或对系膜缘,两者之间无明显分界,长约 500~600cm，上端起于十二指肠空肠段，下端止于盲肠，盘曲形成肠袢占据结肠下区的大部，四周为大肠所环绕，前面有大网膜覆盖。空肠约占近侧 2/5，主要位于结肠下区的左上部，回肠约占远侧的 3/5 位于结肠下区的右下部，并垂入盆腔。

临床 X 线检查时，通常按部位将小肠分为 6 组：第 1 组是十二指肠，位于腹上区；第 2 组是空肠上段，位于左外侧区；第 3 组为空肠下段，位于左髂区；第 4 组为回肠上段，位于脐区；第 5 组为回肠中段，位于右外侧区；第 6 组为回肠下段，位于右髂区、腹下区和盆腔内（图 6-41）。

空肠与回肠相比较：空肠管径较粗，管壁较厚，血液供应充分故颜色较红，黏膜环状皱襞密而高，黏膜内散在分布孤立淋巴滤泡，系膜内血管弓级数较少。回肠则管径较细，管壁较薄，血液供应不如空肠充分故颜色较淡，环状皱襞疏而低，黏膜内除有孤立淋巴滤泡外，还有集合淋巴滤泡，系膜内血管弓级数较多。

（二）肠系膜

肠系膜 mesentery（图 6-42）由双层腹膜组成，连于空、回肠与腹后壁之间，将空、回肠悬附于腹后壁上。其在腹后壁的附着处称小肠系膜根，起自第 2 腰椎体左侧，斜向右下跨越脊柱，止于右骶髂关节前方，长约 15cm；肠系膜的肠缘连于空、回肠的系膜缘，长约 500~600cm。由于肠系膜的根短而肠缘长，因此肠系膜整体呈扇形，并随肠袢形成许多折叠。肠系膜的两层腹膜间含有血管、淋巴管、淋巴结、神经和脂肪组织等。血管、淋巴管、和神经从肠系膜缘进出肠壁。肠系膜缘处的两层腹膜分开与肠壁围成系膜三角，此三角处的肠壁无腹膜被覆。临床上做小肠切除吻合术时，应注意缝合此处，防止发生肠瘘。同时还应注意缝合肠系膜切缘，以恢复肠系膜的完整性，防止系膜内疝发生。

肠系膜根将横结肠及其系膜与升、降结肠和乙状结肠及其系膜之间的区域分为左、右肠系膜窦（图 6-43）。右肠系膜窦 right mesenteric sinus 位于小肠系膜根、升结肠与横结肠及其系膜的右 2/3 部之间，呈三角形，几乎是封闭的，窦内积脓时不易引流。左肠系膜窦 left mesenteric sinus 位于小肠系膜根、横结肠及其肠系膜的左 1/3 部、降结肠与乙状结肠及其肠系膜之间，呈斜方形，开口向下通盆腔。窦内感染积脓时，脓液易蔓延到盆腔。

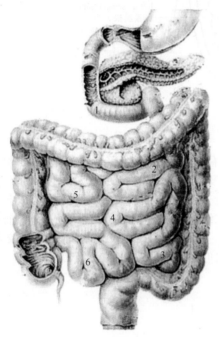

图 6-41 小肠 X 线分组
图内数字表示小肠的分组

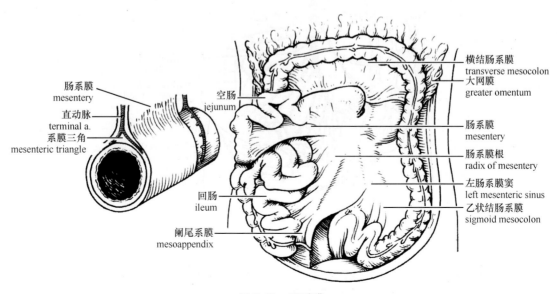

图 6-42 肠系膜

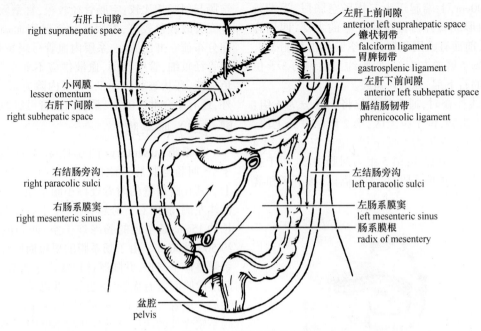

图 6-43 腹膜间的交通

（三）血管、淋巴与神经

1. 动脉 空、回肠的动脉来自于肠系膜上动脉（图 6-44），**肠系膜上动脉 superior mesenteric artery** 在第 1 腰椎高度起自腹主动脉前壁，经胰颈后方行向前下，从胰颈下缘穿出，经胰头的钩突和十二指肠水平部前方进入小肠系膜根，向右下行至右髂窝。肠系膜上动脉向右侧发出胰十二指肠下动脉、中结肠动脉、右结肠动脉及回结肠动脉；向肠系膜发出 12~18 条空、回肠动脉，行于肠系膜内，反复分支并吻合形成多级动脉弓，由末级动脉弓发出**直动脉**进入肠壁。空肠的动脉弓较少一般只有 1~2 级，回肠的动脉弓级数较多，可达 3~4 级，但回肠最末段又只有 1 级动脉弓。

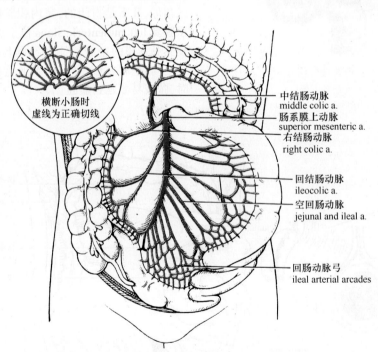

横断小肠时虚线为正确切线

中结肠动脉
middle colic a.
肠系膜上动脉
superior mesenteric a.
右结肠动脉
right colic a.
回结肠动脉
ileocolic a.
空回肠动脉
jejunal and ileal a.
回肠动脉弓
ileal arterial arcades

图 6-44 空、回肠的动脉

直动脉之间缺少吻合，在施行小肠切除吻合术时，应按血管走向作扇形切除，并将对侧肠系膜缘的肠壁多切除一些，保证对肠系膜缘肠壁吻合口处有充分的供血，防止术后缺血坏死或愈合不良形成肠瘘。

2. 静脉 空、回肠静脉与同名动脉伴行，汇入肠系膜上静脉。肠系膜上静脉位于同名动脉的右侧，上行至胰颈后方与脾静脉汇合成肝门静脉。

3. 淋巴 空、回肠的淋巴管伴血管走行,注入位于肠系膜内的空、回肠血管周围的肠系膜淋巴结。肠系膜淋巴结的数量多达数百个,它们的输出管注入肠系膜上动脉根部周围的肠系膜上淋巴结。后者的输出管汇入肠干至乳糜池。

4. 神经 空、回肠的神经来自腹腔神经丛和肠系膜上神经丛,随肠系膜上动脉及其分支到达肠壁,包括交感神经、副交感神经和内脏感觉神经。

交感神经节前纤维起于 $T_9 \sim T_{11}$ 脊髓节段,经脊神经、白交通支、交感干、内脏大、小神经至腹腔神经丛和肠系膜上神经丛,在腹腔上节和肠系膜上节交换神经元后发出节后纤维分布到肠壁,抑制肠的蠕动和分泌,使其血管收缩。

副交感神经的节前纤维来自迷走神经,亦随上述二神经丛至肠壁,在肠内神经节交换神经元后发出节后纤维支配小肠的平滑肌和腺体,促进肠的蠕动和分泌。

空、回肠的感觉纤维随交感神经和迷走神经分别传入 $T_9 \sim T_{11}$ 脊髓节段和延髓。痛觉冲动主要经交感神经传入脊髓,故小肠病变时牵涉性痛出现于脐的周围(第 9 ~ 11 胸神经分布区)。

(四) Meckel 憩室

Meckel 憩室是胚胎时期卵黄囊管近侧段未闭留下的遗迹,其出现率约 2%,一般位于回肠末段距回盲瓣 50 ~ 100cm 处,呈囊袋状,有时黏膜内含有胃酸细胞或胰腺组织。发生炎症和溃疡时,症状与阑尾炎相似,注意与阑尾炎相鉴别。

二、盲肠和阑尾

(一) 盲肠

盲肠 caecum 位于右髂窝,是大肠的起始部,一般长 6~8cm,下端为盲端,向上延续为升结肠,左侧与回肠相连,其后内侧壁有阑尾附着。其右侧为右结肠旁沟,后贴髂腰肌,前邻腹前壁,并常被大网膜覆盖。盲肠为腹膜内部器官,各面均有腹膜覆盖,由于没有系膜,故其位置较固定,活动性较小。少数人的盲肠与升结肠同时具有系膜,则活动性较大,称移动性盲肠。

回肠末段以**回盲口 ileocecal orifice** 开口于盲肠的左后壁,开口处回肠末段突入盲肠腔内,形成上、下两半月形的黏膜皱襞,称**回盲瓣 ileocecal valve**,瓣膜有控制小肠内容物过快进入大肠,以便食物在小肠内充分消化吸收,并防止盲肠内容物反流到回肠的作用(图 6-45)。

盲肠、阑尾与回肠末段,临床上常合称回盲部。由于盲肠的管径明显大于回肠,且两者近直角相接,易形成肠套叠,以儿童多见。

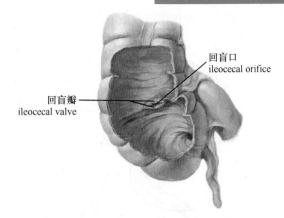

图 6-45 盲肠内面观

(二) 阑尾

1. 位置和形态 阑尾 **vermiform appendix** 位于右髂窝内,呈蚯蚓状,长约 5 ~ 7cm,直径为 0.5 ~ 0.6cm,其远端为盲端,近端附着于盲肠后内侧壁,开口于盲肠,在回盲瓣下方 2 ~ 3cm 处。阑尾为腹膜内部器官,以三角形的阑尾系膜悬附于肠系膜下端,因此阑尾的方位变化较大。据《中国人体质调查》资料显示,国人阑尾常见的方位有以下几种(图 6-46):①回肠前位:约占 27.97%,位于回肠末段的前方,其尾端朝向左上,炎症时右下腹压痛明显。②盆位:约占 26.14%,经腰大肌前面伸入盆腔,尾端可触及闭孔内肌或盆腔脏器。炎症时可刺激闭孔内肌导致屈髋内旋时疼痛(闭孔内肌呈阳性),也可触及盆腔器官,而出现膀胱、直肠等器官刺激症状。③盲肠后位:约占 24.05%,位于盲肠后方,髂肌前面,尾端向上,发炎时腹壁体征不明显,但刺激髂腰肌可出现髋关节过度后伸时的疼痛(腰大肌呈阳性)。④回肠后位:约占 8.26%,在回肠末段的后方,尾端朝向左上,炎症时腹壁体征出现较晚,易导致弥漫性腹膜炎。⑤盲肠下位:约占 6.14%,在盲肠后下,尾端朝向右下。此外,尚可有高位阑尾(肝右叶下方)、腹膜外位阑尾,甚至有位于左下腹的阑尾等。

2. 体表投影 尽管阑尾的方位变化较大,但阑尾根部附着于盲肠的位置一般比较恒定,三条结肠韧带向下汇集于阑尾根部,是手术中寻找阑尾根部的标志。阑尾的体表投影通常在脐与右髂前上棘连线的中 1/3 与外 1/3 交界处,即 **McBurney 点**(图 6-47),阑尾炎时该处常有明显压痛。

3. 阑尾的血管 阑尾动脉 **appendicular artery** 来源于回结肠动脉,多数为 1 条,少数 2 条。阑尾动脉进入阑尾系膜内沿阑尾系膜游离缘走行,发出分支分布于阑尾(图 6-48)。**阑尾静脉 appendicular vein** 与阑尾动脉伴行,汇入回结肠静脉,经肠系膜上静脉、肝门静脉至肝。阑尾炎时,细菌可随静脉血液流至肝,引起肝脓肿。因此,化脓性阑尾炎阑尾切除术时,切勿挤压阑尾,以免细菌进入血液,造成感染扩散。

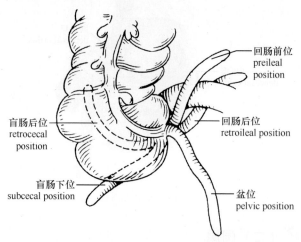

图 6-46　阑尾的常见位置

回肠前位 preileal position
盲肠后位 retrocecal position
回肠后位 retroileal position
盲肠下位 subcecal position
盆位 pelvic position

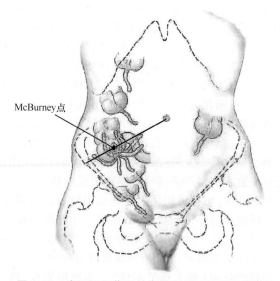

McBurney点

图 6-47　盲肠阑尾位置的变异及阑尾的体表投影

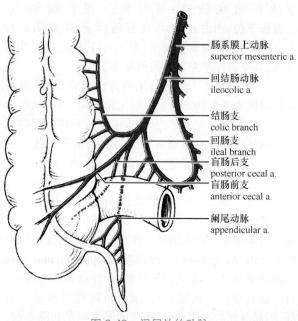

肠系膜上动脉 superior mesenteric a.
回结肠动脉 ileocolic a.
结肠支 colic branch
回肠支 ileal branch
盲肠后支 posterior cecal a.
盲肠前支 anterior cecal a.
阑尾动脉 appendicular a.

图 6-48　阑尾处的动脉

三、结　　肠

（一）分部、位置与毗邻

结肠 colon 呈“门”字形,位于空、回肠的周围。根据部位可分为升结肠、横结肠、降结肠和乙状结肠 4 部。

1. 升结肠 ascending colon　在右髂窝续于盲肠,沿腹腔右外侧区上行至右季肋区,在肝右叶下方转向左前下方,移行为横结肠,其移行处所形成的弯曲即结肠右曲。升结肠长约 15cm,一般为腹膜间位器官,其后壁借疏松结缔组织与腹后壁相贴。其内侧为右肠系膜窦及回肠袢,外侧为右结肠旁沟。右结肠旁沟向上通肝肾隐窝,向下经右髂窝通盆腔,故膈下脓肿可经此沟引流至盆腔,阑尾化脓时也可向上蔓延至肝右叶下方。

结肠右曲 right colic flexure 或称肝曲 hepatic flexure,位于肝右叶脏面、胆囊的后方,后邻右肾,内侧邻十二指肠。右肾周围脓肿或胆囊炎时偶尔可连及结肠右曲。

2. 横结肠 transverse colon　起自结肠右曲,从右季肋区向左呈下垂的弓形横过腹腔中部,至左季肋区于脾前端转折移行为降结肠,弯曲处形成结肠左曲,一般长约 40～50cm。横结肠为腹膜内位器官,具有肠系膜。横结肠系膜附着于十二指肠降部、胰与左肾的前面。横结肠系膜左、右两端较短,较固定,中间部较长,活动度大。当其充盈、人直立时,横结肠中部可降至腹腔下区,甚至可达盆腔。横结肠上方与肝、胆囊、胃和脾相邻,下方与空、回肠相邻。

结肠左曲 left colic flexure 或称脾曲 splenic flexure,位于第 10、11 肋深面,其位置较结肠右曲高。左后侧借膈结肠韧带附于膈下,后方与胰尾和左肾相邻,前邻胃大弯并被肋弓所掩盖。因此,结肠左曲的肿瘤在触诊时不易被发现,易漏诊。

3. 降结肠 descending colon　上接结肠左曲,沿腹腔左外侧区下降至左髂嵴水平,移行为乙状结肠,长约 25～30cm,属于腹膜间位器官。其内侧为左肠系膜窦和空肠肠袢,外侧为左结肠旁沟。左结肠旁沟上端有膈结肠韧带,故不与肝周间隙相通;下方经左髂窝与盆腔相通。因此,沟内的积液只能向下经左髂窝流入盆腔。

4. 乙状结肠 sigmoid colon　在左髂嵴水平续降结肠,经髂腰肌前面,跨左侧髂外血管、睾丸(卵巢)血管和输尿管前方降入盆腔,在第 3 骶椎前方移行为直肠,长约 40cm。乙状结肠属于腹膜内位器官,具有较长的系膜,因而活动性较大,易发生乙状结肠扭转。

（二）血管、淋巴与神经

1. 血管　动脉来自肠系膜上动脉和肠系膜下动脉 inferior mesenteric artery(图 6-49),静脉回流于肠系膜上静脉和肠系膜下静脉。

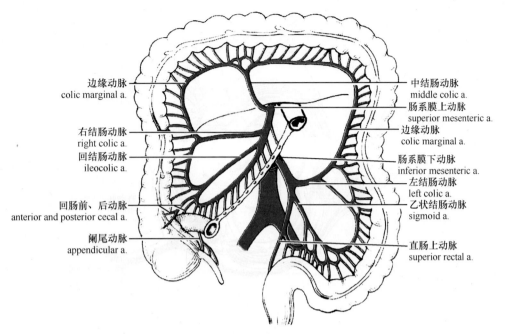

图 6-49　结肠的动脉

（1）动脉：有起自于肠系膜上动脉的回结肠动脉、右结肠动脉和中结肠动脉，以及起自于肠系膜下动脉的左结肠动脉和乙状结肠动脉。

1）回结肠动脉 ileocolic artery：是肠系膜上动脉末段右侧发出的一条分支，行走于回盲部附近时分为盲肠前、后动脉、阑尾动脉、回肠支和升结肠支，分别供血于盲肠、阑尾、回肠末段及升结肠下 1/3 部（图6-48，图 6-49）。回肠末段的血液有回结肠动脉和回肠动脉两个来源，但两者之间的吻合极不充分，因此回结肠动脉被阻断时，将导致回肠末段的缺血坏死。故在切除右半结肠时，需同时将回肠末段切除10~20cm。

2）右结肠动脉 right colic artery：较细小，有时缺失，起于肠系膜上动脉中段或与中结肠动脉共干，在壁腹膜后面右行，跨右侧睾丸或卵巢血管、右侧输尿管和腰大肌前方至升结肠内侧缘，分为升、降支，分别与中结肠动脉和回结肠动脉的分支吻合。供应升结肠的上 2/3 段与结肠右曲的血液。

3）中结肠动脉 middle colic artery：在胰颈下缘起于肠系膜上动脉，进入横结肠系膜，行向右下，近结肠右曲处分为左、右两支，分别与右结肠动脉和左结肠动脉的分支吻合。供血于横结肠。胰腺或胃手术结扎胃大弯血管或切开横结肠系膜时，勿伤及该动脉，以免造成横结肠的缺血坏死。

4）左结肠动脉 left colic artery：起于肠系膜下动脉，在壁腹膜后方行向左上，分为升、降两支，营养结肠左曲和降结肠，分别与中结肠动脉和乙状结肠动脉的分支吻合。其与中结肠动脉在结肠左曲处的吻合较差，甚至缺失，在作结肠左曲切除术时，应先查明血管的吻合情况。

5）乙状结肠动脉 sigmoid artery：通常有 2~4支，起于肠系膜下动脉，进入乙状结肠系膜内呈扇形分布，营养乙状结肠。其各分支之间，以及与左结肠动脉的降支之间均有吻合。乙状结肠动脉与直肠上动脉之间常缺乏吻合，因此乙状结肠与直肠交界处的血供较差。

结肠各部的动脉分支，在结肠的内侧缘依次吻合形成动脉弓，称边缘动脉 marginal artery（图 6-50）。边缘动脉发出直动脉至结肠。直动脉的分支有长支和短支，短支在结肠系膜韧带处穿入肠壁，长支在浆膜下环绕肠管，至另外两条结肠韧带附近分支入肠脂穿入肠壁。直动脉的长、短支在穿入肠壁之前很少吻合，所以切除肠脂时，切勿牵拉，以免切断长支，影响肠壁的供血。

（2）静脉：结肠的静脉与动脉伴行。结肠左曲以上的静脉汇入肠系膜上静脉，结肠左曲以下的静脉汇入肠系膜下静脉，最后均汇入肝门静脉。

2. 淋巴　结肠的淋巴管穿出肠壁后伴血管走行，行程中先后向 4 组淋巴结引流：①结肠上淋巴结，位于肠壁及肠脂内；②结肠旁淋巴结，位于边缘动脉与肠壁之间；③中间淋巴结，沿结肠动脉分布；④肠系膜上、下淋巴结，分别位于肠系膜上、下动脉的根部周围。右半结肠的淋巴大部分向肠系膜上淋巴结引流，左半结肠的淋巴大部分向肠系膜下淋巴结引流。此二淋巴结的输出管直接或经腹腔淋巴结汇入肠干。

3. 神经　结肠的神经分布以结肠左曲为界略有不同。升结肠、横结肠包括盲肠和阑尾的神经分布大致与空、回肠相同（见空、回肠的神经分布）。

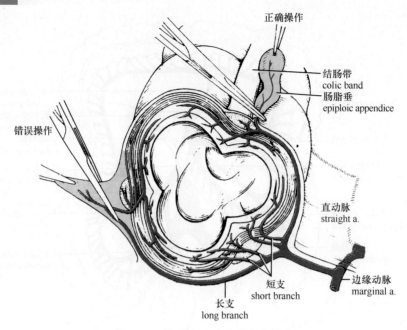

图 6-50　结肠边缘动脉的分支分布

降结肠和乙状结肠的神经分布如下：

交感神经节前纤维起于脊髓 T_{12}~L_3 脊髓节段，经脊神经、白交通支、交感干、腰内脏神经、骶内脏神经至腹主动脉丛、肠系膜下神经丛和腹下神经丛，在丛内神经节交换神经元后发出节后纤维，伴随血管分布于肠壁，抑制肠的蠕动和分泌。

副交感神经的节前纤维来自 S_2~S_4 脊髓节段，经第 2~4 骶神经、盆内脏神经、盆神经丛至肠壁，在肠壁内神经节交换神经元后发出节后纤维支配降结肠和乙状结肠的平滑肌和腺体，促进肠的蠕动和分泌。感觉纤维随交感神经和迷走神经分别传入 L_1~L_3 和 S_2~S_4 脊髓节段。

四、肝门静脉

（一）组成

肝门静脉 hepatic portal vein 为一粗短的静脉干，在胰颈后方由**肠系膜上静脉**和**脾静脉**汇合而成，长 6~8cm，直径 1~1.2cm（图 6-51）。肝门静脉收集食管腹段、胃、小肠、大肠、胰、胆囊和脾的血液，注入肝。肝门静脉在肝内反复分支，汇入肝血窦，经肝静脉回流入下腔静脉。

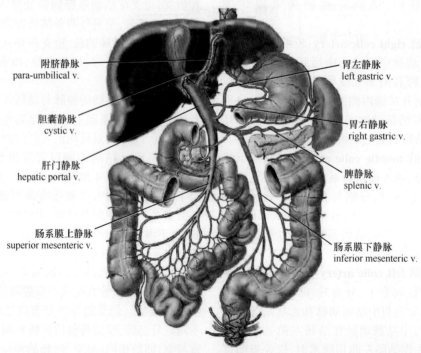

图 6-51　肝门静脉

（二）走行与毗邻

肝门静脉自胰颈后方上行，经十二指肠上部的后方入肝十二指肠韧带，上行至第一肝门下方分为左支与右支，分别经肝门入肝左叶和肝右叶。在肝十二指肠韧带内，肝门静脉的右前方有胆总管，左前方是肝固有动脉，后方隔着网膜孔与下腔静脉相邻。

（三）属支

肝门静脉属支较多，除肠系膜上静脉和脾静脉外，还有肠系膜下静脉、胃左静脉、胃右静脉、胆囊静脉和附脐静脉等。肝门静脉引流腹腔内除肝以外不成对脏器的静脉血，其输入肝的血量占肝血液总量的70%~80%，是肝的功能血管。

肠系膜上静脉 superior mesenteric vein 伴同名动脉右侧，沿肠系膜根上行，经十二指肠水平部前方至胰颈后面与脾静脉汇合形成肝门静脉。

肠系膜下静脉 inferior mesenteric vein 与同名动脉伴行，向上至胰的后方注入脾静脉，也可能注入肠系膜上静脉，或注入肠系膜上静脉与脾静脉交汇处（图6-52）。

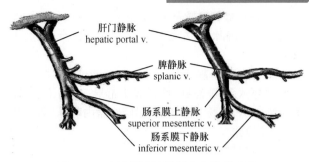

图 6-52 肠系膜下静脉汇入部位的变异

（四）特点

肝门静脉与一般的静脉不同，它的起止均为毛细血管，其一端始于胃、肠、胰、脾的毛细血管网，另一端终于肝小叶的血窦；并且肝门静脉及其属支均缺乏静脉瓣。由于这些特点，无论肝内或肝外的肝门静脉受阻，皆可引起肝门静脉高压，导致血液逆流至肝门静脉与上、下腔静脉交通吻合处。

（五）肝门静脉与腔静脉间的交通途径

肝门静脉与上、下腔静脉之间，存在广泛的侧支吻合，其主要途径如下（图6-53）。

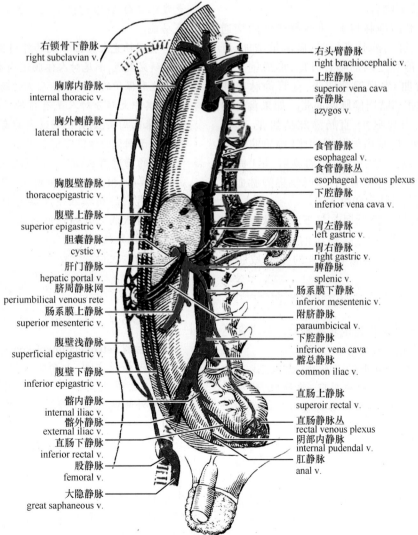

图 6-53 门腔静脉吻合途径

1. 通过食管静脉丛 esophageal venous plexus 的吻合　肝门静脉、胃左静脉、食管静脉丛、奇静脉、上腔静脉。

2. 通过直肠静脉丛 rectal venous plexus 的吻合　肝门静脉系、脾静脉、肠系膜下静脉、直肠上静脉、直肠静脉丛、直肠下静脉及肛静脉、髂内静脉、髂总静脉、下腔静脉。

3. 通过脐周静脉网 periumbilical venous plexus 的吻合　肝门静脉、附脐静脉、脐周静脉网经下列途径与上、下腔静脉相交通。

胸腹壁静脉、胸外侧静脉、腋静脉、锁骨下静脉、头臂静脉、上腔静脉。

腹壁浅静脉、大隐静脉、股静脉、髂外静脉、髂总静脉、下腔静脉。

腹壁上静脉、胸廓内静脉、头臂静脉、上腔静脉。

腹壁下静脉、髂外静脉、髂总静脉、下腔静脉。

4. 通过腹膜后小静脉 retroperitoneal small veins 的吻合　肝门静脉的脾静脉及肠系膜上、下静脉在腹膜后的小属支，与腹膜后隙内上、下腔静脉的肋间后静脉及肋下静脉、膈下静脉、腰静脉、肾静脉以及睾丸（卵巢）静脉的属支相吻合。

正常情况下，肝门静脉与上、下腔静脉间的交通支细小，血流量少；肝门静脉高压时，血流量增加，肝门静脉与上、下腔静脉之间的吻合开放，形成侧支循环，吻合处扩张弯曲，出现静脉曲张，食管静脉丛曲张、直肠静脉丛曲张和脐周静脉网曲张。如果食管静脉丛曲张破裂，则引起呕血；直肠静脉丛曲张，形成痔，破裂时，出现便血；脐周静脉网曲张，则胸腹壁的浅静脉扭曲增粗，以脐为中心向四周放射，呈"海蛇头"样体征。肝门静脉高压时，引起所收集静脉血范围的脏器淤血，出现脾肿大和腹水等。

临床上常进行肝门静脉属支与下腔静脉属支间的吻合手术，来缓解肝门静脉高压的症状，减轻呕血、便血、脾肿大和腹水给患者带来的生命威胁和痛苦。

案例 6-8 提示

　　1. 阑尾手术切口在其体表投影处。参考复习阑尾的位置及其体表投影。

　　2. 手术中依次切开以下层次：皮肤、浅筋膜、腹外斜肌及其腱膜、腹内斜肌、腹横肌、腹横筋膜、腹膜外筋膜和壁腹膜。参考复习腹前外侧壁的结构。

　　3. 三条结肠韧带向下汇集于阑尾根部，是手术中寻找阑尾根部的标志。参考复习阑尾的位置及方位。

　　4. 在阑尾系膜的游离缘根部结扎阑尾的血管，切勿挤压阑尾。参考复习阑尾的血管。

案例 6-9 提示

　　1. 肝硬化引起肝门静脉受阻导致肝门静脉高压。参考复习肝门静脉的组成、毗邻和属支。

　　2. 食管静脉丛曲张破裂呕血，直肠静脉丛曲张破裂→便血，脐周静脉网曲张→"海蛇头"状，脏器淤血→脾肿大、腹水→腹部膨隆。参考复习肝门静脉的特点及肝门静脉与腔静脉间的交通途径。

视窗 6-6　　　对阑尾的新认识

过去认为阑尾是人类进化过程中退化的器官，无重要生理功能，且易发炎危及生命。所以一旦阑尾发炎即进行手术切除；有时在进行其他手术时，也会顺带将阑尾切除；更有甚者，进行所谓预防性的阑尾切除。通过研究现在对阑尾有了许多新的认识。

阑尾是一个淋巴器官，有人称其为腹腔扁桃体，具有丰富的淋巴组织，内有 B 细胞、T 细胞、浆细胞、巨噬细胞等，当受到局部入侵病原体的激活，除了执行固有免疫功能外，还能活化 B 细胞，分泌免疫球蛋白 A（IgA，抗体之一种），执行特异的免疫功能。

美国杜克大学医学院的外科医生和免疫学家通过研究发现，阑尾对人体肠道内有益的微生物具有产生和保护的作用。在人类的肠道中，有数亿的细菌，其中大部分对人是有益的。一些疾病，如霍乱、阿米巴痢疾，则会把肠道内的有益细菌清除掉，而潜留于阑尾的细菌可重新繁殖，恢复在患病时被清除掉的肠道有益细菌。阑尾还可以通过聚餐或共用餐具等，把其他人的细菌收集贮藏起来。

阑尾的结构特点使其成为自体移植手术中重要的替代物。例如利用阑尾替代输尿管、重建尿道、替代肝外胆道等。

（广州医科大学　洪乐鹏）

第7节　腹膜后隙

腹膜后隙 retroperitoneal space 位于腹后壁的壁腹膜与腹内筋膜之间，上至膈，经腰肋三角与后纵隔相通；下达骶岬，与盆腔直肠后隙相延续；两侧向前外连于腹前外侧壁的腹膜外组织。因此，腹膜后隙的感染可向上、向下扩散。

腹膜后隙内有十二指肠和胰的大部分（参见本章第 5 节）、肾、肾上腺、输尿管腹部、腹部大血管、神经和淋巴结等重要器官结构（图 6-54），并有大量疏松结缔组织。除十二指肠和胰以外，间隙内其他器官的手术多采用腰腹部斜切口或腹腔镜经腹膜外入路。

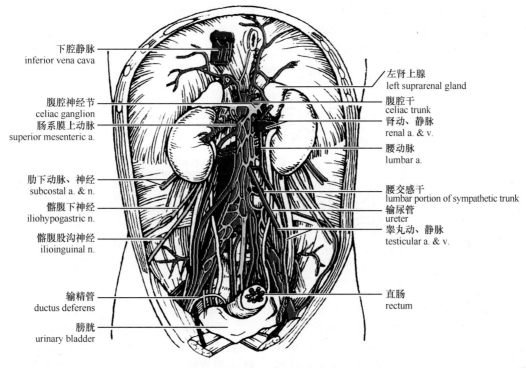

图 6-54 腹膜后隙的器官结构

下腔静脉 inferior vena cava
腹腔神经节 celiac ganglion
肠系膜上动脉 superior mesenteric a.
肋下动脉、神经 subcostal a. & n.
髂腹下神经 iliohypogastric n.
髂腹股沟神经 ilioinguinal n.
输精管 ductus deferens
膀胱 urinary bladder

左肾上腺 left suprarenal gland
腹腔干 celiac trunk
肾动、静脉 renal a. & v.
腰动脉 lumbar a.
腰交感干 lumbar portion of sympathetic trunk
输尿管 ureter
睾丸动、静脉 testicular a. & v.
直肠 rectum

案例 6-10

患者,男性,58 岁。因间断性无痛肉眼血尿伴右腰背部疼痛 1 天余就诊。患者 1 天前无明显诱因出现间断性无痛肉眼血尿,尿中血色鲜红,偶有暗红色血块排出,伴右腰背部疼痛和恶心、呕吐,可自行缓解。体格检查:右肾区叩痛(+),尿常规:潜血(BLD)++、RBC 23/μl、18/HP,WBC 22/μl、4/HP。B 超、CT 检查均提示:右肾占位性病变。入院诊断:右肾肿瘤。入院后经右侧腰部斜切口入路在腹膜外行根治性右肾切除术,术中探查,于右肾中部触及一大小为 5cm×6cm×6cm 的实性肿物。术后病理诊断:右肾透明细胞癌。临床诊断:右肾透明细胞癌。

请思考以下问题:

1. 经腰部入路在腹膜外行肾切除术时应避免损伤哪些器官和结构?
2. 肾动脉常有何变异?肾手术中该怎样处理?
3. 肾的被膜各有什么特点?其临床意义如何?

一、肾

(一)位置与毗邻

1. 位置 肾 kidney 位于脊柱的两侧,贴附于腹后壁。受肝右叶的影响,右肾比左肾低 1~2cm(约半个椎体),故左侧第 12 肋斜过左肾后面的中部;右侧第 12 肋斜过右肾后面的上部。左肾上端平第 11 胸椎体下缘,下端平第 2 腰椎体下缘;右肾上端平第 12 胸椎体上缘,下端平第 3 腰椎体上缘。两肾肾门相对,上端相距稍近,下端相距较远,略呈"八"字形排列。肾的位置随呼吸运动和体位改变可上、下移动,正常移动范围不超过 3cm,相当于一个椎体的高度。

肾门约在第 1 腰椎体平面,其体表投影:在腹前壁位于第 9 肋前端,在腹后壁位于第 12 肋下缘与竖脊肌外侧缘的交角处,该角称脊肋角 vertebrocostal angle 或肾角 ranal angle(图 6-55),为经腰部肾切除术常用手术入路。肾发生病变时,此处常有压痛或叩击痛。

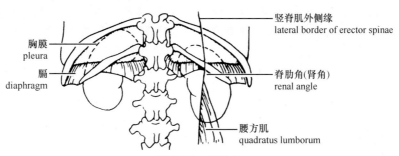

胸膜 pleura
膈 diaphragm
竖脊肌外侧缘 lateral border of erector spinae
脊肋角(肾角) renal angle
腰方肌 quadratus lumborum

图 6-55 脊肋角

肾的体表投影:在后正中线两侧2.5cm和8.5cm处各作两条垂线,通过第11胸椎和第3腰椎棘突各作一条水平线,两肾即位于上述标志线所围成的两个四边形内(图6-56)。肾发生病变时,该区域内多有疼痛或肿块等异常表现。

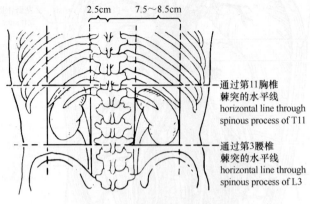

图6-56　肾的体表投影

2. 毗邻　两肾上方隔疏松结缔组织与肾上腺相邻,内下方以肾盂接输尿管,内后方有腰交感干。手术中分离肾上极时,需避免伤及肾上腺及其血管。左肾内侧为腹主动脉,右肾内侧为下腔静脉。由于右肾邻近下腔静脉,故右肾病变常侵及下腔静脉或与之发生粘连。右肾切除术时,应注意保护下腔静脉,以免造成难以控制的大出血。

肾前面的毗邻左、右不同。左肾前面上部邻胃后壁和脾,中部有胰和脾血管横过,下部为结肠左曲和空肠袢;右肾前面上部邻肝右叶,下部为结肠右曲,内侧部为十二指肠降部(图6-57)。左肾手术时,需注意保护胰体、胰尾和脾血管;右肾手术时,要避免损伤十二指肠降部。

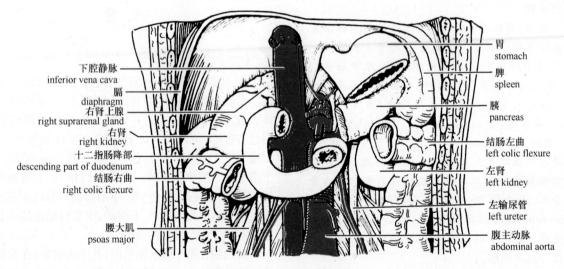

图6-57　肾的毗邻(前面观)

肾后面的毗邻两侧相同。在第12肋以上部分,与膈相贴,并借膈与肋膈隐窝相邻。肾手术需上提或切除第12肋时,应注意保护胸膜,以免损伤而导致气胸;在第12肋以下部分,除有肋下血管、神经外,自内侧向外侧依次与腰大肌及其前方的生殖股神经、腰方肌及其前方的髂腹下神经和髂腹股沟神经以及腹横肌等相邻(图6-58)。肾周围炎症或脓肿时,腰大肌受到刺激可发生痉挛,引起患侧下肢屈曲。

(二)肾门、肾窦和肾蒂

1. 肾门 renal hilum　肾内侧缘中部的凹陷处称肾门,有肾血管、肾盂、神经和淋巴管等出入。肾门的前、后缘又称肾前、后唇,具有弹性,手术时牵开肾唇可扩大肾门,显露肾窦。

2. 肾窦 renal sinus　肾门内由肾实质所围成的腔隙称肾窦,被肾血管、肾盂、肾大盏、肾小盏、神经、淋巴管和脂肪等占据。

3. 肾蒂 renal pedicle　由出入肾门的肾血管、肾盂、淋巴管和神经等结构组成。肾蒂主要结构的排列规律是:由前向后依次为肾静脉、肾动脉和肾盂;自上而下依次为肾动脉、肾静脉和肾盂。少数肾动脉在肾静脉平面之下起自腹主动脉,向上经肾静脉后面绕其上缘,再转至其前方进入肾门。这种肾动脉可压迫肾 静脉,使其血液回流受阻。

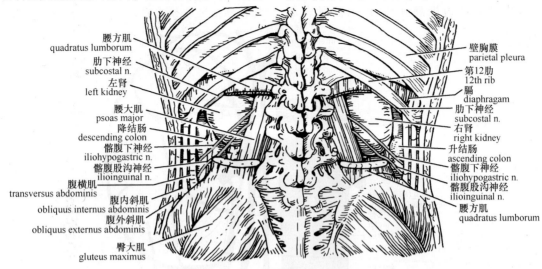

图 6-58 肾的毗邻(后面观)

（三）肾血管与肾段

1. 肾动脉与肾段 肾动脉 renal artery 多平第 1~2 腰椎之间的间盘高度起自腹主动脉侧壁,在肾静脉后上方横行向外侧,经肾门入肾。由于腹主动脉位置偏左,故右肾动脉较左肾动脉长,经下腔静脉的后方右行入肾。肾动脉以 1 条最多(85.8%),2 条次之(12.57%),3~5 条者少见(1.63%)。

肾动脉在近肾门处分为前、后两干入肾。在肾窦内,前干行于肾盂前方,发出上段动脉、上前段动脉、下前段动脉和下段动脉;后干行于肾盂后方,直接延续为后段动脉。每条段动脉均有独立的供血区域:上段动脉供应肾上端前、后面,上前段动脉供应肾中、上部的前面及后面外侧份,下前段动脉供应肾中、下部的前面及后面外侧份,下段动脉供应肾下端前、后面,后段动脉供应肾中部的后面。每一段动脉所给的肾实质区域称为**肾段 renal segment**。因此,每个肾有 5 个肾段,即上段、上前段、下前段、下段和后段(图 6-59)。

肾段动脉之间缺乏吻合,在各肾段的交界处形成相对缺血带,当某一段动脉阻塞时,相应的肾段可发生缺血性坏死。肾段的存在为肾局限性病变的定位诊断及肾段或肾部分切除术提供了解剖学基础。

肾动脉的变异比较常见,其特点是不经肾门而在肾上、下端入肾,分别称为**上极动脉 upper polar artery** 和**下极动脉 lower polar artery**(相当于上、下段动脉)。上、下极动脉的出现率约为 28.7%,可起自肾动脉(63%)、腹主动脉(30.6%)或腹主动脉与肾动脉起始部的交角处,其中上极动脉比下极动脉多见,肾手术时应予注意。

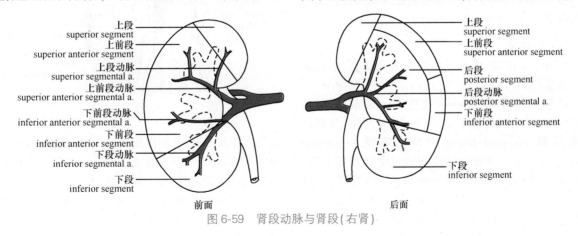

图 6-59 肾段动脉与肾段(右肾)

2. 肾静脉 renal vein 在肾内,静脉的分布与动脉不同,无节段性,却有广泛的吻合,单支结扎不致影响血液回流。肾内静脉在肾窦内汇成 2~3 条,出肾门后合成肾静脉,横行于肾动脉的前下方,汇入下腔静脉。由于下腔静脉位于脊柱的右前方,所以左肾静脉长于右肾静脉。肾静脉多为 1 条,少数有 2~3 条,多见于右侧。

两侧肾静脉的属支明显不同。右肾静脉通常无肾外属支;左肾静脉则收纳左肾上腺静脉和左睾丸(卵巢)静脉的血液,其属支与周围静脉有吻合（图6-60）。约有半数以上的左肾静脉与左腰升静脉相连，借腰静脉与椎静脉丛、颅内静脉窦相通，因此左侧肾、睾丸、卵巢的恶性肿瘤可经此途径转移至脊柱和颅内。

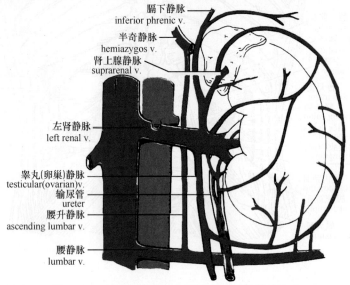

图 6-60　左肾静脉的属支及其与周围静脉的吻合

（四）肾的淋巴和神经

1. 淋巴　肾的淋巴管分浅、深两组。浅组位于肾纤维囊深面，引流肾被膜的淋巴；深组位于肾实质内血管周围，引流肾实质的淋巴。浅、深两组淋巴管相互吻合，在肾门处汇合成较粗的淋巴管加入肾蒂，最后注入腰淋巴结。

2. 神经　肾的神经主要来自位于肾动脉上方及其周围的肾丛，由交感神经和副交感神经双重支配，并有内脏感觉神经分布。一般认为交感神经是支配肾的主要神经，副交感神经只支配肾盂平滑肌。内脏感觉神经纤维随交感神经和迷走神经的分支走行，经肾丛分布到肾，所以封闭肾丛可消除或减轻肾疾患引起的疼痛。

（五）被膜

肾有三层被膜，由外向内依次为肾筋膜、脂肪囊和纤维囊（图6~61）。

1. 肾筋膜 renal fascia　又称 **Gerota 筋膜**，由致密结缔组织构成，质较坚韧，分为前、后两层，分别称**肾前筋膜 prerenal fascia** 和**肾后筋膜 retrorenal fascia**。肾前筋膜和肾后筋膜共同包绕肾和肾上腺，并发出许多纤维束，穿过脂肪囊与纤维囊相连，对肾有一定的固定作用。在肾的内侧，肾前筋膜越过腹主动脉和下腔静脉的前面，与对侧的肾前筋膜相续。肾后筋膜与腰大肌筋膜汇合后，向内侧附于椎体和椎间盘。在肾的外侧缘，两层筋膜相互融合，与腹横筋膜相连。向上，两层筋膜在肾上腺上方相互融合，与膈下筋膜相延续。向下，肾前筋膜逐渐变薄，消融在腹膜外组织中；肾后筋膜与髂筋膜愈着，两层间有输尿管通过。由于肾前、后筋膜向下互不融合，完全开放，

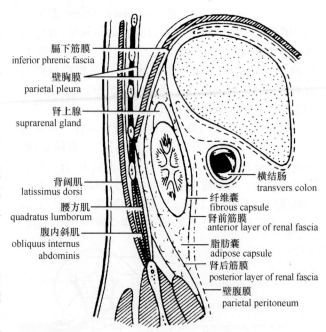

图 6-61　肾的被膜（右肾矢状面）

故当腹壁肌薄弱、肾周围脂肪减少、纤维束松弛时，肾可向下移动，形成肾下垂或游走肾。在肾后筋膜外面尚有肾旁脂肪，尤以后方最明显。

2. 脂肪囊 adipose capsule　又称肾床，包绕肾和肾上腺，在肾的后面和周缘较发达，并经肾门伸入肾窦内，填充于窦内各结构之间，这为手术时在肾窦内进行分离操作提供了便利条件。成人的厚度可达2cm，像弹性垫样对肾有支持和保护作用。肾囊封闭时即将药液注入此囊内。囊内化脓性感染即形成肾周围脓肿，脓液局限于囊内或沿输尿管、肾筋膜向下蔓延，也可穿破肾筋膜至肾旁脂肪中。

3. 纤维囊 fibrous capsule　又称纤维膜,为肾的固有膜,由致密结缔组织和弹性纤维构成,薄而坚韧,被覆于肾表面,有保护肾的作用。正常时纤维膜易从肾表面剥离,病理情况下则常与肾发生粘连。肾下垂手术时,可将此膜固定在腰大肌或第12肋上。肾破裂修补术或肾部分切除术时,应缝合此膜保护断面,以防肾实质撕裂。

（六）肾的异常

肾在胚胎发育过程中可出现数目、形态、大小、结构、位置的异常,例如一侧肾缺如、蹄铁形肾和花环状肾、发育不全导致的肾小于正常、重复肾、单纯性肾囊肿和多囊肾、跨越中线移位至对侧的交叉异位肾和位于髂窝、盆腔或胸腔的异位肾等。位置异常的肾易误诊,诊断中应注意鉴别。

案例 6-10 提示

1. 依据肾的毗邻关系,经腰部入路在腹膜外行肾切除术时,要仔细推开胸膜和腹膜,以免损伤造成气胸和破入腹膜腔。分离肾上极时,需避免伤及肾上腺及其血管和妥善结扎可能存在的上极动脉。分离右肾时,应慎防下腔静脉撕裂及十二指肠损伤;分离左肾时必须注意保护胰体、胰尾和脾血管。

2. 肾动脉常见的变异是除肾动脉外尚可有不经肾门而在肾上、下端入肾的上、下极动脉(相当于上、下段动脉)。全肾切除术时,必须细心查找,逐一结扎。肾段或肾部分切除术时,应先做肾动脉造影,确定肾段的分界与病变部位,以明确切除范围及应结扎的动脉,避免漏扎或误扎。

3. 肾表面由外向内有三层被膜。

(1) 肾筋膜:呈开口向下的袋状,分为前、后两层,共同包被肾和肾上腺,并发出许多纤维束,穿过脂肪囊与纤维囊相连,对肾有一定的固定作用。故当腹壁肌薄弱、肾周围脂肪减少、纤维束松弛时,肾可向下移动,形成肾下垂或游走肾。肾周围脓肿时,脓液可沿肾筋膜向下蔓延。

(2) 脂肪囊:包被肾和肾上腺,并经肾门伸入肾窦内,填充于窦内各结构之间,这为窦内进行分离操作提供了便利条件。脂肪囊像弹性垫样对肾起支持和保护作用,但化脓性感染时则形成肾周围脓肿。肾囊封闭时就是将药液注入此囊内。

(3) 纤维囊:被覆于肾表面,有保护肾的作用。正常时纤维膜易从肾表面剥离,病理情况下则常与肾发生粘连。肾下垂手术时,可将此膜固定在腰大肌或第12肋上。肾破裂修补术或肾部分切除术时,缝合此膜可保护断面,防止肾实质撕裂。

二、输尿管腹部

输尿管 ureter 是一对细长且富有弹性的肌性管状器官,位于脊柱的两侧。上端起自肾盂,下端终于膀胱,全长 25～30cm,直径 0.2～0.7cm。依据行程可分为 3 部:①腹部:自与肾盂移行处至跨越髂血管处;②盆部:从跨越髂血管处到膀胱底处;③壁内部:为斜穿膀胱壁的部分。输尿管的 3 个生理性狭窄即位于腹部的上、下端和壁内部,直径分别为 0.2cm、0.3cm 和 0.1～0.2cm,是结石易嵌顿的部位。

输尿管腹部长约 13～14cm,沿腰大肌前面向下内侧斜行。越过生殖股神经的前面。此部的体表投影:在腹前壁与半月线相当;在腹后壁约与腰椎横突尖端的连线一致。

两侧输尿管腹部的毗邻不同。左输尿管腹部的前面为十二指肠空肠曲、左睾丸(卵巢)血管、左结肠血管和乙状结肠血管及其系膜;右输尿管腹部的前面有十二指肠降部与水平部、右睾丸(卵巢)血管、右结肠血管、回结肠血管、肠系膜根和回肠末段,下段右侧尚与盲肠、阑尾相邻。因此,回肠后位的阑尾发炎时,常可累及右输尿管,甚至可出现疼痛、血尿。输尿管腹部前面的大部分有升、降结肠的血管跨过,施行左半或右半结肠切除术时,要注意勿损伤输尿管。

输尿管腹部血供呈多源性,主要由肾动脉、肾下极动脉、腹主动脉、睾丸(卵巢)动脉、第 1 腰动脉和髂总动脉的分支供应(图 6-62)。各输尿管动脉在近输尿管内侧缘处分为升、降两支进入管壁,上、下相邻的分支相互吻合,形成动脉网。由于输尿管动脉多从输尿管腹部的内侧进入,故手术显露以外侧为宜。

输尿管腹部的静脉与动脉伴行,分别经肾静脉、睾丸(卵巢)静脉和髂总静脉等回流入下腔静脉。

输尿管腹部上段的淋巴管与肾的淋巴管相通,或直接注入腰淋巴结;其余部分的淋巴管注入髂总淋巴结。

输尿管的神经来自肾丛、腹主动脉丛、上腹下丛和下腹下丛,这些丛的交感神经纤维来自脊髓第 10～12 胸节段和第 1～2 腰节段,副交感神经纤维来自迷走神经和脊髓第 2～4 骶节段。由各丛发出神经纤维组成输尿管丛分布至输尿管。交感神经和副交感神经分别抑制和促进输尿管的运动,输尿管的痛觉冲动主要随交感神经传入脊髓第 11～12 胸节段和第 1～2 腰节段。

在胚胎发育过程中,输尿管可出现多种异常,例如一侧输尿管缺如、单侧或双侧重复输尿管(二者常和同侧肾发育异常并存)、巨输尿管、膀胱输尿管反流、输尿管狭窄、憩室、囊肿、腔内瓣膜、开口异位等。下腔静脉后输尿管则是由于下腔静脉发育异常所致。

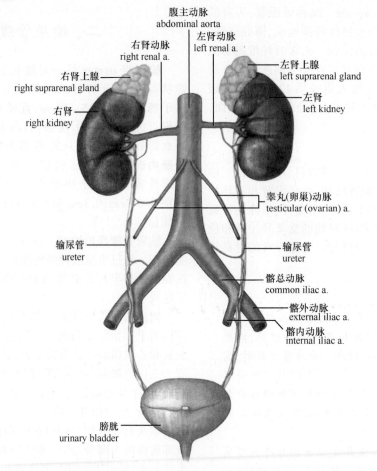

图 6-62 输尿管的动脉

案例 6-11

患者,男性,40 岁。因间断性左下腹绞痛 2 月,加重 4 天入院。患者 2 月前无明显诱因突然出现左下腹剧烈绞痛,疼痛向同侧腹股沟、阴囊和大腿内侧放射,持续 1 小时后自行缓解,无明显血尿,未引起重视。5 天后出现第二次左下腹绞痛,到当地县医院就诊,B 超检查显示:左肾轻度积水,左侧输尿管上段多发结石伴不全梗阻。在省级医院行体外冲击波碎石术治疗,术后症状未见明显缓解。1 月前出现第三次左下腹绞痛,在当地医院行 X 线腹部平片检查提示:左侧输尿管中段结石,未治疗。4 天前绞痛再次发作,并伴有尿频、尿急、尿痛,无发热和明显血尿。为进一步诊治而入院。体格检查:双肾区无压痛,左肾区叩痛(±)。尿常规:潜血(BLD)(±),RBC 16/μl、5/HP,WBC 17/μl、6/HP。静脉肾盂造影显示:左侧输尿管扩张,左侧输尿管下段结石。临床诊断:左侧输尿管下段结石。

请思考以下问题:

1. 用解剖学知识对患者腹痛特点加以解释。

2. 患者为何会出现镜下血尿和膀胱刺激征?

3. 你认为结石易嵌顿于输尿管的哪些部位? 为什么?

三、肾 上 腺

肾上腺 suprarenal gland 为成对的内分泌器官,位于脊柱的两侧,平第 11 胸椎高度,紧贴于肾的上端,与肾共同包在肾筋膜和脂肪囊内。左肾上腺近似半月形,右肾上腺呈三角形,高约 5cm,宽约 3cm,厚为 0.5~1cm,重 5~7g。

左、右肾上腺的毗邻不同。左肾上腺前面的上部借网膜囊与胃后壁相邻,下部与胰体、脾血管相邻,内侧缘紧贴腹主动脉;右肾上腺的前面为肝右叶,前面的上部无腹膜覆盖,直接与肝裸区相邻,内侧缘紧贴下腔静脉。两肾上腺的后面均为膈。左、右肾上腺之间为腹腔神经节和腹腔丛。

肾上腺血供丰富,有上、中、下 3 条不同来源的动脉分布(图 6-63)。**肾上腺上动脉 superior suprarenal artery** 来自膈下动脉;**肾上腺中动脉 middle suprarenal artery** 来自腹主动脉;**肾上腺下动脉 inferior suprarenal artery** 来自肾动脉。这些动脉进入肾上腺后,先在被膜内分支形成丰富的吻合,再发出细小分支进入皮质和髓质。

肾上腺静脉通常为1条。左肾上腺静脉汇入左肾静脉;右肾上腺静脉多数汇入下腔静脉,少数可有变异。右肾上腺静脉很短,在右肾上腺切除术结扎该静脉时,应注意保护下腔静脉。

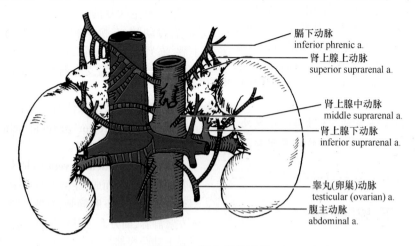

图 6-63 肾上腺的动脉

四、腹主动脉

腹主动脉 abdominal aorta 在平第12胸椎下缘、膈的主动脉裂孔处接续胸主动脉,沿脊柱的左前方下行,至第4腰椎下缘水平分为左、右髂总动脉,全长14~15cm,周径2.9~3.0cm。腹主动脉在腹前壁的体表投影:从胸骨颈静脉切迹到耻骨联合上缘连线的中点(幽门平面)上方2.5cm处开始,向下至脐左下方2cm处的一条宽约2cm的带状区。腹主动脉下端在腹前壁的体表投影位于两侧髂嵴最高点连线的中点。

腹主动脉的前方自上而下与肝、胰、脾静脉、左肾静脉、十二指肠水平部、肠系膜根及小肠袢相邻;后方为第1~4腰椎及椎间盘、左腰静脉;右侧为下腔静脉;左侧与十二指肠空肠曲、左肾上腺、左肾、左输尿管和左腰交感干相邻。腹主动脉周围还有腰淋巴结、腹腔淋巴结、肠系膜上、下淋巴结和神经丛等。

腹主动脉的分支分为脏支和壁支,脏支又有不成对和成对两种(图6-64)。

不成对的脏支包括**腹腔干 celiac trunk**、**肠系膜上动脉 superior mesenteric artery** 和**肠系膜下动脉 inferior mesenteric artery**,分别在主动脉裂孔稍下方、第1腰椎和第3腰椎高度发自腹主动脉前壁,供应结肠上、下区脏器以及胰、十二指肠和直肠。

成对的脏支包括**肾上腺中动脉 middle suprarenal artery**、**肾动脉 renal artery** 与**睾丸(卵巢)动脉 testicular (ovarian) artery**,前二者分别平第1腰椎和第1、2腰椎之间的椎间盘高度起自腹主动脉侧壁,后者在肾动脉起点平面稍下方起自腹主动脉前外侧壁,各自供应相应的脏器。

壁支有:**膈下动脉 inferior phrenic artery**,1对,由腹主动脉起始处发出,分布于膈。**腰动脉 lumbar**

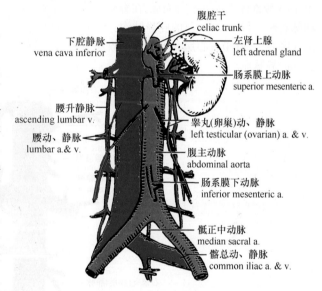

图 6-64 腹主动脉及其分支

artery,通常为4对,从腹主动脉后壁的两侧发出,横行向外侧,分布于腹壁、背部的肌肉、皮肤及脊柱。**骶正中动脉 median sacral artery**,1条,自腹主动脉分叉处的后上方发出,沿第4~5腰椎及骶、尾骨前面下降,分布于骨盆后壁诸结构和直肠。

> **案例 6-11 提示**
> 1. 患者左下腹剧烈绞痛的发作是由于结石在移动过程中刺激输尿管壁,引起平滑肌痉挛,形成强烈的蠕动波沿输尿管下行,试图将结石向下推挤所致。结石移动停止时或进入膀胱后,绞痛缓解,因此绞痛呈间断性。输尿管的痛觉冲动由交感神经传入脊髓第11~12胸节段和第1~2腰节段,导致来源于同一脊髓节段的第11肋间神经、肋下神经、

髂腹下神经、髂腹股沟神经和生殖股神经所支配的皮肤区产生牵涉痛，故痛呈放射性。

2. 结石在移动过程中直接损伤输尿管的黏膜，所以常在剧痛后出现镜下血尿或肉眼血尿。当结石下移至输尿管下段快进入膀胱时，结石的机械性刺激和对黏膜的损伤可继发感染，使患者出现尿频、尿急、尿痛等膀胱刺激症状。该案例尿中白细胞超过正常范围，提示可能有感染存在。

3. 结石易嵌顿在输尿管的3个生理性狭窄处，这些部位内径细小，又恰好位于输尿管弯曲处，容易造成结石嵌顿。

五、下腔静脉

下腔静脉 inferior vena cava 由左、右髂总静脉在第4~5腰椎体右前方汇合而成，在脊柱右前方，沿腹主动脉右侧上行，经肝后面的腔静脉沟，穿膈的腔静脉孔进入胸腔，开口于右心房。下腔静脉收集下肢、盆部和腹部的静脉血。

下腔静脉的前方由上向下与肝及肝蒂、十二指肠上部、胰头、十二指肠水平部、右睾丸（卵巢）动脉、肠系膜根及小肠袢相邻；后方为右膈脚、第1~4腰椎及椎间盘、腹主动脉的分支（右膈下动脉、右肾上腺中动脉、右肾动脉、右腰动脉）和右腰交感干；右侧邻右肾上腺、右肾和右输尿管；左侧为腹主动脉。

下腔静脉的属支有**髂总静脉、腰静脉、右睾丸（卵巢）静脉、肾静脉、右肾上腺静脉、肝静脉和膈下静脉**等，大部分与同名动脉伴行（图6-65）。

膈下静脉 inferior phrenic vein 收集膈和肾上腺的静脉血。

睾丸静脉 testicular vein 由精索蔓状静脉丛在腹股沟管深环处汇合而成，经腰大肌和输尿管前方上行，右侧斜行以锐角汇入下腔静脉，左侧几乎垂直向上以直角汇入左肾静脉，前方有乙状结肠跨过。而左肾静脉则从肠系膜上动脉根部与腹主动脉所形成的夹角中经过，汇入下腔静脉。上述原因使得左睾丸静脉回流阻力较大，故睾丸静脉曲张多见于左侧。**卵巢静脉 ovarian vein** 起自卵巢静脉丛，在卵巢悬韧带内上行，越过髂外血管后的行程及汇入部位与两侧睾丸静脉相同。

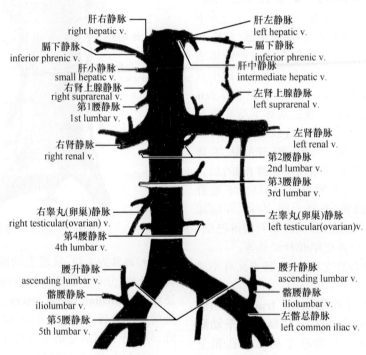

图6-65　下腔静脉及其属支

腰静脉 lumbar vein 共4对，收集腰部组织的静脉血，汇入下腔静脉。腰静脉与椎外静脉丛有吻合，并借此与椎内静脉丛相连通。各腰静脉之间有纵行的交通支相连，称**腰升静脉 ascending lumbar vein**。两侧腰升静脉向下与髂总静脉、髂腰静脉、髂内静脉相连，向上与肾静脉、肋下静脉相通，分别经左、右膈脚入后纵隔，左侧移行为半奇静脉，右侧移行为奇静脉，最后汇入上腔静脉。所以，腰升静脉也是沟通上、

下腔静脉间的侧支循环途径之一。

六、腰交感干和腹腔丛

腰交感干 lumbar sympathetic trunk 由3~4对腰交感神经节借节间支连接而成，位于脊柱与两侧腰大肌之间，表面被深筋膜覆盖，向上连于胸交感干，向下延续为骶交感干，左、右腰交感干之间有横行的交通支

相连（图 6-66）。行腰交感神经节切除术时，必须同时切除交通支，才能达到预期的治疗效果。

左腰交感干位于腹主动脉左侧，距其左缘约 1cm。右腰交感干位于下腔静脉后方，前方有时有

1~2 支腰静脉越过。两侧腰交感干的下段分别行于左、右髂总静脉后方。腰交感干的附近有小淋巴结，外侧有生殖股神经下行，行腰交感神经节切除术时均应注意鉴别。

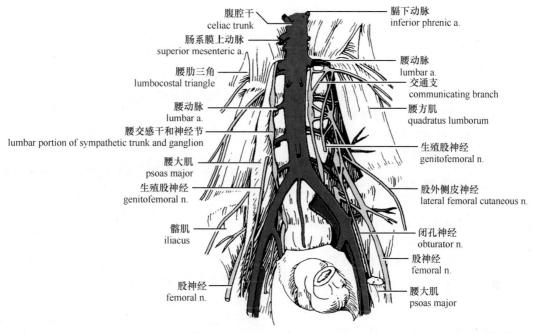

腹腔干 celiac trunk
肠系膜上动脉 superior mesenteric a.
腰肋三角 lumbocostal triangle
腰动脉 lumbar a.
腰交感干和神经节 lumbar portion of sympathetic trunk and ganglion
腰大肌 psoas major
生殖股神经 genitofemoral n.
髂肌 iliacus
股神经 femoral n.

膈下动脉 inferior phrenic a.
腰动脉 lumbar a.
交通支 communicating branch
腰方肌 quadratus lumborum
生殖股神经 genitofemoral n.
股外侧皮神经 lateral femoral cutaneous n.
闭孔神经 obturator n.
股神经 femoral n.
腰大肌 psoas major

图 6-66　腹膜后隙的神经、动脉

腹腔丛 celiac plexus 是最大的内脏神经丛，位于腹主动脉起始段及左、右膈脚的前方，两侧肾上腺之间，围绕在腹腔干和肠系膜上动脉根部的周围。

腹腔丛主要由来自两侧胸交感干的内脏大、小神经，腰上位交感神经节的节后纤维以及迷走神经后干的腹腔支共同组成。丛内有腹腔神经节与主动脉肾神经节，分别位于腹腔干根部的两侧和肾动脉的根部。来自内脏大、小神经的交感神经节前纤维在丛内神经节中交换神经元，发出节后纤维，与腰上位交感神经节的节后纤维、迷走神经的纤维进一步交织，形成许多次级神经丛，随腹主动脉的分支分布于各脏器。成对的神经丛有膈丛、肾上腺丛、肾丛和睾丸（卵巢）丛；不成对的神经丛有肝丛、脾丛、胃上丛、胃下丛、腹主动脉丛、肠系膜上丛及肠系膜下丛等。

> **视窗 6-7　　上尿路（肾、输尿管）结石治疗的进展**
>
> 　　泌尿系结石是泌尿外科的常见病，在泌尿外科住院病人中占据首位，其中尤以上尿路结石为多。肾是大多数泌尿系结石的原发部位，输尿管

的结石多由肾移行而来。近年来随着体外冲击波碎石术（ESWL）、经皮肾镜取石术（PNL）、输尿管镜取石术的陆续出现，使泌尿系结石的治疗逐渐向微创方向发展。ESWL 具有创伤小、并发症少，无需麻醉等优点，是目前治疗直径 ≤2cm 的肾结石和直径 ≤1cm 的输尿管上段结石的首选方法。PNL 的适用范围比较广，可用于大部分 ESWL 和开放性手术难以处理的肾和输尿管上段结石的治疗。输尿管镜有硬性、半硬性和软性之分，输尿管镜与新型碎石设备如钬激光碎石、气压弹道碎石、超声碎石的广泛结合，以及输尿管镜下套石篮取石和取石钳取石方法的应用，极大地提高了输尿管结石微创治疗的成功率，使输尿管结石的治疗发生了根本性的变化。逆行输尿管软镜配合钬激光治疗直径 <2cm 的肾结石和肾盏憩室结石也取得了良好效果。

（山西医科大学　吕　华）

第7章 盆 部

第1节 概 述

盆部 pelvis 位于躯干的下部,由盆壁和盆腔内脏器组成。骨盆构成盆部的支架,其内面有盆壁肌及其筋膜,骨盆下口有盆底肌及其筋膜封闭,骨与肌围成盆腔。盆腔内有消化、泌尿和生殖系统的部分器官。

一、境界与分区

盆部的前面以耻骨联合上缘、耻骨结节、腹股沟和髂嵴前份的连线与腹部分界;后面以髂嵴后份和髂后上棘至尾骨尖的连线与腰区及骶尾区分界。

二、表面解剖

(一) 骨性标志

临床常用的骨性标志有:**髂嵴 iliac crest**、**髂结节 tubercle of iliac crest**、**髂前上棘 anterior superior iliac spine**、**髂前下棘 anterior inferior iliac spine**、**髂后上棘 posterior superior iliac spine**、**髂后下棘 posterior inferior iliac spine**、**耻骨结节 pubic tubercle** 和耻骨联合上缘等。两侧髂嵴最高点连线平第4腰椎棘突,不仅可作为腰椎穿刺定位的标志,还可作为计数腰椎的标志。

(二) 体表投影

髂总动脉及髂外动脉的体表投影:从髂前上棘与耻骨联合连线的中点至脐下2cm处,此线的上1/3段为髂总动脉的投影;下2/3段为髂外动脉的投影;上、中1/3交点为髂内动脉起点。

(湖北医药学院 李文春)

第2节 盆壁、盆筋膜和盆筋膜间隙

一、盆 壁

(一) 盆壁的骨骼

骨盆由两侧的髋骨、后方的骶骨和尾骨借助骨连结围成。盆壁可分为前壁、后壁及外侧壁,各壁向下移行于盆底。骨盆的前壁为耻骨、耻骨支和耻骨联合,后壁由骶骨、尾骨及骶尾关节构成,两侧壁为髂骨和坐骨。

(二) 盆壁肌

覆盖骨性盆壁内面的肌有闭孔内肌及梨状肌(图7-1)。闭孔内肌位于盆侧壁的前份,肌束汇集成腱,穿经坐骨小孔至臀区。梨状肌位于盆侧壁的后份,穿经坐骨大孔至臀区。在梨状肌上、下缘与坐骨大孔上、下缘之间的空隙分别称为梨状肌上孔和梨状肌下孔,孔内有神经、血管进出盆腔。

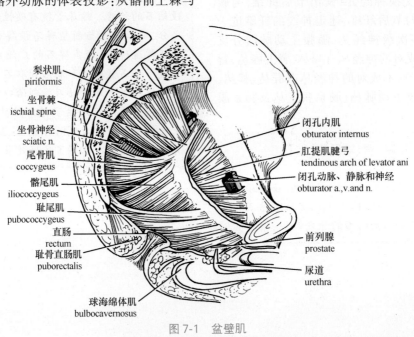

梨状肌 piriformis
坐骨棘 ischial spine
坐骨神经 sciatic n.
尾骨肌 coccygeus
髂尾肌 iliococcygeus
耻尾肌 pubococcygeus
直肠 rectum
耻骨直肠肌 puborectalis
球海绵体肌 bulbocavernosus

闭孔内肌 obturator internus
肛提肌腱弓 tendinous arch of levator ani
闭孔动脉、静脉和神经 obturator a.,v.and n.
前列腺 prostate
尿道 urethra

图7-1 盆壁肌

（三）盆底肌和盆膈

盆底肌由肛提肌和尾骨肌组成（图7-2）。**盆膈 pelvic diaphragm** 由肛提肌和尾骨肌及覆盖其上、下面的盆膈上筋膜和盆膈下筋膜所构成。盆膈封闭骨盆下口的大部分，将骨盆腔和会阴分开。盆膈前份有盆膈裂孔，在男性孔内有尿道通过，在女性则有尿道和阴道通过。盆膈后部有肛管通过。盆膈具有支持和固定盆内脏器的作用，肌肉收缩时可增加腹压，协助排便和分娩。

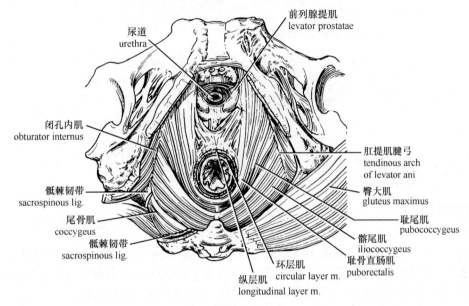

图 7-2　盆底肌（下面观）

1. **肛提肌 levator ani**　扁而薄，左、右联合成漏斗状，按其纤维起止及排列不同，可分为四部分。

（1）**前列腺提肌 levator prostatae**（女性为**耻骨阴道肌 pubovaginalis**）　居内侧，起自耻骨盆面和肛提肌腱弓的前份，经前列腺两侧，止于会阴中心腱，有悬吊固定前列腺的作用。在女性此肌的肌纤维沿尿道和阴道侧行，与尿道壁及阴道壁肌层交织，可牵引阴道后壁向前，协同阴道括约肌使阴道口缩小。

（2）**耻骨直肠肌 puborectalis**　居中间，起自耻骨盆面和肛提肌腱弓的前份，肌纤维向后行经前列腺（女性经阴道）侧面、直肠与肛管交界处两侧，止于肛管侧壁、后壁及会阴中心腱。在直肠与肛管移行处，两侧肌束构成"U"形袢，是肛直肠环的主要组成部分。施行肛瘘的手术时，如切断肛直肠环可导致大便失禁。

（3）**耻尾肌 pubococcygeus**　居外侧，起自耻骨盆面和肛提肌腱弓中份，止于骶骨、尾骨尖和侧缘及肛尾韧带。

（4）**髂尾肌 iliococcygeus**　居外侧，起自肛提肌腱弓的后份和坐骨棘盆面，止于尾骨侧缘及肛尾韧带。

2. **尾骨肌 coccygeus**　位于肛提肌的后方，紧贴骶棘韧带的上面，起自坐骨棘，止于尾骨及骶骨侧缘。

二、盆 筋 膜

盆筋膜 pelvic fascia 是腹内筋膜的直接延续，可分盆壁筋膜、盆脏筋膜和盆膈筋膜（图7-3，图7-4）。

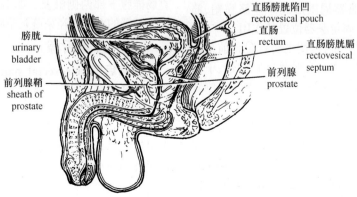

图 7-3　男性盆部筋膜（正中矢面）

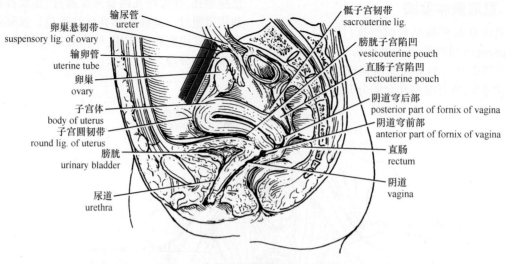

卵巢悬韧带 suspensory lig. of ovary
输尿管 ureter
输卵管 uterine tube
卵巢 ovary
子宫体 body of uterus
子宫圆韧带 round lig. of uterus
膀胱 urinary bladder
尿道 urethra
骶子宫韧带 sacrouterine lig.
膀胱子宫陷凹 vesicouterine pouch
直肠子宫陷凹 rectouterine pouch
阴道穹后部 posterior part of fornix of vagina
阴道穹前部 anterior part of fornix of vagina
直肠 rectum
阴道 vagina

图 7-4 女性盆部筋膜(正中矢状面)

(一) 盆壁筋膜

盆壁筋膜 parietal pelvic fascia 也称盆筋膜壁层,覆盖盆壁的内表面。位于骶骨前方的部分为骶前筋膜,它与骶骨之间有丰富的静脉丛,直肠切除时,应在直肠筋膜鞘与骶前筋膜之间进行,而不应将骶前筋膜从骶骨前面剥离,否则极易撕破骶前静脉丛,引起难以控制的出血。覆盖梨状肌内表面的部分为梨状肌筋膜,而在闭孔内肌内表面的部分为闭孔筋膜。耻骨体盆面至坐骨棘的筋膜呈线形增厚,称**肛提肌腱弓 tendinous arch of levator ani**,为肛提肌及盆膈上、下筋膜提供起点和附着处。

(二) 盆膈筋膜

盆膈上筋膜覆盖肛提肌和尾骨肌的上面,前方和两侧附着于肛提肌腱弓,后方与梨状肌筋膜和骶前筋膜相延续。盆膈下筋膜贴于肛提肌和尾骨肌的下面,前端附着于肛提肌腱弓,后端与肛门外括约肌的筋膜融合,构成坐骨直肠窝的内侧壁。

(三) 盆脏筋膜

盆脏筋膜 visceral pelvic fascia 也称盆筋膜脏层,是包绕盆腔各脏器周围的结缔组织,为盆膈上筋膜向脏器表面的延续,并在脏器周围形成一些筋膜鞘、筋膜隔和韧带等,有支持、固定脏器位置的作用。

盆脏筋膜增厚形成韧带,男性主要有耻骨前列腺韧带、膀胱外侧韧带,女性主要有耻骨膀胱韧带、子宫主韧带和子宫骶韧带等。这些韧带有维持脏器位置的作用。

盆脏筋膜向下与盆膈上筋膜移行,在男性,直肠与膀胱、前列腺、精囊之间形成**直肠膀胱膈 rectovesical septum**;在女性,直肠与阴道之间形成**直肠阴道膈 rectovaginal septum**。此外,盆脏筋膜还伸入阴道与膀胱、尿道之间,分别形成膀胱阴道膈及尿道阴道膈。

三、盆筋膜间隙

盆壁筋膜、盆脏筋膜与覆盖盆腔的腹膜之间形成许多盆筋膜间隙,具有重要临床意义的间隙有耻骨后隙、骨盆直肠隙和直肠后隙。

(一) 耻骨后隙

耻骨后隙 retropubic space 也称膀胱前隙,前界为耻骨联合、耻骨上支及闭孔内肌筋膜;后界在男性为膀胱和前列腺,女性为膀胱;两侧界为脐内侧韧带;上界为壁腹膜至膀胱上面的返折部;下界在男性为盆膈和耻骨前列腺韧带(连结前列腺至耻骨联合下缘),在女性为盆膈和耻骨膀胱韧带(连接膀胱颈至耻骨联合下缘)。耻骨骨折引起的血肿和膀胱前壁损伤的尿外渗常潴留此间隙内,可作耻骨上切口,在腹膜外进行处理。在妊娠期的女性,可切开此间隙达子宫下段,以完成腹膜外剖宫产。

(二) 骨盆直肠隙

骨盆直肠隙 pelvirectal space 又称直肠旁隙,位于盆底腹膜与盆膈之间,在直肠周围,借直肠侧韧带分为前外侧部与后部。此间隙若有积脓,可用直肠指检在直肠壶腹下部两侧触及。如引流不及时,脓液可沿分布于脏器的血管神经束蔓延至脏器周围的间隙。

(三) 直肠后隙

直肠后隙 retrorectal space 又称骶前间隙,前界为直肠筋膜鞘,后界为骶前筋膜,两侧借直肠侧韧带与骨盆直肠隙分开,上界为盆腹膜在骶骨前面的返折部,下界为盆膈上筋膜。直肠后隙的炎症或积脓,向上可沿腹膜后隙蔓延。临床作腹膜后隙空气造影,也通过此间隙进行。

(湖北医药学院 李文春)

第3节　盆腔脏器

盆腔脏器包括泌尿器、生殖器和消化管的盆内部分。它们的位置关系是：前方为膀胱和尿道，后方是直肠，中间为内生殖器。男性有输精管、精囊及前列腺；女性有卵巢、输卵管、子宫及阴道。输尿管盆部沿盆侧壁由后向前下行至膀胱底。

> **案例 7-1**
>
> 　　患者，女性，45 岁。自觉腹部下坠，走路及下蹲时更明显，咳嗽、大便或劳动后加重，平卧休息后自动回缩，常有腰酸背痛，尿频，月经过多。现有 3 个子女，既往 3 次流产。患者形体瘦弱。妇科检查：阴道前壁中度膨出，用力加重。站位时，子宫颈在阴道内靠近阴道前庭。仰卧时宫颈稍回缩，未达正常位置。诊断：子宫脱垂。
>
> 请思考以下问题：
>
> 　　1. 参与维持子宫正常位置的韧带有哪些？各有何作用？
>
> 　　2. 维持子宫正常位置的结构除韧带外还有哪些？

一、直　肠

（一）位置和形态

直肠 rectum 位于盆腔后部，上于第 3 骶椎高度接乙状结肠，向下穿盆膈延续为肛管，全长约 12cm。直肠下段管腔明显膨大称**直肠壶腹 ampulla of rectum**。直肠在矢状面上有两个弯曲，上部弯曲与骶骨前面的曲度一致，称**骶曲 sacral flexure**；下部绕过尾骨尖时形成向凸前方的**会阴曲 perineal flexure**。在冠状面上有三个侧曲，上下两个弯曲略凸向右侧，中间一个弯曲明显凸向左侧，临床上进行直肠或乙状结肠镜检时，必须注意这些弯曲以免损伤肠壁。

（二）毗邻

直肠的后面与骶骨、尾骨和梨状肌相邻，其间有直肠上血管、骶丛、盆内脏神经和盆交感干等结构。直肠两侧借直肠侧韧带连于盆侧壁，韧带中有直肠下血管和盆内脏神经；韧带的后方有盆丛和髂内血管的分支。男性直肠前面隔**直肠膀胱陷凹 rectovesical pouch** 与膀胱底上部、精囊和输精管壶腹相邻，如直肠膀胱凹陷中有炎性液体，常用直肠指检以帮助诊断，有时可穿刺或切开直肠前壁进行引流；直肠下部与前列腺、精囊、膀胱底下部、输精管壶腹及输尿管盆部相邻，它们与直肠之间隔有直肠膀胱膈（图 7-3）。女性直肠前面隔**直肠子宫陷凹 rectouterine pouch** 与子宫及阴道穿后部相邻，故直肠指检可了解分娩过程中子宫颈扩大的程度，在凹陷底腹膜返折线以下，直肠前面与阴道之间有直肠阴道隔分隔（图 7-4）。

（三）血管、淋巴和神经

1. 动脉　直肠由直肠上动脉、直肠下动脉及骶正中动脉分布（图 7-5）。**直肠上动脉 superior rectal artery** 为肠系膜下动脉的终支，行于乙状结肠系膜中，下降至第 3 骶椎高度分为左、右支，分布于直肠壁内。**直肠下动脉 inferior rectal artery** 来自髂内动脉，其分支至直肠下部和肛管上部。肛动脉来自阴部内动脉，其分支分布于齿状线以下的肛管部分和肛门外括约肌。**骶正中动脉**发出分支经直肠后面分布于直肠后壁。

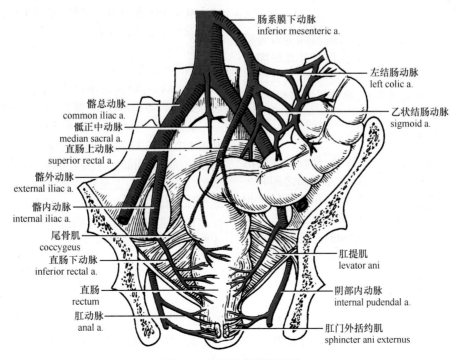

图 7-5　直肠和肛管的动脉

2. 静脉　直肠的静脉与同名动脉伴行,这些静脉来自直肠肛管静脉丛。该丛可分为黏膜下及肛管皮下的直肠肛管内丛和位于腹膜返折线以下、肌层表面的直肠肛管外丛。直肠肛管内丛静脉曲张形成痔,齿状线以上者称内痔,齿状线以下者称外痔。

3. 淋巴　直肠的淋巴多伴随相应静脉回流。①直肠上部的淋巴管沿直肠上血管,向上注入肠系膜下淋巴结;②两侧沿直肠下血管注入髂内淋巴结;③向下穿肛提肌与坐骨直肠窝内淋巴相通,注入髂内淋巴结;④向后注入骶淋巴结。淋巴管道转移是直肠癌主要的扩散途径,手术时彻底清除收纳直肠淋巴液的淋巴结是根治直肠癌的重要措施之一。

4. 神经　直肠和齿状线以上的肛管由交感神经和副交感神经支配。交感神经发自上腹下丛和盆丛,副交感神经发自盆内脏神经,经盆丛、直肠下丛并通过直肠侧韧带分布于直肠和肛管。与排便反射有关的感觉纤维也经盆内脏神经传入。

二、膀　胱

（一）形态和位置

膀胱 urinary bladder 空虚时呈锥体状,充盈时呈球形。可分为尖、体、底和颈四部分。顶端朝前上方,称膀胱尖。底部呈三角形,朝后下方,称膀胱底。尖与底之间的大部分称膀胱体。膀胱下部有尿道内口,与前列腺相接触,这一变细的部分称膀胱颈。膀胱空虚时位于小骨盆腔内,耻骨联合及耻骨支的后方,不超过耻骨联合上缘,故耻骨骨折易损伤膀胱。膀胱充盈时膀胱与腹前壁间的腹膜返折线可升至耻骨联合上缘上方,此时膀胱大部被腹膜遮盖,故沿耻骨联合上缘上方进行膀胱穿刺或做手术切口可不伤及腹膜(图 7-6)。儿童的膀胱位置比成人的高,大部分位于腹腔内,到六岁才逐渐降至盆腔。老年人因盆底肌肉松弛,膀胱位置更低。

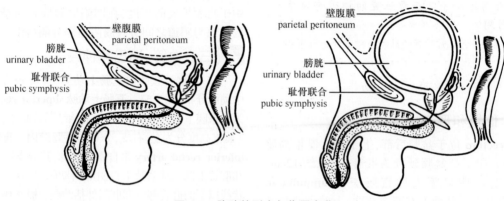

图 7-6　膀胱的形态与位置变化

（二）毗邻

空虚的膀胱前面与耻骨联合相邻,其间为耻骨后隙;膀胱的下外侧面与肛提肌、闭孔内肌及其筋膜相邻;后方男性与精囊、输精管壶腹和直肠相邻,女性则与子宫、阴道相邻。膀胱颈下方,男性邻接前列腺,女性则邻接尿生殖膈。

（三）内面结构

膀胱空虚时,出现许多黏膜皱襞,充盈时皱襞消失。但在膀胱底内面,两输尿管口与尿道口之间有一三角形区域,由于缺少黏膜下层,黏膜和肌层紧密相连,无论在膀胱充盈或空虚时,其黏膜均平滑而无皱襞,此区称膀胱三角 trigone of bladder,是结核和肿瘤的好发部位。两输尿管口之间有横行的黏膜皱襞称输尿管间襞,是寻找输尿管口的标志。

（四）血管、淋巴和神经

1. 动脉　有膀胱上动脉和膀胱下动脉。膀胱上动脉 superior vesical artery 起自髂内动脉的脐动脉近侧段,分布于膀胱上、中部。膀胱下动脉 inferior

vesical artery 起自髂内动脉,分布于膀胱底、精囊、前列腺及输尿管盆部下份等处。

2. 静脉　膀胱的静脉与动脉同名,在膀胱和前列腺两侧形成膀胱静脉丛,汇入膀胱静脉,注入髂内静脉。

3. 淋巴　膀胱的淋巴大部汇入髂外淋巴结,亦有少数汇入髂内淋巴结、髂总淋巴结或骶淋巴结。

4. 神经　膀胱的交感神经来自脊髓第11、12胸节和第1、2腰节,经盆丛至膀胱,使膀胱平滑肌松弛,尿道内括约肌收缩而储尿。副交感神经来自脊髓第2~4骶节的盆内脏神经,支配膀胱逼尿肌,抑制尿道括约肌,是与排尿有关的主要神经。与意识性控制排尿有关的尿道括约肌(女性为尿道阴道括约肌),则由阴部神经支配。膀胱排尿反射通过盆内脏神经传入。

三、输尿管盆部和壁内部

（一）盆部

输尿管盆部于髂血管处续输尿管腹部,在骨盆上口处,左、右侧输尿管分别越过左髂总动脉末端和右髂外动脉起始部的前方。入盆腔后，沿盆腔侧壁经髂内动脉、髂内静脉、腰骶干及骶髂关节前方，继而在脐动脉和闭孔血管、神经的内侧经过，至坐骨棘附近转向前内方穿入膀胱底的外上角。

男性输尿管盆部于输精管的后外方，经输精管壶腹与精囊之间达膀胱底。女性输尿管盆部自后外向前内行，经子宫阔韧带基底部至子宫颈外侧约 2cm 处（恰在阴道穹侧部的上外方），有子宫动脉横过其前上方。施行子宫切除术结扎子宫动脉时，注意勿损伤输尿管（图 7-7）。

输尿管盆部接近膀胱处的血液供应，来自膀胱下动脉的分支。女性也有子宫动脉的分支。这些分支来自外侧缘分布至输尿管。

（二）壁内部

输尿管壁内部自膀胱底的外上角，向内下方斜穿膀胱壁全层，开口于膀胱三角的输尿管口（图 7-8）。输尿管壁内部长约 1.5cm，是输尿管最狭窄处，也是常见输尿管结石滞留的部位。当膀胱充盈时，压迫输尿管壁内部，可阻止膀胱中的尿液返流入输尿管。

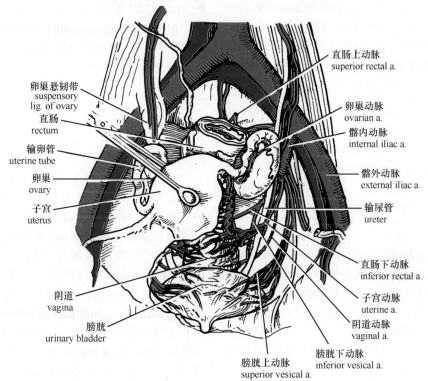

图 7-7 女性输尿管盆部与子宫动脉的关系

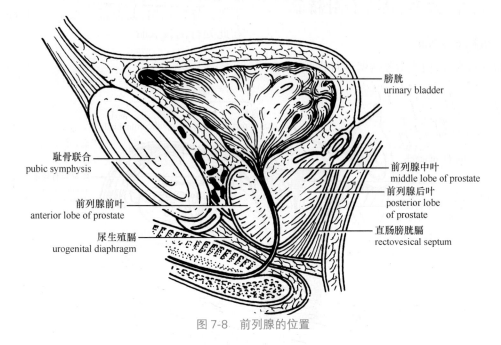

图 7-8 前列腺的位置

四、前 列 腺

（一）位置、形态和毗邻

前列腺 prostate 位于膀胱与尿生殖膈之间。上端宽大为前列腺底,邻接膀胱颈,其前部有尿道穿入,后部有双侧射精管向前下穿入;下端尖细,位于尿生殖膈上,尿道由此穿出,两侧有前列腺提肌绕过,尖与底之间为前列腺体,体分前面、后面和外侧面(图7-8)。前面有耻骨前列腺韧带,使前列腺筋膜(鞘)与耻骨后面相连。体的后面平坦,在正中线上有一纵行浅沟,称为前列腺沟,后面借直肠膀胱膈与直肠壶腹相邻,前列腺距肛门约4cm。直肠指检时,向前可触知前列腺的大小、形态、硬度及前列腺沟,对前列腺疾患的诊断有参考意义。

（二）分叶

前列腺分为五叶:前叶、中叶、后叶和两侧叶(图7-8)。**前叶**很小,在尿道的前方。**中叶**呈楔形,位于尿道后方、两侧叶和射精管之间。老年人中叶常常肥大,压迫尿道引起排尿困难。**两侧叶**位于后叶前方,在前叶和中叶的两侧,紧贴尿道侧壁。**后叶**位于射精管、中叶和两侧叶的后方,是前列腺癌的好发部位。

（三）被膜

前列腺表面包被两层被膜,内层称前列腺囊,为一坚韧的纤维膜,紧包前列腺表面,并伸入前列腺实质内。外层称前列腺鞘,包于前列腺囊的外面,鞘与囊之间有丰富的静脉丛,当前列腺切除时,腺体应由囊内取出,以免损伤静脉丛。

前列腺的血液供应主要来自膀胱下动脉、输精管动脉、直肠下动脉、髂内动脉的前干以及脐动脉等。

五、输精管盆部、精囊和射精管

（一）输精管盆部

输精管穿过腹环,向下沿盆侧壁行向后下方,经

输尿管末端前方至膀胱底的后面。输精管约在精囊上端平面以下膨大的部分为**输精管壶腹 ampulla of ductus deferens**,末端渐细,与精囊的排泄管汇合成射精管。

（二）精囊

精囊 seminal vesicle 为一对椭圆形的囊状腺体,位于前列腺底的后上方,输精管壶腹后外侧,前贴膀胱,后邻直肠。直肠指检,于前列腺上缘可扪及斜向两侧的精囊。

（三）射精管

射精管 ejaculatory duct 由精囊排泄管与输精管末段汇合而成,长约2cm,向前下穿前列腺底的后部,开口于尿道前列腺部。

六、子 宫

（一）形态

子宫 uterus 略似前后稍扁的倒置梨形,有前、后两面及左、右两缘。子宫分为底、体、颈三部(图7-9)。**子宫底 fundus of uterus** 位于两侧输卵管子宫口上方的部分。**子宫颈 cervix of uterus** 为下端长而狭细的部分,是炎症和肿瘤的好发部位。**子宫体 body of u terus** 为底与颈之间的部分。子宫颈在成人长约2.5～3cm,其下端插入阴道内的部分,称为**子宫颈阴道部 vaginal part of cervix**;阴道以上的部分称为**子宫颈阴道上部 supravaginal part of cervix**。**子宫峡 isthmus of uterus** 为子宫颈上端与子宫体相接较狭窄的部分。在非妊娠期峡部长仅1cm。在妊娠期间,子宫峡部逐渐扩展变长,临产时形成子宫下段。妊娠末期,此部可延长至7～11cm。产科常在此处行剖腹取胎。

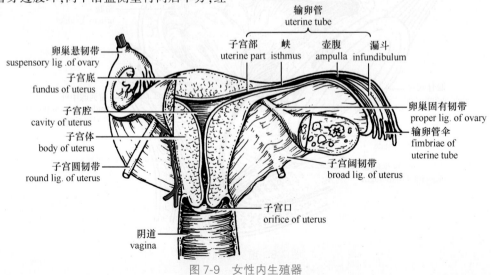

图 7-9 女性内生殖器

正常情况下,顺产比剖宫产好。但剖宫产在某些紧急情况下却能救回母婴的生命,故到底是选择剖宫产还是顺产,应该看情况而定。

剖宫产的优点:为了更平安地生下孩子。

(1)由于某种原因,绝不能从阴道分娩时,施行剖宫产可挽救母婴的生命。阴道分娩无法达成,或经阴道分娩可能对产妇或新生儿(胎儿)有危险时,就需剖宫生产。哪些情况下孕妇需要接受剖宫生产,母婴才会有满意的结果?这些特别情况,就是我们提到的剖宫产适应证。

(2)剖宫产的手术指征明确,麻醉和手术一般都很顺利。

(3)若施行选择性剖宫产,子宫收缩尚未开始前就已施行手术,可免去母亲遭受阵痛之苦。

(4)腹腔内如有其他疾病,也可一并处理,如合并卵巢肿瘤或浆膜下子宫肌瘤,均可同时切除。

(5)做结扎手术也很方便。

(6)对已有不宜保留子宫的情况,如严重感染、全子宫破裂、多发性子宫肌瘤等,亦可同时切除子宫。

(7)由于近年剖宫产术安全性提高,许多妊娠并发症的中止,临床医生选择剖宫产术,减少了并发症对母婴的影响。

顺产的优点:

(1)产后恢复快。生产当天就可以下床走动。一般3~5天可以出院,花费较少。

(2)产后可立即进食,可喂哺母乳。

(3)仅有会阴部位伤口。

(4)并发症少。

(5)对婴儿来说,从产道出来肺功能得到锻炼,皮肤神经末梢经刺激得到按摩,其神经、感觉系统发育较好,整个身体功能的发展也较好。

(6)腹部恢复快,可很快恢复原来的平坦。

(7)不会因为麻醉剂而使孩子的神经受到伤害。

这样看来,剖宫产和顺产都是各自有优点的,那么到底是选剖宫产还是选顺产则要看产妇情况而定。

(二)位置和毗邻

子宫位于盆腔中部,膀胱与直肠之间(图7-4)。其位置随直肠和膀胱的充盈状态和体位的不同而变化,成人正常子宫的位置是轻度前倾前屈位。前倾即子宫的长轴与阴道的长轴之间呈向前开放的钝角,约为90°;前屈为子宫体与子宫颈之间呈向前开放的钝角,约为170°。当人体直立时,子宫底附于膀胱上,子宫体几乎与地面平行,子宫颈则在坐骨棘平面以上。常见子宫位置异常为后倾后屈,它是女性不孕的原因之一。

子宫前面隔膀胱子宫陷凹与膀胱上面为邻。子宫颈阴道上部前面的膀胱阴道隔与膀胱底相邻。子宫后面为直肠子宫陷凹,子宫颈和阴道穹后部隔直肠子宫陷凹及直肠阴道隔与直肠相邻。作直肠指检时,可查知子宫颈与子宫体下部情况。

(三)固定装置

子宫的韧带、尿生殖膈和盆底肌维持其正常位置,其中韧带有:

1. 子宫阔韧带 broad ligament of uterus(图7-9) 位于子宫两侧,由子宫前、后面经侧缘向外伸至盆侧壁所形成的冠状双层腹膜皱襞。其上缘游离,内含输卵管,外侧1/3为卵巢悬韧带;下缘附着于盆底;外侧缘附着于盆侧壁;内侧缘与子宫前、后面的腹膜相续。子宫阔韧带可限制子宫向两侧移动。

2. 子宫圆韧带 round ligament of uterus(图7-9) 起于子宫角、输卵管子宫口的前下方,在阔韧带前叶的覆盖下向前外侧弯行,越过髂外血管至腹壁下动脉外侧,然后通过腹股沟管,纤维分散止于阴阜和大阴唇皮下。子宫圆韧带的功能是维持子宫的前倾。

3. 子宫主韧带 cardinal ligament of uterus 又称子宫颈横韧带,位于子宫阔韧带的基部,由结缔组织和平滑肌纤维构成,沿阴道穹侧部向后外延伸至盆侧壁,下方与盆膈上筋膜相续。子宫主韧带是维持子宫颈正常位置,使其维持在坐骨棘平面以上的重要结构,损伤或牵拉造成该韧带松弛后,容易引起子宫脱垂。

4. 骶子宫韧带 sacrouterine ligament 起自子宫颈上部的后面,向后呈弓形绕过直肠外侧附着于骶骨前面,其表面有腹膜覆盖,形成弧形的**直肠子宫襞 rectouterine fold**。骶子宫韧带向后上牵引子宫颈,与子宫圆韧带协同维持子宫的前倾前屈。

5. 耻骨子宫韧带 pubouterine ligament 起于子宫颈前面和阴道上部,向前呈弓形绕过膀胱外侧,附着于耻骨内面,覆盖于韧带表面的腹膜形成膀胱子宫襞。耻骨子宫韧带有限制子宫后倾和后屈的作用。

(四)血管、淋巴和神经

1. 子宫动脉 uterine artery(图7-10) 起于髂内动脉,沿盆侧壁向前内下行进入子宫阔韧带基底部,在距子宫颈外侧约2cm处从输尿管前上方跨过,至子宫颈侧缘迂回上行,沿途分支进入子宫壁。分布于子宫、阴道、输卵管和卵巢。

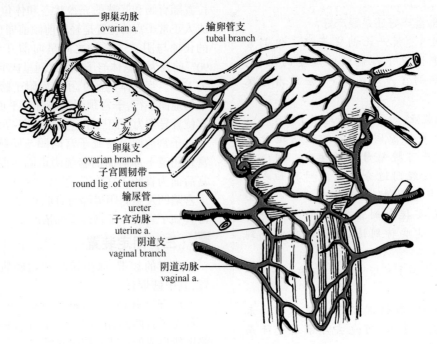

图 7-10 女性内生殖器的动脉

2. 子宫静脉 静脉较发达,起于子宫阴道静脉丛,在平子宫口高度合成子宫静脉,注入髂内静脉。

3. 淋巴(图 7-11) 子宫底和子宫体上部的淋巴管大部分沿卵巢血管注入腰淋巴结;子宫角附近的淋巴管沿子宫圆韧带注入腹股沟浅淋巴结;子宫体下部和子宫颈的淋巴管沿子宫动脉注入髂内或髂外淋巴结,一小部分注入骶淋巴结或髂总淋巴结。子宫的淋巴管与膀胱、直肠的淋巴管互相连通,如患子宫癌,可有广泛转移,故施行子宫癌手术时,清除淋巴结的范围必须广泛。

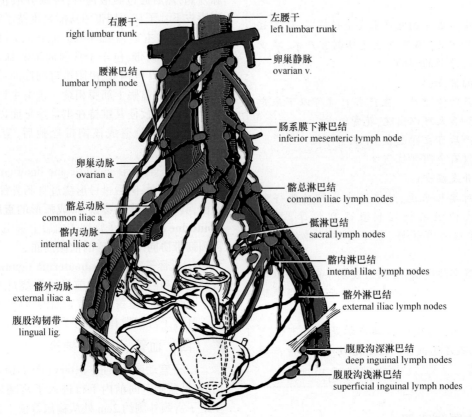

图 7-11 女性生殖器的淋巴引流

4. 神经 主要来自盆丛的子宫阴道丛。其交感神经节前纤维来源于胸11、12神经和腰1、2脊髓节,副交感神经节前纤维来源于骶2~4脊髓节,经盆内脏神经到达子宫。子宫的传入纤维经上腹下丛、腰交感干及胸11、12神经后根进入脊髓,其中还含有来自子宫底部和子宫体部的痛觉传入纤维。故对最末两条胸神经施行椎旁神经阻滞,可消除子宫收缩所引起的阵痛。

七、卵 巢

卵巢 ovary 位于髂内、外动脉分叉处的卵巢窝内,此窝的前界为脐外侧韧带,后界为髂内动脉和输尿管。卵巢左、右各一,呈扁椭圆形,可分为上、下两端,前、后两缘和内、外两面。上端被输卵管包绕称输卵管端,其附着于骨盆入口边缘包裹卵巢的腹膜向上形成的皱襞称**卵巢悬韧带**(骨盆漏斗韧带)(图7-9);下端以卵巢固有韧带连于子宫角,称子宫端。前缘中部的血管、神经出入处称卵巢门,并借卵巢系膜连于子宫阔韧带腹膜的后叶;后缘游离。

卵巢的血液由**卵巢动脉**及**子宫动脉**的卵巢支供应(图7-10)。卵巢动脉起自腹主动脉,跨过髂外血管后进入卵巢悬韧带,下行到子宫阔韧带两层间,与子宫动脉的卵巢支吻合成弓,自弓发出分支到卵巢和子宫。卵巢静脉与同名动脉伴行,左侧注入左肾静脉,右侧注入下腔静脉。

八、输 卵 管

输卵管 uterine tube 位于子宫两侧,子宫阔韧带上缘内,长约8~12cm。由内向外分为四部分(图7-9):①**输卵管子宫部**:在子宫角处穿子宫壁,行于子宫壁的肌层内,长约1cm,开口于子宫腔,该口称为输卵管子宫口。②**输卵管峡部**:紧接子宫壁外面,短而细直,管壁厚、管腔小。输卵管峡部位置恒定,临床上常在此进行输卵管结扎术。③**输卵管壶腹部**:管腔粗而弯曲,约占输卵管全长的2/3,卵细胞一般在此处受精。④**输卵管漏斗部**:为外侧端的扩大部分,呈漏斗状,漏斗周围有许多指状突起称为输卵管伞,其中最长的一条伞,达卵巢上端称为卵巢伞。漏斗底有一孔称为输卵管腹腔口,开口于腹膜腔,卵巢排出的卵即由此导入输卵管。女性的腹膜腔借输卵管、子宫、阴道与外界相通,故阴道、子宫、输卵管可以成为腹膜腔感染的途径。

输卵管的子宫部和峡部由子宫动脉的分支供应,输卵管漏斗部和壶腹部由卵巢动脉的分支供应。输卵管的静脉一部分汇入子宫静脉,一部分汇入卵巢静脉。

视窗7-2 宫 外 孕

正常情况下,受精卵会由输卵管迁移到子宫腔着床,慢慢发育成胎儿,称为宫内孕。但是,由于种种原因,受精卵在迁移的过程中出了问题,没有到达子宫,而种植在子宫腔外某处则称为宫外孕,医学上又称为异位妊娠。宫外孕部位最多见于输卵管,少数也可见于卵巢、宫颈等处。如输卵管妊娠中存活的孕卵脱落在腹腔内,偶尔还在腹腔内脏器官如大网膜上继续生长,则形成腹腔妊娠。输卵管内植入的孕卵若从管壁分离而流入腹腔则形成输卵管妊娠流产;孕卵绒毛穿破管壁而破裂则形成输卵管妊娠破裂;二者均可引起腹腔内出血,但后者更严重,常由于大量的内出血而导致休克,甚至危及生命。

引起宫外孕的常见原因是输卵管炎及粘连,如慢性输卵管炎、结核、子宫内膜异位等。

宫外孕有哪些表现呢?已怀孕妇女突然出现下腹痛,持续或反复发作,可伴有恶心、呕吐、肛门下坠等不适,严重时患者面色苍白,出冷汗,四肢发冷,甚至晕厥、休克。部分患者有不规则阴道出血,一般少于月经量(注意千万不要将此误认为月经)。因此,宫外孕典型症状可归纳为三大症状:停经、腹痛、阴道出血。

在日常生活中做好防治宫外孕的保健,以减少宫外孕的机会或防止出现严重后果。

1. 积极防治输卵管炎 由于引起宫外孕的常见原因是慢性输卵管炎,故做好输卵管炎的防治非常重要。在产后、流产后和月经期要注意卫生,预防感染,应及时彻底地治疗,以免后患。

2. 临时急救的保健 输卵管妊娠经确诊后,应立即输血以补充失血,并进行开腹手术,切除病灶。

九、阴 道

阴道 vagina 位于骨盆腔中央,是由黏膜、肌层和外膜构成的肌性管道,富有伸展性。上端包绕子宫颈阴道部,下端开口于阴道前庭,称阴道口。阴道前、后壁不等长,前壁较短,约6cm;后壁较长,约7.5cm。在子宫颈与阴道壁之间的环形间隙称为**阴道穹 fornix of vagina**,按其部位分为前部、后部和左、右侧部。后部最深,与直肠子宫陷凹之间仅隔以阴道后壁及一层腹膜,临床常经此穿刺或切开引流腹膜腔积液。

阴道前壁上部与膀胱底和膀胱颈相邻,两者之间隔以膀胱阴道膈;前壁的中下部与尿道相邻,其间隔以尿道阴道膈。阴道后壁上部与直肠子宫陷凹相邻,可经阴道穹后部触诊而获知该陷凹的情况;中部借直肠阴道膈与直肠壶腹相邻;下部与肛管之间有会阴中心腱。

案例 7-1 提示

　　1. 参与维持子宫正常位置的韧带和作用见本章第 3 节内容。

　　2. 维持子宫正常位置的结构除韧带外还有:①尿生殖膈;②盆膈;③膀胱(通常前倾前屈的子宫附于其上方及直肠壶腹,从后面支持宫颈和

阴道);④阴道与膀胱之间,阴道与尿道之间的纤维性结缔组织也可看做一种支持因素。

(中山大学　初国良)

第 4 节　盆部的血管、淋巴和神经

一、髂总动脉、静脉

髂总动脉 common iliac artery 腹主动脉平第 4 腰椎下缘高度分为左、右髂总动脉,沿腰大肌内侧向外下方斜行,至骶髂关节的前方分为髂内动脉和髂外动脉(图 7-12)。髂总动脉的后内方有**髂总静脉 common iliac vein**,左、右髂总静脉在腹主动脉分叉处的右侧偏下处汇合成下腔静脉(图 7-13)。

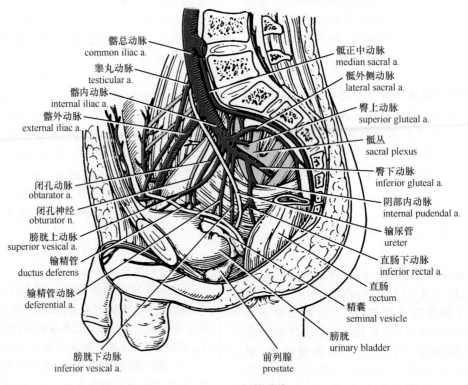

图 7-12　盆部的动脉

二、髂外动脉、静脉

髂外动脉 external iliac artery(图 7-12)沿腰大肌内侧缘下降,经腹股沟韧带中点深面至股前部,移行为股动脉。在男性髂外动脉外侧有睾丸动、静脉和生殖股神经与之伴行,其末段的前方有输精管跨过。在女性髂外动脉起始部的前方有卵巢动、静脉跨过,

末段的前上方有子宫圆韧带跨过。髂外动脉在靠近腹股沟韧带处发出腹壁下动脉和旋髂深动脉。**髂外静脉 external iliac vein**(图 7-13)伴行于同名动脉的内侧。

髂总动脉及髂外动脉的体表投影:从髂前上棘与耻骨联合连线的中点至脐下 2cm 处,此线的上 1/3 段为髂总动脉的投影;下 2/3 段为髂外动脉的投影;上、中 1/3 交界处即为髂内动脉起点。

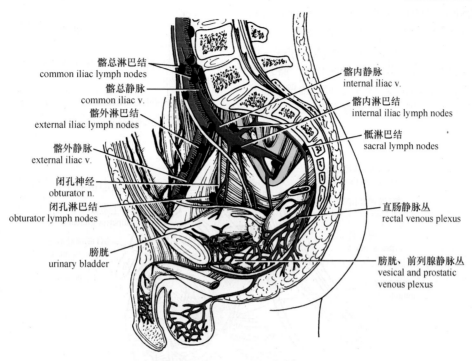

图 7-13　盆部的静脉与淋巴结

三、髂 内 动 脉

髂内动脉 internal iliac artery 长约 4cm,向下越过小骨盆上口入盆腔,沿盆后外侧壁下行,达梨状肌上缘处分为前、后两干,前干的分支有壁支和脏支,后干的分支都是壁支(图 7-12)。

（一）壁支

1. **髂腰动脉 iliolumbar artery**　发自髂内动脉起始处,向后上行,分布于髂腰肌、腰方肌、髂骨、马尾和脊髓被膜等。

2. **骶外侧动脉 lateral sacral artery**　发自髂内动脉后干,沿骶前孔的内侧下降,分布于梨状肌、肛提肌和骶管内各结构。

3. **臀上动脉 superior gluteal artery**　为髂内动脉后干的直接延续,穿经第 1 与第 2 骶神经或腰骶干与第 1 骶神经之间出梨状肌上孔到臀部,分布于臀肌和髋关节。

4. **臀下动脉 inferior gluteal artery**　发自髂内动脉前干,穿经第 2 与第 3 骶神经之间,出梨状肌下孔到臀部,分布于臀部和股后部。

5. **闭孔动脉 obturator artery**　发自髂内动脉前干,沿骨盆侧壁行向前下方,有同名静脉和神经与之伴行。该动脉经闭膜管出盆腔至股部,分为前、后两终支,分布于股内收肌群和髋关节。

（二）脏支

包括**膀胱上动脉、膀胱下动脉、直肠下动脉、子宫**

动脉和**阴部内动脉**等。

四、髂 内 静 脉

髂内静脉 internal iliac vein(图 7-13)位于盆腔侧壁髂内动脉的后内方,其属支可分为壁支和脏支,与髂内动脉同名分支伴行,收集盆部、臀部和会阴部的静脉血。盆内脏器的容积变化较大,故盆内脏器周围的静脉广泛吻合形成许多静脉丛,包括**膀胱静脉丛**和**直肠静脉丛**,男性有**前列腺静脉丛**,女性有**子宫静脉丛、阴道静脉丛**和**卵巢静脉丛**等。绝大多数的静脉注入髂内静脉,而直肠下静脉和肛静脉在直肠下部与肝门静脉系的属支——直肠上静脉吻合。

五、盆部的淋巴管和淋巴结

盆部的淋巴结一般沿血管排列,主要的淋巴结群有(图 7-13):

1. **髂外淋巴结 external iliac lymph nodes**　沿髂外动脉排列,收纳腹股沟浅、深淋巴结的输出管以及腹前壁下部和部分盆腔内脏器的淋巴,其输出管汇入髂总淋巴结。

2. **髂内淋巴结 internal iliac lymph nodes**　沿髂内动脉及其分支排列,收纳大部分盆壁、盆腔内脏器、会阴深部结构、臀部和股后部淋巴,其输出管汇入髂总淋巴结。

3. **骶淋巴结 sacral lymph nodes**　沿骶正中动脉

和骶外侧动脉排列,收纳盆后壁、直肠、子宫颈和前列腺的淋巴,其输出管注入髂内淋巴结或髂总淋巴结。

4. 髂总淋巴结 common iliac lymph nodes 沿髂总动脉周围排列,通过收纳髂内淋巴结、髂外淋巴结和骶淋巴结的输出管,收集下肢、盆壁、盆腔脏器及腹壁下部的淋巴,其输出管分别注入左、右腰淋巴结。

六、盆部的神经

盆部的神经一部分来自腰、骶神经,另一部分来自内脏神经。

1. 闭孔神经 obturator nerve 来自腰丛,先在腰大肌内侧下行,沿盆侧壁经闭膜管至股部(图 7-14)。

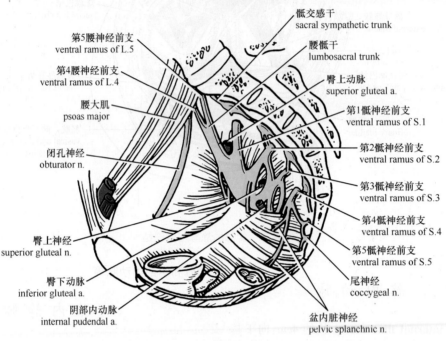

图 7-14 骶丛和尾丛

2. 骶丛 sacral plexus 由腰骶干(L$_{4-5}$)和第 1~4 骶神经前支组成(图 7-14),位于盆腔内骶骨及梨状肌前面,髂内动脉的后方,其分支经梨状肌上、下孔出盆,分布于臀部、会阴和下肢。盆部肿瘤可能压迫骶丛引起下肢痛,妇女妊娠期子宫内的胎头也可能压迫骶丛引起下肢痛。

3. 尾丛 coccygeal plexus 由第 4、5 骶神经前支和尾神经前支组成(图 7-14),位于尾骨肌上面,主要发出肛尾神经,穿骶结节韧带,分布于邻近的皮肤。

4. 盆部的内脏神经 主要有骶交感干、上腹下丛和盆内脏神经(图 7-15)。

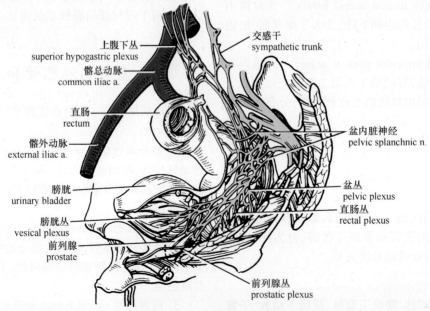

图 7-15 盆部的内脏神经

(1) **骶交感干 sacral sympathetic trunk**：由腰交感干延续而来，沿骶前孔内侧下降，至尾骨前方，左、右骶交感干末端会合形成的一个**奇神经节 ganglion impar**，节后纤维参与构成盆丛（下腹下丛）。

(2) **腹下丛 hypogastric plexus**：腹下丛可分为上腹下丛和下腹下丛。**上腹下丛**位于第5腰椎及第1骶椎上部的前方，两髂总动脉之间，是腹主动脉丛向下的延续部分，此丛分为左、右腹下神经，分别连接左、右下腹下丛。**下腹下丛**（盆丛）位于直肠两侧，接受由上腹下丛、骶交感神经节发出的交感节后纤维及由盆内脏神经来的副交感节前纤维。其分支伴髂内动脉的分支走行，再围绕盆腔器官形成直肠丛、膀胱丛、前列腺丛和子宫阴道丛等，并随动脉分支分布于盆腔各脏器。

(3) **盆内脏神经 pelvic splanchnic nerve**：节前纤维起自脊髓骶部第2~4节段的副交感核，随骶神经前支出骶前孔，离开骶神经前支形成盆内脏神经，加入下腹下丛，随下腹下丛分支到盆部脏器附近或脏器内的副交感神经节交换神经元，节后纤维支配结肠左区以下的消化管、盆腔脏器及外阴等。

（海南医学院 马志健）

第8章 会 阴

会阴 perineum 依据实际意义不同,包含广义会阴和狭义会阴两个概念。广义会阴是指盆膈以下封闭骨盆下口的全部软组织,其境界呈菱形。以两侧坐骨结节之间的连线将其分为不在同一平面上的两个三角区(图 8-1)。前方的三角区为**尿生殖区** **urogenital region**,斜向前上方,其前角为耻骨联合下缘,前外侧边为耻骨下支和坐骨支。此区结构有明显男女性别差异,男性有尿道通过,女性有尿道、阴道通过。后方三角区为**肛区 anal region**,斜向后上方,其后角为尾骨尖,后外侧边为骶结节韧带。此区结构男女性之间基本相同,有肛管通过。

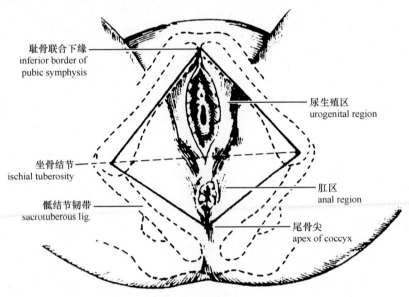

耻骨联合下缘
inferior border of
pubic symphysis

尿生殖区
urogenital region

坐骨结节
ischial tuberosity

肛区
anal region

骶结节韧带
sacrotuberous lig.

尾骨尖
apex of coccyx

图 8-1　女性会阴分区

狭义会阴是指女性阴道前庭后端与肛门之间的软组织,又称产科会阴。此区由于分娩时承受的压力较大,容易造成撕裂,严重时可造成子宫脱垂、尿失禁、大便失禁,是助产时应重点注意保护的区域。

第1节 肛 区

肛区又称肛门三角,为两侧坐骨结节与尾骨尖之间的三角形区域,坐骨结节与尾骨尖之间有骶结节韧带相连。肛区主要结构包括肛管和坐骨肛门窝。

案例 8-1

患者,女性,32 岁。因肛门坠胀疼痛,渗出分泌物一年余,到医院就诊。体格检查:肛门边缘 11~12 点处有一 2cm×2.5cm 肿块,压痛。肛门视诊:11 点肛窦明显凹陷,压迫时有脓性分泌物溢出。直肠触诊:齿状线上可触及条索状包块,质硬,表面光滑,触痛明显,内口有瘢痕硬度

感。治疗时术者从瘘管壁内硬物包块顶部取出一长约 2.5cm 的鱼骨刺;探针探查,探头不能进入内口(因内口已瘢痕化),按盲瘘处理。临床诊断:肛周脓肿(异物)。

请思考以下问题:
1. 何为肛瘘及肛瘘的分型?
2. 肛瘘的治疗原则是什么?

案例 8-2

患者,男性,37 岁,长期饮酒,近来出现无痛性便后出鲜血,去医院就诊。经直肠指检及肛门镜检诊断为内痔。

请思考以下问题:

痔在临床上分为哪几种?各种痔发病的解剖学基础分别是什么?

肛管和肛门

肛管 anal canal 长约 3~4cm，上端在盆膈平面续接直肠，向后下绕尾骨尖终于肛门。**肛门 anus** 约位于尾骨尖下 4cm 处，会阴中心腱的稍后方，肛门周围的皮肤形成辐射状皱褶。

（一）内面观

肛管内面有 6~10 条纵向的黏膜皱襞，称**肛柱 anal column**。平肛柱上端的环状线为肛直肠线，相邻肛柱下端之间半月形的黏膜皱襞称**肛瓣 anal valve**。肛瓣和相邻肛柱围成的小隐窝称**肛窦 anal sinus**。通过肛柱下端及肛瓣边缘连成锯齿状的环状线，称**齿状线 dentate line**。齿状线下 1.5cm 的环形隆起称**肛梳 pecten** 或痔环，深层有直肠静脉丛和增厚的肛门内括约肌。肛梳下端为一窄而蜿蜒走行的**白线 white line**，称**希尔顿白线 white line of Hilton**（图 8-2）。

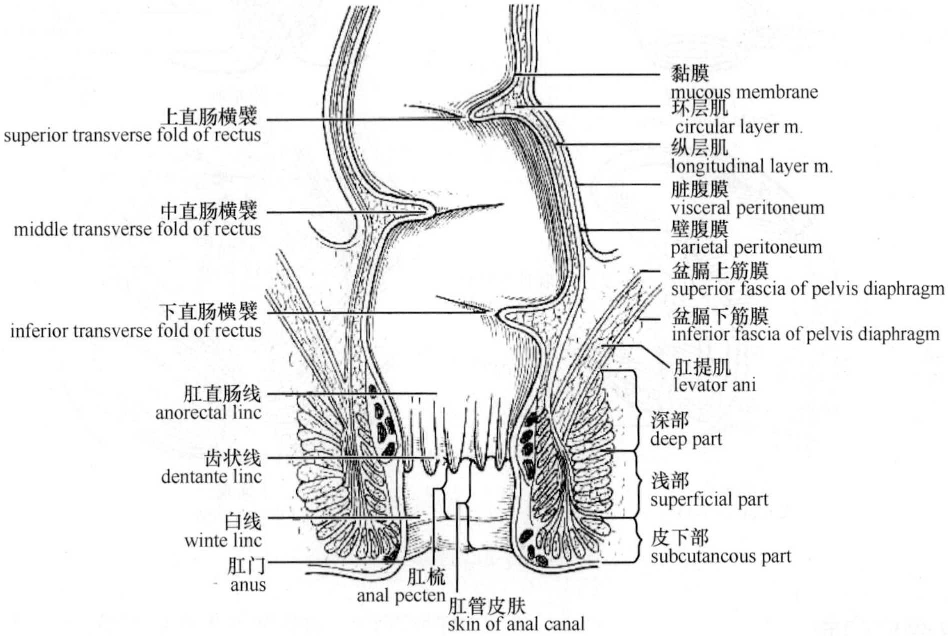
上直肠横襞
superior transverse fold of rectus
中直肠横襞
middle transverse fold of rectus
下直肠横襞
inferior transverse fold of rectus
肛直肠线
anorectal linc
齿状线
dentante linc
白线
winte linc
肛门
anus
肛梳
anal pecten
肛管皮肤
skin of anal canal
黏膜
mucous membrane
环层肌
circular layer m.
纵层肌
longitudinal layer m.
脏腹膜
visceral peritoneum
壁腹膜
parietal peritoneum
盆膈上筋膜
superior fascia of pelvis diaphragm
盆膈下筋膜
inferior fascia of pelvis diaphragm
肛提肌
levator ani
深部
deep part
浅部
superficial part
皮下部
subcutancous part

图 8-2 直肠与肛管的冠状切面

（二）血管、淋巴引流和神经

肛管齿状线上、下覆盖的上皮，血液供应，淋巴引流以及神经支配完全不同(表 8-1)，临床上有实用意义。

表 8-1 齿状线上、下结构的区别

	齿状线以上	齿状线以下
上皮类型	单层柱状上皮	复层扁平上皮
动脉来源	直肠上、下动脉	肛动脉
静脉回流	肠系膜下静脉(门静脉系)、髂内静脉	髂内静脉
淋巴引流	肠系膜下淋巴结、髂内淋巴结	腹股沟浅淋巴结
神经支配	内脏神经(感觉不敏锐)	躯体神经(感觉敏锐)

直肠上静脉没有静脉瓣，且此处黏膜下层疏松结缔组织对静脉壁的支持较弱，排便时直肠肌层的收缩可阻断静脉回流。因此，慢性便秘、相对较长时间的排便、妊娠、肝硬化所致的门脉高压以及直肠肿瘤都可造成直肠上静脉属支曲张。

肛管黏膜及皮下的静脉丛可因血流不畅而淤积，以致曲张成痔。齿状线以上者为内痔，以下者为外痔，跨越齿状线上、下者为混合痔，肛窦内常有粪屑滞留，感染后易致肛窦炎，严重者可形成肛瘘或坐骨肛门窝脓肿。

（三）肛门括约肌

肛管周围有肛门括约肌包绕，平时处于收缩状态，可控制排便。**肛门括约肌**包括**肛门内括约肌**和**肛门外括约肌**两部分。

1. 肛门内括约肌 sphincter ani internns 由肛管壁内环形肌增厚形成，属平滑肌，环绕肛管上 3/4 段，属不随意肌，有协助排便的作用，无括约肛门的作用。

2. 肛门外括约肌 sphincter ani externs 为环绕肛管的骨骼肌管，位于肛门内括约肌周围，受意识支配，为控制排便的功能肌。按纤维的分布可分为三部分：①**皮下部**位于肛门内括约肌和外括约肌浅部的下方，为围绕肛管下端的环形肌束，在白线下方和近肛门周围皮肤深层，此部肌束断裂不会引起大便失禁；②**浅部**在皮下部外侧份上方，为围绕肛门内括约肌下部的椭圆形肌束，前后分别附着于会阴中心腱和尾骨尖，这是外括约肌附着于骨的唯一部分；③**深部**在浅部上方,为较厚的环行肌束,围绕肛门内括约肌上部。浅部和深部是控制排便的重要肌束(图8-3)。

肛门外括约肌的浅部和深部、直肠下部的纵行肌、肛门内括约肌以及肛提肌等,共同构成围绕肛管的强大肌环,称肛直肠环,此环对肛管具有极其重要的括约作用,若手术损伤将导致大便失禁。

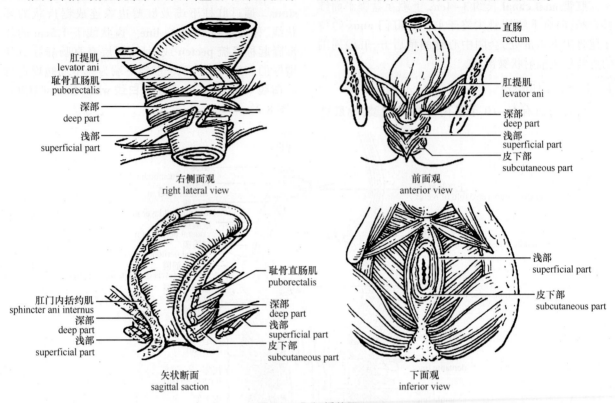

图 8-3　肛门括约肌

（四）坐骨肛门窝

1.位置和境界　坐骨肛门窝 ischioanal fossa 又称坐骨直肠窝,位于肛门和坐骨结节之间,为尖朝上、底朝下的锥形间隙。窝尖由盆膈下筋膜与闭孔筋膜汇合而成,窝底为肛区的皮肤。内侧壁为肛门外括约肌、肛提肌及盆膈下筋膜,外侧壁为坐骨结节、闭孔内肌及闭孔筋膜。在外侧壁坐骨结节上方3~4cm处,闭孔筋膜与会阴筋膜共同围成的管状裂隙称为**阴部管 pudendal canal**,又称 **Alcock 管**,起于坐骨小孔附近向下前行至尿生殖膈的后缘。会阴部的血管、神经、淋巴管穿经此管,并发出分支。坐骨肛门窝向前延伸到尿生殖膈后缘,肛提肌与尿生殖膈汇合处,形成前隐窝。向后延伸至臀大肌下缘,臀大肌、骶结节韧带与尾骨肌之间,形成后隐窝。两侧的坐骨肛门窝在肛管的后方相通,窝内有大量的脂肪组织称坐骨肛门窝脂体,具有弹性,允许肛门扩张。

坐骨肛门窝内充满抵抗力较弱的脂肪组织,肛管内的肛柱和肛窦易被粪便擦伤和污染而发生炎症,感染常从侧黏膜方开始,穿过黏膜外括约肌并蔓延至坐骨肛门窝内,容易形成脓肿或瘘管,因而成为脓肿的好发部位。如脓肿发生在肛周隙,由于隙内的脂肪体间有许多纤维隔,炎性肿胀造成的张力可导致剧烈疼痛。脓肿发生于坐骨肛管隙时,脓肿可穿过肛管后正中线扩散到对侧的坐骨肛门窝,亦可穿过肛提肌蔓延至骨盆腹膜外间隙,成为盆腔脓肿。当脓肿破溃穿通肛门周围皮肤时,常因排脓不畅形成慢性窦道以及瘘管。另外,肛周毛囊或汗腺感染也可能是坐骨肛门窝感染的原因。肛瘘是因为脓肿的延伸或治疗不当所致。肛瘘的一个瘘口在肛管或直肠下部,另一个瘘口在邻近肛门的皮肤表面(图8-4)。

2.窝内的血管、神经和淋巴　**阴部内动脉 internal pudendal artery** 起自髂内动脉,经梨状肌下孔出盆腔至臀区,向前绕过坐骨棘后面,穿坐骨小孔至坐骨肛门窝分支分布于会阴部。此动脉为窝内主要动脉,主干沿坐骨肛门窝外侧壁上的阴部管前行。阴部内动脉在管内发出 2~3 支肛动脉,分布于肛管以及肛门周围的肌肉和皮肤。行至阴部管前端时,阴部内动脉分为会阴动脉和阴茎动脉(女性为阴蒂动脉)进入尿生殖区。**阴部内静脉 internal pudendal vein** 及其属支均与同名动脉伴行(图8-5)。

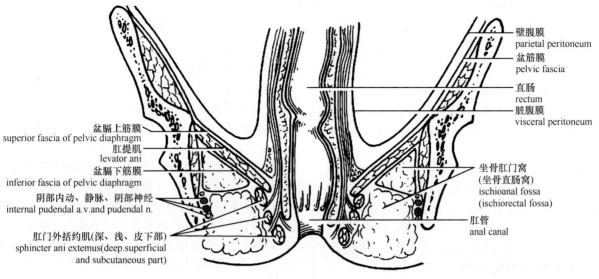

图 8-4 坐骨肛门窝

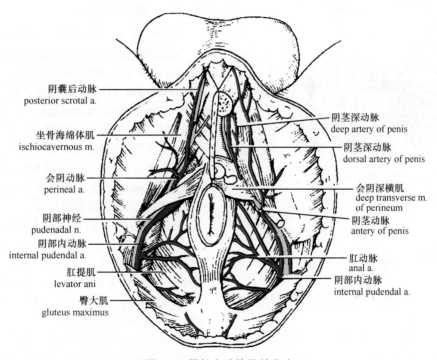

图 8-5 阴部内动脉及其分支

阴部神经 pudendal nerve 由骶丛发出,与阴部内血管伴行,在阴部管内,阴部管前端的行程、分支和分布皆与阴部内血管相同。由于阴部神经在行程中绕坐骨棘,故会阴手术时,常在坐骨结节与肛门连线的中点,经皮刺向坐骨棘下方,进行阴部神经阻滞麻醉。

肛管、肛门外括约肌、肛门周围皮下的淋巴汇入腹股沟浅淋巴结,然后至髂外淋巴结。也有部分坐骨肛门窝的淋巴沿肛血管、阴部内血管行走,入髂内淋巴结。

芽肿性管道,由内口、瘘管、外口三部分组成。多由直肠肛管周围脓肿引起,亦可由外伤造成。分为低位、高位的单纯型和复杂性肛瘘。按瘘管与括约肌的关系可以分为肛管括约肌间型、经肛管括约肌型、肛管括约肌上型和肛管括约肌外型。

2. 肛瘘一般难以自愈,绝大多数需手术治疗。原则是将瘘管切开,形成敞开的创面,促进愈合。在手术时要尽量减少肛管括约肌的损伤,避免肛门失禁,和瘘的复发。手术方式有瘘管切开术、挂线疗法和肛瘘切除术。

案例 8-1 提示

1. 肛管常见的疾病有痔疮、肛裂、肛瘘等。其中肛瘘是肛管或直肠与肛周皮肤相通的肉

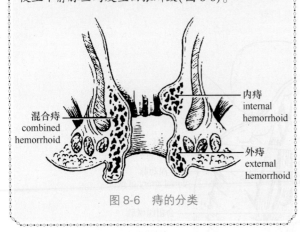
（天津医科大学　邵　珩）

第 2 节　男性尿生殖区

　　尿生殖区又称尿生殖三角,男性此区的层次结构特点明显,具有临床意义。

一、层次结构

（一）浅层结构

　　尿生殖区的皮肤有阴毛,富含汗腺和皮脂腺。此区浅筋膜分两层:浅层富含脂肪,与腹下部和股部浅筋膜相延续;深层呈膜状,称**会阴浅筋膜 superficial fascia of perineum**,又称 **Colles 筋膜**,覆盖于会阴肌浅层。会阴浅筋膜向下与阴囊肉膜和阴茎浅筋膜相延续,向前上方与腹前外侧壁的**浅筋膜深层（Scarpa 筋膜）**相延续,两侧附着于耻骨弓和坐骨结节。此筋膜向后在两侧坐骨结节的连线处即尿生殖膈后缘终止,并与尿生殖膈上、下筋膜相互融合,正中线上还与会阴中心腱和男性尿道球中隔相连通（图 8-7）。

（二）深层结构

　　深层结构包括深筋膜和会阴肌等。

　　深筋膜分为两层,即浅层的**尿生殖膈下筋膜 inferior fascia of urogenital diaphragm** 又称**会阴膜 perineal membrane** 和深层的**尿生殖膈上筋膜 superior fascia of urogenital diaphragm**。两层筋膜均为三角形,几乎呈水平位展开,两侧附着于耻骨弓,后缘终于坐骨结节连线上,并与会阴浅筋膜融合;前缘连于两侧耻骨下支之间,并增厚形成**会阴横韧带 transverse perineal ligament**。会阴横韧带与耻骨弓状韧带之间有一裂隙,有阴茎背深静脉穿过。

　　会阴浅筋膜与尿生殖膈上筋膜之间为会阴浅隙,由于会阴浅筋膜与阴囊肉膜、阴茎浅筋膜、腹前壁浅筋膜深层相延续,会阴浅隙向前上方开放,与阴囊、阴茎和腹壁相同。尿生殖膈上、下筋膜之间为会阴深隙,因两层筋膜在前后端都融合,会阴深隙为一密闭的间隙。

　　1. 会阴浅隙 superficial perineal space　会阴浅隙又称会阴浅袋,为会阴浅筋膜与尿生殖膈下筋膜之间的间隙（图 8-8）。在浅隙内,两侧坐骨支和耻骨下支的边缘上分别有阴茎海绵体左、右脚附着,脚表面覆盖**坐骨海绵体肌 ischiocavernosus**。尿道海绵体后端（尿道球）在正中线上,贴附于尿生殖膈下筋膜的下表面。尿道球的下表面覆盖**球海绵体肌 bulbospongiosus**。一对狭细的**会阴浅横肌 superficial transverse perineal muscle** 位于浅隙的后份,起自坐骨结节的内前份,横行向内止于会阴中心腱。由于在两侧和后方,会阴浅筋膜与尿生殖膈下筋膜融合,会阴浅隙封闭。会阴浅筋膜与阴囊肉膜、阴茎浅筋膜、腹前外侧壁浅筋膜深层相延续,浅隙向前开放,故该处尿道损伤破裂时,尿液可经该隙渗漏到阴囊、阴茎和腹前壁下部等处。

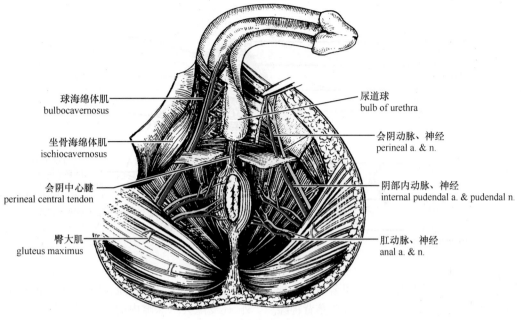

图 8-7 男性会阴浅层结构

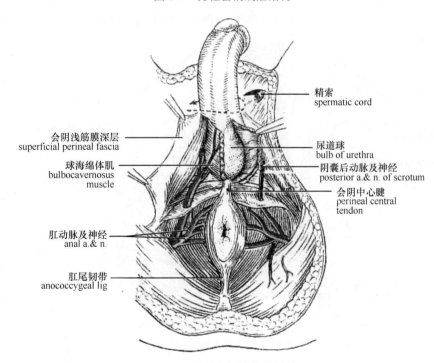

图 8-8 男性会阴浅隙的结构

2.会阴深隙 deep perineal space 会阴深隙又称会阴深袋,由尿生殖膈下、上筋膜前后缘愈合形成,为一密闭的间隙(图 8-9)。深隙内的主要结构为一层扁肌,附着于两侧的耻骨弓,在中线交织融合,后部纤维止于会阴中心腱。前面的大部分围绕尿道膜部称为**尿道括约肌 sphincter urethra**,后面的纤维起自坐骨支内侧面,向内附着于会阴中心腱,称为**会阴深横肌 deep transverse perineal muscle**,其内埋有位于尿道膜部后外侧的**尿道球腺 bulbourethral gland**。尿道括约肌和会阴深横肌与覆盖其上、下面的尿生殖膈

上、下筋膜共同构成**尿生殖膈 urogenital diaphragm**。

3. 血管、神经 阴部内动脉行至尿生殖膈后缘分为两支,即会阴动脉和阴茎动脉。**会阴动脉 perineal artery** 走行于浅隙内,有两条分支:会阴横动脉和阴囊后动脉。会阴横动脉细小,在会阴浅横肌表面向内侧走行。阴囊后动脉一般为两支,分布于阴囊的皮肤和肉膜。阴茎动脉向前进入会阴深隙,发出尿道球动脉和尿道动脉,穿尿生殖膈下筋膜,进入尿道海绵体。其主干分为阴茎背动脉和阴茎深动脉,向前内由深隙进入浅隙,分别行至阴茎的背面和穿入阴茎海绵体。

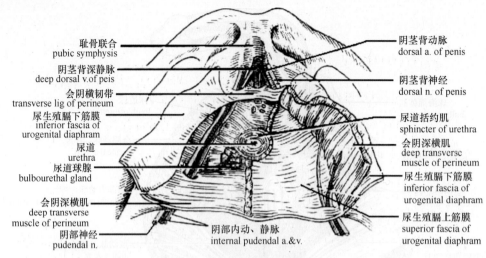

图 8-9　男性会阴深隙的结构

阴部内静脉、阴茎静脉及其属支与同名动脉伴行。阴部神经行至阴部管前端分为会阴神经和阴茎背神经。**会阴神经 perineal nerve** 伴行会阴动脉进入会阴浅隙，它发出的阴囊后神经与阴囊后动脉伴行。它的肌支除支配会阴浅隙内的会阴浅横肌、球海绵体肌和坐骨海绵体肌外，还支配会阴深隙内的会阴深横肌、尿道括约肌、肛门外括约肌和肛提肌。**阴茎背神经 dorsal nerve of penis** 也与阴茎背动脉伴行至阴茎背面（图 8-10）。

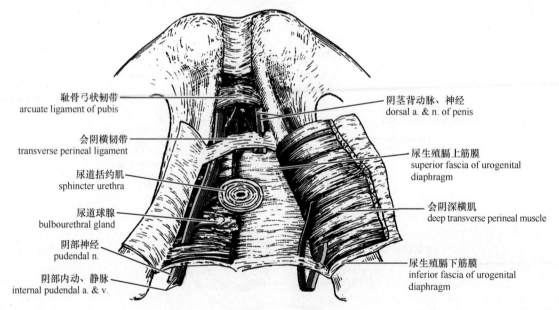

图 8-10　男性尿生殖膈深层结构

二、阴　囊

阴囊 scrotum 是容纳睾丸、附睾和精索下部的囊袋状结构，悬于耻骨联合下方，两侧大腿前内侧之间。阴囊皮肤薄，富于伸缩性，有少量阴毛，其汗腺、皮脂腺的分泌物具有特殊的气味。阴囊的浅筋膜称为**肉膜 dartos coat**，其内无脂肪而含有平滑肌纤维，肉膜内的平滑肌纤维可随温度变化舒缩，以调节阴囊内的温度，利于精子的生长发育。肉膜与皮肤结合紧密构

成阴囊壁，并在正中线上发出**阴囊中隔 scrotal septum**，将阴囊分成左、右两部。

（一）阴囊壁层次

阴囊深面由浅向深依次为**精索外筋膜 external spermatic fascia**、**提睾肌 cremaster muscle**、**精索内筋膜 internal spermatic fascia** 和**睾丸鞘膜 tunica vaginalis of testis**。睾丸鞘膜包裹睾丸和附睾，可分为脏层和壁层，脏层贴于睾丸和附睾表面，在附睾后缘与壁层相移行，两层之间为鞘膜腔（图 8-11）。

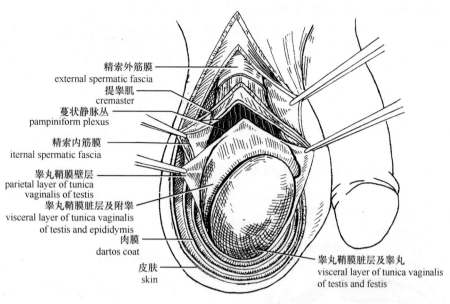

精索外筋膜
external spermatic fascia

提睾肌
cremaster

蔓状静脉丛
pampiniform plexus

精索内筋膜
iternal spermatic fascia

睾丸鞘膜壁层
parietal layer of tunica vaginalis of testis

睾丸鞘膜脏层及附睾
visceral layer of tunica vaginalis of testis and epididymis

肉膜
dartos coat

皮肤
skin

睾丸鞘膜脏层及睾丸
visceral layer of tunica vaginalis of testis and festis

图 8-11　精索和睾丸层次

阴囊来自胚胎期腹壁突出形成的生殖隆起,阴囊内的鞘膜来自腹膜鞘突,因此精索被膜和阴囊层次与腹前壁层次有连续性和相同性(如表 8-2)。

表 8-2　腹前壁层次结构与阴囊、精索被膜层次结构的对应关系

腹前外侧壁	阴囊、睾丸和精索
1. 皮肤	1. 皮肤
2. 浅筋膜	2. 肉膜
3. 腹外斜肌腱膜及其筋膜	3. 精索外筋膜
4. 腹内斜肌和腹横肌及筋膜	4. 提睾肌及其筋膜
5. 腹横筋膜	5. 精索内筋膜
6. 腹膜外组织	6. 脂肪组织
7. 壁腹膜	7. 睾丸鞘膜(脏层、壁层)

（二）阴囊的血管、神经和淋巴

1. 阴囊的动脉　来源于股动脉的**阴部外浅、深动脉**、阴部内动脉的**阴囊后动脉**和腹壁下动脉的**精索外动脉**。它们的分支在阴囊皮下组成致密的血管网。阴囊的静脉与动脉伴行,分别汇入股静脉、髂内静脉和髂外静脉。阴囊皮肤的淋巴注入腹股沟浅淋巴结。

2. 阴囊的神经　**髂腹股沟神经、生殖股神经**的生殖支,主要来自第 1 腰髓节段,分布于阴囊的前 2/3;会阴神经的阴囊后神经和股后皮神经的会阴支,主要来自第 3 骶髓节段,分布于阴囊的后 1/3。因此,阴囊的脊髓麻醉必须在高于第 1 腰髓节段进行。

三、精　索

精索 spermatic cord(图 8-12)由输精管、睾丸动脉、蔓状静脉丛、淋巴管、神经及其鞘突剩件等构成,起于腹股沟管腹环,经腹股沟管和皮下环,入阴囊至睾丸上端,止于睾丸后缘。其上部位于腹股沟管内,下部位于阴囊内。

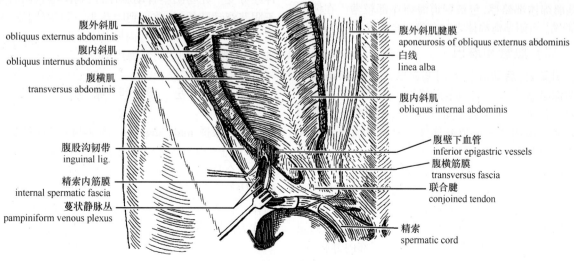

腹外斜肌
obliquus externus abdominis

腹内斜肌
obliquus internus abdominis

腹横肌
transversus abdominis

腹股沟韧带
inguinal lig.

精索内筋膜
internal spermatic fascia

蔓状静脉丛
pampiniform venous plexus

腹外斜肌腱膜
aponeurosis of obliquus externus abdominis

白线
linea alba

腹内斜肌
obliquus internal abdominis

腹壁下血管
inferior epigastric vessels

腹横筋膜
transversus fascia

联合腱
conjoined tendon

精索
spermatic cord

图 8-12　腹股沟管的深层结构

精索包绕三层被膜,即**精索外筋膜**、**提睾肌**和**精索内筋膜**,向上分别与腹外斜肌腱膜及其筋膜、腹内斜肌、腹横肌及其筋膜和腹横筋膜相延续。

四、阴 茎

阴茎 penis 可分为阴茎头、体、根三部分。阴茎根位于会阴浅隙内,分别附着于两侧耻骨弓下方。主要由两条阴茎海绵体和一条尿道海绵体构成,包被皮肤

及皮下结构(图 8-13)。

(一)被膜层次结构

包被阴茎的结构由外到内依次为:

1. 皮肤 薄而有伸缩性,前端形成双层皮肤皱襞称为阴茎包皮。

2. 阴茎浅筋膜 superficial fascia of penis 疏松无脂肪,含少许平滑肌纤维,内有阴茎背浅静脉及淋巴管。该筋膜四周分别与阴囊肉膜、会阴浅筋膜及腹前外侧壁的浅筋膜深层相延续。

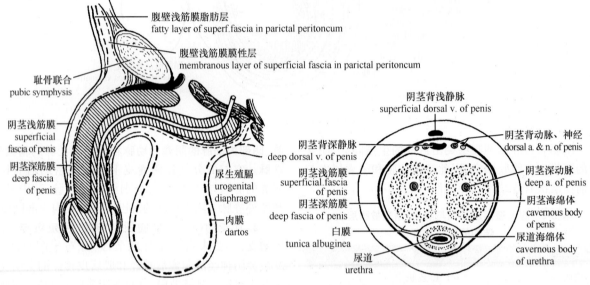

图 8-13 阴茎的层次结构

3. 阴茎深筋膜 deep fascia of penis 又称 **Buck 筋膜**,包裹阴茎的三条海绵体,前端始于冠状沟,后端续于腹白线,在耻骨联合的前面有弹性纤维参与构成阴茎悬韧带。此筋膜深面与白膜之间正中有阴茎背深静脉,两侧有阴茎背动脉和阴茎背神经,故包皮切除术或阴茎手术时,可在阴茎根背面两侧施行阴茎背神经阻滞麻醉。

4. 白膜 albuginea 致密,包裹三条海绵体,包被阴茎海绵体部略厚,包被尿道海绵体部较薄。在阴茎体部,左、右阴茎海绵体之间白膜融合形成阴茎中隔。

(二)血管和淋巴

阴囊前、**后动脉**供应阴茎皮肤。**阴茎背动脉**和**阴茎深动脉**主要供应阴茎海绵体。阴茎背动脉穿行于阴茎深筋膜与白膜之间,阴茎深动脉则经阴茎脚进入阴茎海绵体。尿道海绵体主要由**尿道球动脉**和**尿道动脉**供应。

阴茎包皮及皮下的小静脉汇入阴茎背浅静脉,经阴部外浅静脉汇入大隐静脉;阴茎海绵体和阴茎头的静脉血则汇入阴茎背深静脉,向后穿过耻骨弓状韧带与会阴横韧带之间进入盆腔,分左、右支汇入前列腺静脉丛。阴茎背深静脉有吻合支连接阴部内静脉。

阴茎的浅淋巴管与阴茎背浅静脉伴行,注入两侧的腹股沟浅淋巴结,深层的淋巴注入腹股沟深淋巴结或直接注入髂内、外淋巴结。

(三)阴茎的神经

阴茎的感觉神经,除靠近根部小部分皮肤为髂腹股沟神经分支分布外,其余为**阴茎背神经 dorsal nerve of penis** 分布。阴茎背神经左右各一条,为阴部神经分支。先与阴茎背动脉伴行,到阴茎背面时则位于阴茎背动脉外侧,前行到阴茎头。阴茎的勃起神经来自第 2~4 骶神经的盆内脏神经,为副交感神经纤维,经下腹下丛到达阴茎海绵体。

五、男 性 尿 道

男性尿道 male urethra(图 8-14)起自膀胱的尿道内口,止于尿道外口,兼有排尿和排精的功能。成人尿道全长 16~20cm,按部位分为前列腺部、膜部和海绵体部三段,分别穿过前列腺、尿生殖膈和尿道海绵体。临床上将前列腺部和膜部称为后尿道,海绵体部称为前尿道。

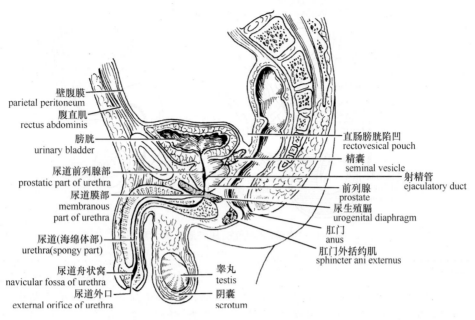

图 8-14　男性骨盆(中矢状切面)

男性尿道全长粗细不等,有三个狭窄、三个扩大和两个弯曲。**三个狭窄**位于尿道内口、膜部和尿道外口;**三个扩大**位于前列腺部、尿道球部和阴茎头部的舟状窝;**两个弯曲**即耻骨下弯和耻骨前弯。耻骨下弯位于耻骨联合下方,包括尿道的前列腺部、膜部和海绵体部的起始部分,由阴茎悬韧带固定于耻骨联合下方,弯曲恒定不能改变。耻骨前弯位于耻骨联合前下方,阴茎根和阴茎体之间,导尿或膀胱镜检可将此弯曲牵直,相关操作中注意考虑尿道的狭窄和耻骨下弯。

尿道破裂常见于骑跨姿势时会阴部受撞击所致,有时也可由于粗暴地置入器械、骨盆骨折或战伤造成。尿道膜部的位置固定,与海绵体部相接处的管壁最薄,是最易损伤而发生破裂之处。由于会阴、阴囊与腹前外侧壁下部各解剖层次间的特殊关系,不同部位的尿道破裂、尿液外渗的范围也不相同。如仅有尿道海绵体部破裂,阴茎深筋膜完好,渗出尿液可被局限在阴茎范围内。如阴茎深筋膜也破裂,则外渗尿液可随阴茎浅筋膜蔓延到阴囊和腹前外侧壁。若尿生殖膈下筋膜与尿道球连接的薄弱处破裂,尿液可渗到会阴浅隙,由于会阴浅筋膜向前上方续于阴囊肉膜、阴茎浅筋膜,并越过耻骨联合与腹前外侧壁下部的浅筋膜深层相连,导致会阴浅隙内的尿液向上渗入阴囊、阴茎及腹前外侧壁下部。尿道膜部破裂时,由于此处筋膜坚实且无缝隙与周围相通,尿液不宜向外扩散,故外渗尿液只限于会阴深隙内。如尿道破裂在尿生殖膈上筋膜以上,尿液可渗向耻骨后间隙,向后可至骨盆直肠间隙(图 8-15)。

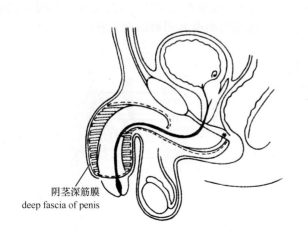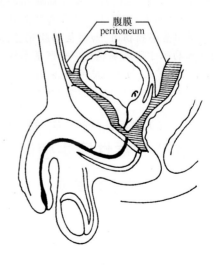

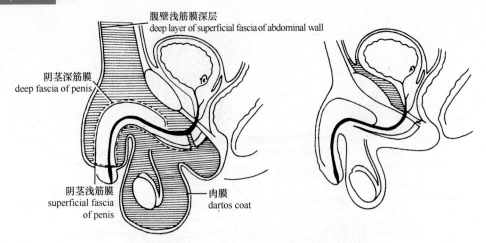

图 8-15 男性尿道损伤、尿外渗范围示意图

案例 8-3 提示

1. 男性尿道分为前列腺部、膜部和海绵体部三段。前列腺部穿经前列腺,老年前列腺肥大,可造成尿道狭窄,导尿或膀胱镜检时应特别注意。

2. 尿道不同部位的断裂损伤,尿外渗的组织层次和蔓延范围也不同。

A. 尿道前列腺部断裂:骨盆骨折是,骨折断端刺伤致尿道前列腺部或前列腺尖与尿生殖膈之间的尿道断裂,尿外渗可达腹膜外间隙内,如膀胱前间隙、膀胱周围间隙和直肠周围间隙等,尿液不向下蔓延。

B. 尿道膜部断裂:尿液只限于会阴深间隙内,该处筋膜坚韧,且无裂隙与周围相通,尿液不向外扩散。

C. 尿道球部断裂:骑跨伤时,暴力自会阴将尿道球挤压在耻骨联合下,导致尿道球部或尿生殖膈下筋膜与尿道球连接的薄弱处断裂,血液及尿液渗入会阴浅筋膜包绕的会阴浅袋,使会阴、阴囊、阴茎肿胀,有时向上扩展至腹壁。因为会阴浅筋膜的远侧附着于腹股沟部,近侧与腹壁浅筋膜深层相连续,后方附着于尿生殖膈,尿液不会外渗到两侧的股部。尿道阴茎部损伤时,如阴茎筋膜完整,血液及尿液渗入局限于阴茎筋膜内。如阴茎筋膜也破裂,尿外渗范围扩大,与尿道球部损伤相同。

（天津医科大学　邵　珩　蔡　滢）

第 3 节　女性尿生殖区

一、尿生殖三角

案例 8-4

患者,女性,24 岁。4 个月前在医院足月生产时经会阴侧切助产,产后 7 天拆线,随后发现

会阴左侧距肛缘 4.5cm 处有一针孔红肿,瘙痒疼痛,时有脓液排出,曾多方治疗无效,住院。妇科检查:外阴于会阴联合左侧有一处手术切口瘢痕并有一针孔红肿,凸起,挤压排脓,探针探得孔深约 2cm,阴道、宫颈、子宫正常。初步诊断:会阴瘘道。

请思考以下问题:

1. 本案例采用会阴侧切的目的是什么?

2. 会阴侧切可能切到哪些结构?

3. 会阴侧切缝合应注意哪些问题?

女性尿生殖三角的层次结构基本与男性相似,有**会阴浅筋膜,尿生殖膈下、上筋膜,浅、深层会阴肌**,并形成浅、深两个间隙。女性此区有尿道和阴道通过,在会阴深隙前部括约肌围绕尿道和阴道,称为尿道阴道括约肌。前庭球和球海绵体肌被尿道和阴道不完全分开,前庭大腺位于会阴浅隙内(图 8-16,图 8-17)。

女性尿生殖三角内血管神经的来源、行程和分布,也基本与男性一致,仅阴茎和阴囊的血管神经变为阴蒂和阴唇的血管神经。

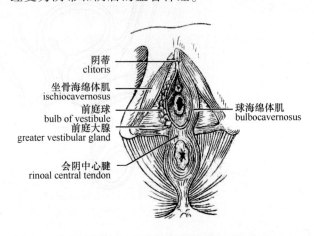

图 8-16　女性会阴浅隙的结构

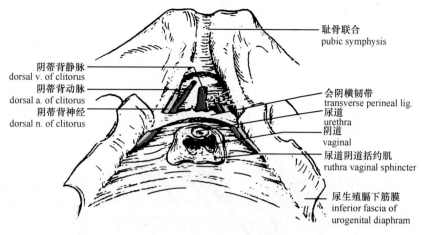

图 8-17 女性会阴深隙的结构

二、女性外生殖器

女性外生殖器又称**女阴 female pudendum**。耻骨联合前面的皮肤隆起为**阴阜 mons pubis**，青春期生出阴毛，皮下富有脂肪。阴阜向两侧后外延伸为**大阴唇 greater lip of pudendum**。位于大阴唇内侧的皮肤皱襞，光滑无毛，为**小阴唇 lesser lip of pudendum**。两侧小阴唇后端借阴唇系带连接，

前端在阴蒂旁分叉，上层行于阴蒂上方，与对侧相连形成阴蒂包皮，下层在阴蒂下方与对侧连接形成阴蒂系带。阴蒂 **clitoris** 的游离端是阴蒂头，为圆形小结节。左、右小阴唇之间为**阴道前庭 vaginal vestibule**，前庭中央有阴道口，口周围有处女膜或处女膜痕。阴道口后外侧左右各有一前庭大腺的开口，后方与阴唇后连合之间有一陷窝，为**阴道前庭窝 vestibular fossa of vagina**。尿道外口位于阴道口前方，阴蒂后方 2cm 左右（图 8-18）。

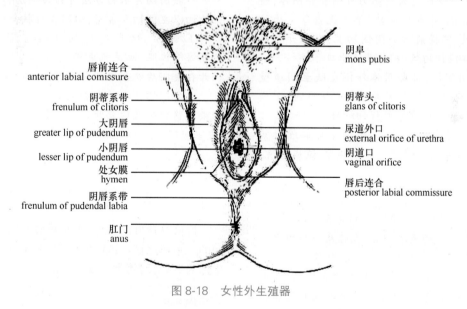

图 8-18 女性外生殖器

三、女性尿道

女性尿道 female urethra 短而直，长约 3~5cm，直径为 0.6cm，自尿道内口向前下方穿过尿生殖膈，开口于阴道前庭。尿道的后面为阴道，二者紧贴在一起。分娩时胎头在阴道内滞留时间过长，胎头嵌压在耻骨联合下方，软产道组织因长时间受压，可发生缺血性坏死，导致产后尿瘘，尿液自阴道流出（图 8-19）。

四、会阴中心腱

会阴中心腱 perineal central tendon 又称会阴体 **perineal body**（图 8-12），男性位于肛门与阴囊之间，女性位于肛门与阴道前庭后端之间。在矢状位上，呈楔形，尖朝上，底朝下，深 3~4cm。会阴中心腱是肛门外括约肌浅部、球海绵体肌、会阴浅横肌、会阴深横肌和肛提肌附着点，具有协同加固盆底承托盆内脏器的作用，女性对阴道

后壁有支撑作用。分娩时此处受到很大的张力易于破裂,所以在分娩时要注意保护。在臀位分娩和钳夹分娩时,产科医生常常会在会阴侧后方切口,以避开会阴中心腱和肛门括约肌,此过程称为阴道侧切术。

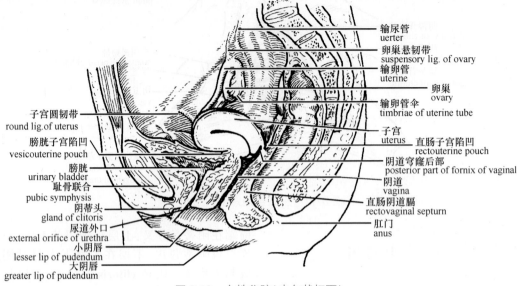

图 8-19　女性盆腔(中矢状切面)

(泸州医学院　余崇林)

第 4 节　肛　区

肛区又称肛门三角,为两侧坐骨结节与尾骨尖之间的三角形区域。该区的结构,男、女性基本相似,其中部为肛管,两侧为坐骨肛门窝。

能进入内口(因内口已瘢痕化),按盲瘘处理。

临床诊断:肛周脓肿(异物)。

请思考以下问题:

1. 何为肛瘘及肛瘘的分型?

2. 肛瘘的治疗原则是什么?

案例 8-6

患者,男性,48 岁。因肛门左侧发热且疼痛、排便时疼痛加重而就诊。患者曾有痔疮病史。医生检查后发现,该患者内痔脱出,患者左侧坐骨肛门窝有一突出物,挤压该突出物时,引起剧烈疼痛。

临床诊断:内痔脱出并发坐骨肛门窝脓肿。

请思考以下问题:

1. 什么是内痔?其发生的解剖学基础是什么?内痔与外痔有何不同?

2. 为什么坐骨肛门窝是肛周脓肿的好发部位?

一、肛 管

肛管 anal canal 上端在盆膈平面于直肠续连,向后下绕尾骨尖终于肛门,长约 3~4cm。**肛门 anus** 为肛管下端的开口,位于尾骨尖下方约 4cm 处、会阴中心腱稍后方,肛门周围的皮肤形成辐射状皱褶。

(一) 内面观

肛管内面有 6~10 条纵行的粘膜皱襞称**肛柱 anal column**。平肛柱上端的环状线称肛直肠线,是直肠与肛管的分界线。相邻肛柱下端之间的半月形粘膜皱襞称**肛瓣 anal valve**。肛瓣和相邻肛柱下端围成的小隐窝称**肛窦 anal sinus**。所有肛柱下端及肛瓣边缘连成形成的锯齿状环状线称**齿状线 dentate line**,是皮肤与黏膜的分界线。齿状线下方有约 1cm 的环形隆起称**肛梳 anal pecten**(或痔环),由肛管环形平滑肌增厚的肛门内括约肌紧缩而成。肛梳皮下有丰富的静脉丛,是痔的好发部位;肛梳是肛管最狭窄的部分,易于发生肛管狭窄、肛裂及肛瘘。肛梳下缘为一狭窄而呈波浪形的线称**白线 white line**(又称**希尔顿白线 white line of Hilton**),此线位于肛门上方约 1.5cm 处,相当于肛门内、外括约肌的交界处,直肠指检时可触及该处为一环形浅沟(图 8-20)。

(二) 血管、淋巴引流和神经

肛管齿状线上、下方的上皮、动脉供应、静脉回流、淋巴引流以及神经支配完全不同(表 8-3),具有重要的临床意义。

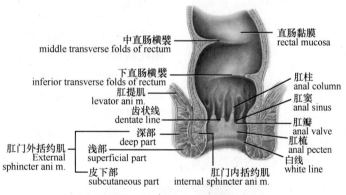

图 8-20 直肠与肛管内面观(冠状切面)

表 8-3 齿状线上、下结构的区别

	齿状线以上	齿状线以下
上皮类型	单层柱状上皮	复层扁平上皮
动脉来源	直肠上动脉、肠系膜下动脉	肛动脉
静脉回流	肠系膜下静脉、髂内静脉	髂内静脉
淋巴引流	肠系膜下淋巴结、髂内淋巴结	腹股沟浅淋巴结
神经支配	内脏神经(痛觉不敏锐)	躯体神经(痛觉敏锐)

直肠上静脉没有静脉瓣,且此处黏膜下层疏松结缔组织对静脉壁的支持作用较弱,排便时直肠肌层的收缩可阻断其静脉回流。因此,便秘、长时间排便、妊娠、肝硬化所致的门脉高压以及直肠肿瘤等均可造成直肠上静脉属支曲张。

肛管黏膜下及皮下的静脉丛因血流不畅而淤积、曲张则形成痔。发生于齿状线以上者称内痔,齿状线以下者称外痔,跨越齿状线上、下者称混合痔。因肛窦内常有粪屑滞留,感染后易致肛窦炎,严重者可形成肛瘘或坐骨肛门窝脓肿。

(三) 肛门括约肌

肛门括约肌环绕肛管周围,平时处于收缩状态,排便前松弛。肛门括约肌包括肛门内括约肌和肛门外括约肌两部分。

1. 肛门内括约肌 internal sphincter ani muscle 由肛管壁内环形平滑肌增厚形成,环绕肛管上 3/4

段,属不随意肌,有协助排便的作用。

2. 肛门外括约肌 external sphincter ani muscle

为环绕肛管的骨骼肌,位于肛门内括约肌周围,其功能为控制排便。按纤维位置不同分为三部:①皮下部:位于肛肛管下端皮下,为围绕肛管下端的环形肌束,此部肌束断裂不会引起大便失禁;②浅部:在皮下部深面,为围绕肛门内括约肌下部的椭圆形肌束,前后分别附着于会阴中心腱和尾骨尖,是唯一附着于骨

的肛门外括约肌;③深部:位于浅部上方,为较厚的环行肌束,环绕肛门内括约肌上部周围。浅部和深部是控制排便的重要肌束(图 8-21)。

肛门外括约肌的浅部和深部、直肠壁纵行肌的下部、肛门内括约肌以及耻骨直肠肌等,共同构成围绕肛管的强大肌环称**肛直肠环 Anorectal ring**,此环位于直肠与肛管的交界处周围,具有极其重要的括约作用,若手术损伤该环,将导致大便失禁。

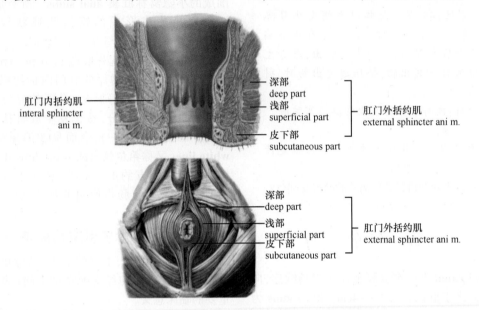

图 8-21　肛门括约肌

(四) 坐骨肛门窝

1. 位置、境界　坐骨肛门窝 ischioanal fossa 又称坐骨直肠窝,位于肛门和坐骨结节之间,为尖朝上、底朝下的楔形间隙(图 8-22)。其尖由盆膈下筋膜与闭孔筋膜汇合而成,窝底为肛区的皮肤。内侧壁为肛门外括约肌、肛提肌及盆膈下筋膜,外侧壁为坐骨结节、

闭孔内肌及闭孔筋膜。在坐骨肛门窝的外侧壁上有闭孔筋膜形成的矢状位的管状裂隙称为**阴部管 pudendal canal**,又称 Alcock 管,有阴部内血管与阴部神经通过。坐骨肛门窝向前延伸到尿生殖膈后缘,肛提肌与尿生殖膈汇合处,形成前隐窝。向后延伸至臀大肌下缘,臀大肌、骶结节韧带与尾骨肌之间,形成后隐窝,两侧的坐骨肛门窝在肛管的后方相通。

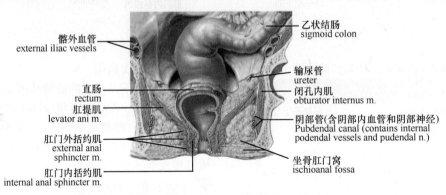

图 8-22　坐骨肛门窝

坐骨肛门窝内充满大量脂肪组织,称坐骨肛门窝脂体,具有弹性,允许排便时肛门扩张,但脂肪组织血供较差,故抵抗力较弱。肛管内的肛柱和肛窦

易被粪便擦伤和污染而发生炎症,感染常从黏膜侧方开始,穿过黏膜外括约肌并蔓延至坐骨肛门窝内,形成脓肿或瘘管,因而成为脓肿的好发部位。如

脓肿发生在肛周隙,由于隙内的脂肪体间有许多纤维隔,炎性肿胀造成的张力可导致剧烈疼痛。脓肿发生于坐骨肛管隙时,脓肿可穿过肛管后正中线扩散到对侧的坐骨肛门窝,亦可穿过肛提肌蔓延至骨盆腹膜外间隙,成为盆腔脓肿。当脓肿破溃穿通肛门周围皮肤时,常因排脓不畅形成慢性窦道以及瘘管。此外,肛周毛囊或汗腺感染也是坐骨肛门窝感染的原因。

2. 窝内的血管、神经和淋巴 阴部内动脉 internal pudendal artery 起自髂内动脉,经梨状肌下孔出盆腔至臀区,绕坐骨棘后面,穿坐骨小孔至坐骨肛门窝,经阴部管前行,在管内发出 2~3 支肛动脉,分布于肛管以及肛门周围的肌和皮肤。行至阴部管前端时,阴部内动脉分为会阴动脉和阴茎动脉(女性为阴蒂动脉)进入尿生殖区(图 8-23)。阴部内静脉 internal pudendal vein 及其属支均与同名动脉伴行。

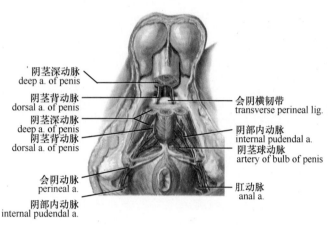

图 8-23　阴部内动脉及分支

阴部神经 pudendal nerve 是分布于会阴部的主要神经,起自骶丛,与阴部内血管伴行,绕坐骨棘、穿坐骨小孔到达坐骨肛门窝,再进入阴部管。在阴部管内的行程、分支和分布与阴部内血管相同。会阴手术或产妇分娩时时,可在坐骨结节与肛门连线的中点进针,经皮刺向坐骨棘与骶棘韧带、阴部神经的交叉处,实施阴部神经阻滞麻醉。

齿状线以下的肛管淋巴及肛门外括约肌、肛门周围皮下的淋巴汇入腹股沟浅淋巴结,再至髂外淋巴结。齿状线以上的肛管淋巴管汇入髂内淋巴结。

案例 8-5 提示

1. 肛管常见的疾病有痔疮、肛裂、肛瘘等。其中肛瘘是肛管或直肠与肛周皮肤相通的肉芽肿性管道,由内口、瘘管、外口三部分组成。多由直肠肛管周围脓肿引起,亦可由外伤造成。分为低位、高位的单纯型和复杂性肛瘘。按瘘管与括约肌的关系可以分为肛管括约肌间型、经肛管括约肌型、肛管括约肌上型和肛管括约肌外型。

2. 肛瘘一般难以自愈,绝大多数需手术治疗。原则是将瘘管切开,形成敞开的创面,促进愈合。在手术时要尽量减少肛管括约肌的损伤,避免肛门失禁和瘘的复发。手术方式有瘘管切开术、挂线疗法和肛瘘切除术。

案例 8-6 提示

1. 内痔是含有直肠内静脉丛的曲张静脉的黏膜突起,发生于齿状线以上,表面覆以粘膜,常伴便血。内痔在早期阶段仅位于肛管内,而排便时可脱出肛管,病情严重时内痔则一致脱出肛门。内痔发生的解剖学基础是齿状线以上的肛管黏膜下有丰富的静脉丛,由于先天性静脉壁薄弱,各种原因(如饮食不节、久坐久蹲、便秘等)导致静脉回流受阻而淤积于静脉丛所致。由于齿状线以上的黏膜受内脏神经支配,故内痔通常是无痛性的。而外痔发生于齿状线以下,是直肠外静脉丛淤血扩张所致,表面被覆皮肤。由于齿状线以下的皮肤受躯体神经——阴部神经支配,故外痔疼痛明显。此外,若痔跨过齿状线则称混合痔(图 8-24)。

2. 坐骨肛门窝是位于肛管和肛提肌之间的楔形间隙,其内容物主要为脂肪,还有阴部内血管及阴部神经的分支。窝内的脂肪组织称坐骨肛门窝脂体,具有支撑肛管的作用;具有弹性,允许排便时肛管充分扩张。但脂肪供血差,感染时易形成脓肿或瘘管。肛周脓肿通常由坚硬的粪便肛门黏膜引起,损伤导致的感染经肛门壁进入坐骨肛门窝,从而形成坐骨肛门窝脓肿。

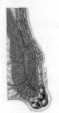
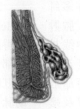
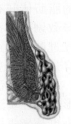

外痔
External
hemorrhoid

内痔
Internal
hemorrhoid

混合痔
Mixed
hemorrhoids

图 8-24 痔的分类

（泸州医学院 余崇林）

第9章 脊柱区

第1节 概 述

一、境界与分区

脊柱区 vertebral region 也称背区,是由脊柱及其周围的软组织所构成的区域,其范围是:上起枕外隆凸和上项线,下至尾骨尖,两侧界为自斜方肌前缘、三角肌后缘上份、腋后线垂直向下至髂嵴以及髂后上棘至尾骨尖的连线。脊柱区自上而下分为颈后区(项部)、胸背区(背部)、腰区和骶尾区。颈后区上界即为脊柱区的上界,下界为第7颈椎棘突至肩峰的连线;第12肋则为胸背区和腰区的分界;腰区的下界为两侧髂嵴后份及两侧髂后上棘的连线;骶尾区为两侧髂后上棘与尾骨尖三点连线所围成的三角区。

二、体表标志

1. **骨性标志** 有枕外隆凸、上项线、第7颈椎棘突(该棘突在头部前屈时,为颈椎最隆起处,常作为计数椎骨的标志之一)。此外尚可扪及肩胛冈、肩胛骨下角、第12肋、髂嵴、髂后上棘、尾骨等。
2. **背部的标志线** 有后正中线、肩胛线及腋后线。
3. **背、腰部还可画出4条水平定位线** 即两侧肩胛冈内侧端的连线,通过第3胸椎棘突。两侧肩胛骨下角的连线横过第7胸椎棘突,可作为计数椎骨和肋骨的标志。两侧髂嵴最高点的连线,经过第4腰椎棘突(常作为腰椎穿刺定位的标志)。两侧髂后上棘的连线,通过第2骶椎的中部(图9-1)。

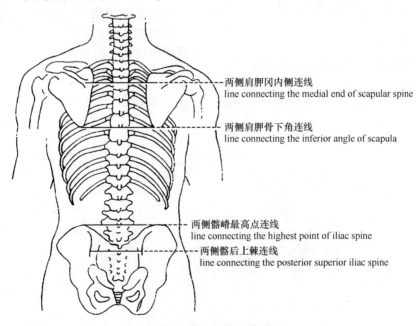

两侧肩胛冈内侧连线
line connecting the medial end of scapular spine

两侧肩胛骨下角连线
line connecting the inferior angle of scapula

两侧髂嵴最高点连线
line connecting the highest point of iliac spine

两侧髂后上棘连线
line connecting the posterior superior iliac spine

图9-1 体表标志及菱形区

4. **脊肋角** 第12肋下缘与竖脊肌外侧缘的交角处称脊肋角或肾角,肾有疾患时,该区常有叩击痛。肾位于该角深部,是肾囊封闭常用的进针部位,也是经腰部的肾手术切口处。

5. **骶管裂孔 sacral hiatus 和骶角 sacral cornu** 沿骶正中嵴向下,由于第4、5骶椎背面的椎弓板缺失而形成一切迹,称骶管裂孔,是骶管的下口。裂孔两侧有向下的突起,称骶角,易于触及,是临床上进行骶管麻醉进针的定位标志。

(遵义医学院 张 潜 周播江)

第2节 层次结构

案例 9-1

患者,男性,40岁。因汽车抛锚,在推车时,自感脊柱下部出现"弹响",腰部突然剧痛,疼痛向右侧大腿和小腿后面放射。右侧小腿外侧部、足和小趾略有麻木及刺痛，近几年来发生过几次僵直性疼痛，尤以弯腰举重物时更甚。体检:腰部有压痛，用力和咳嗽时加重，脊柱腰曲弯小于正常，躯干歪向左侧。腰椎因疼痛而运动明显受限，右侧下肢上举时疼痛明显。右大腿坐骨神经行径有触痛。右跖屈减弱，右第 4、5 趾背感觉减退。经影像检查诊断为腰 5 椎间盘突出。临床诊断:第 5 腰间盘突出。

请思考以下问题:

1. 椎间盘位于何处? 有哪几部分组成?

2. 椎间盘的毗邻结构有哪些?

案例 9-1 提示

1. 椎间盘位于相邻两个椎骨之间，呈圆盘状，由周边的纤维环和中央部的髓核组成。

2. 椎间盘位于相邻两个椎骨之间，后临脊髓被膜和脊髓，后外与脊神经相邻，椎间盘突出，容易压迫下一脊神经和脊髓。

一、浅 层 结 构

（一）皮肤

皮肤厚而致密，移动性小，有丰富的毛囊和皮脂腺，是疖和痈的好发部位。

（二）浅筋膜

厚而致密含有较多脂肪，脂肪组织中有许多纤维隔与深筋膜相连。颈后区上部的浅筋膜特别坚韧，腰部浅筋膜有丰富的蜂窝状脂肪组织。

（三）皮神经

均来自脊神经后支(图 9-2)。

颈后区浅筋膜内主要的皮神经有:枕大神经和第 3 枕神经。**枕大神经 greater occipital nerve** 为第 2 颈神经后支，在上项线下方穿出斜方肌的起点及深筋膜后，伴枕动脉分支上行，分布于枕部的皮肤;**第 3 枕神经 third occipital nerve** 为第 3 颈神经后支的皮支，穿出斜方肌后，分布于枕外隆凸附近及项区上部的皮肤。

腰背部浅筋膜的皮神经均为胸、腰神经后支的皮支，各支在棘突两侧浅出，背上部为上 6 对胸神经后支内侧支的皮支，背下部与腰部为下 6 对胸神经后支和第 1~3 腰神经后支外侧支的皮支。第 1~3 腰神经后支的外侧皮支越过髂嵴至臀部皮下，统称**臀上皮神经 superior gluteal nerves**(图 9-2)，分布于臀区上部皮肤。臀上皮神经在髂嵴上方浅出处比较集中，此部位在竖脊肌外侧缘附近。当腰部急剧扭转时，该神经易受到损伤，是导致腰腿痛的常见原因之一。

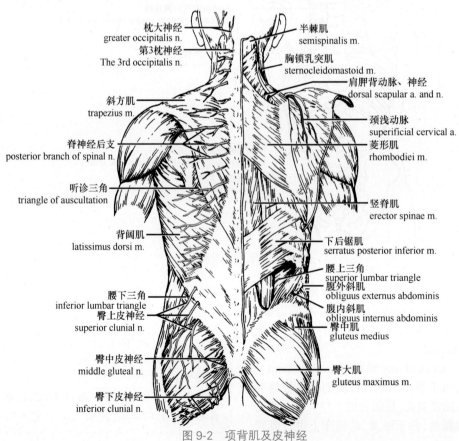

图 9-2　项背肌及皮神经

骶尾区的皮神经来自骶、尾神经后支的分支。自髂后上棘至尾骨尖连线上的不同高度,分别穿臀大肌起始部浅出,分布至骶尾区的皮肤。其中第1~3骶神经后支的皮支组成**臀中皮神经** middle gluteal nerves,分布于臀中区皮肤。

（四）浅血管

颈后区的浅动脉来自**枕动脉、肩胛背动脉**和**颈浅动脉**等的分支;胸背区来自**肋间后动脉、肩胛背动脉**和**胸背动脉**等的分支;腰区来自**腰动脉**和**肋下动脉**等的分支;骶尾区则来自**臀上、下动脉**等的分支。各动脉均有相应伴行静脉。

二、深 筋 膜

（一）项筋膜

位于斜方肌深面,包裹夹肌和半棘肌,内侧附于项韧带,上方附于上项线,向下移行至胸腰筋膜后层。

（二）胸腰筋膜 thoracolumbar fascia

胸背区较为薄弱,覆于竖脊肌表面,向上续项筋膜,内侧附于胸椎棘突和棘上韧带,外侧附于肋角,向下至腰区增厚,并分为前、中、后三层(图9-3)。后层覆于竖脊肌后面,与背阔肌、下后锯肌的起始腱膜融合。中层位于竖脊肌与腰方肌之间,在竖脊肌的外侧缘处与后层愈合,形成竖脊肌鞘,成为腹横肌、腹内斜肌的起始腱膜,中层上部张于第12肋与第1腰椎横突之间的部分增厚,形成**腰肋韧带** lumbocostal ligament,肾手术时,切断此韧带可加大第12肋的活动度,便于显露肾。前层位于腰方肌前面,又称腰方肌筋膜,是腹内筋膜的一部分,与中层在腰方肌外侧缘处愈合,形成腰方肌鞘。

由于项、腰部活动度大,在剧烈活动中,项筋膜和胸腰筋膜易被扭伤,尤以腰部的胸腰筋膜损伤更为多见,是腰腿痛原因之一。

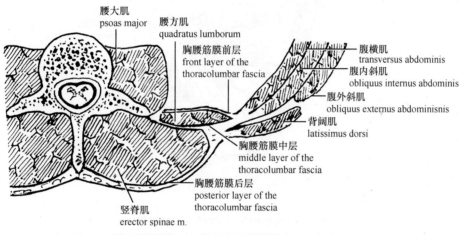

图9-3 胸腰(腰背)筋膜(横切面)

三、肌 层

（一）脊柱区肌肉的层次

肌肉由背肌和部分腹肌组成。由浅入深可分为四层:第1层肌为**斜方肌** trapezius、**背阔肌** latissmus dorsi 和腹外斜肌后部;斜方肌、背阔肌两肌均为三角形的阔肌,其起止、神经支配和作用见表9-1。第2层肌有**肩胛提肌** levator scapulae、**菱形肌** rhomboideus、上后锯肌、腰部的下后锯肌和腹内斜肌后部;第3层肌为**竖脊肌** erector spinae 和腹横肌后部;第4层肌为**枕下肌**、**横突棘肌**、**横突间肌**和腰方肌等,枕下肌(椎枕肌)在颈后区。(图9-4)。

（二）脊柱区的三角

1. 枕下三角 suboccipital triangle 位于枕下、项上部深层,是枕下肌围成的三角。其内上界为头后大直肌,外上界为头上斜肌,外下界为头下斜肌,三角的底为寰枕后膜和寰枕后弓。浅面借致密结缔组织与夹肌和半棘肌相贴,枕大神经行于其间。三角内有椎动脉、枕下神经经过。椎动脉穿寰椎横突孔后转向内侧,行于寰枕后弓上面的椎动脉沟内,再穿寰枕后膜入椎管,最后经枕骨大孔入颅。颈椎的椎体钩骨质增生、头部过分旋转或枕下肌痉挛都可压迫椎动脉,使脑供血不足,枕下神经是第1颈神经的后支,在椎动脉和寰椎后弓间穿出,支配枕下肌(图9-4)。

2. 听诊三角 triangle of auscultation 在斜方肌的外下方,肩胛骨下角的内侧,其内上界为斜方肌的外下缘。外侧界为肩胛骨的脊柱缘,下界为背阔肌上缘,三角的底为薄层的脂肪组织、深筋膜和第6肋间隙,表面覆以皮肤和浅筋膜,是背部听诊呼吸音最清楚的部位,当肩胛骨向外侧移位时,该三角范围扩大(图9-2)。

3. 腰上三角 superior lumbar triangle　位于背阔肌的深面,第12肋的下方,由下后锯肌下缘、竖脊肌外侧缘和腹内斜肌后缘围成。当下后锯肌下缘与腹内斜肌在第12肋的附着点未接触时,第12肋亦参与构成一边,成为四角形。腰上三角的表面为背阔肌所覆盖,底面为腹横肌腱膜。腱膜深面有3条与第12肋平行排列的神经,自上而下为**肋下神经 subcostal nerve**、**髂腹下神经 iliohypogastric nerve** 和**髂腹股沟神经 ilioinguinal nerve**。腱

膜的前方有肾和腰方肌,由于该区较薄弱,不仅是腰疝的好发区,也是腹膜后间隙脓肿穿破的部位。肾手术的腹膜外入路必经此三角。当切开腱膜时,应注意保护上述3神经。第12肋前方与胸膜腔相邻,为扩大手术视野,常需切断腰肋韧带,将第12肋上提。此时,应注意保护好胸膜,以免损伤造成气胸。肾周围脓肿时,可在此处切开引流。腰上三角是腹后壁的薄弱区之一,腹腔器官经此三角向后突出,形成腰疝(图9-2)。

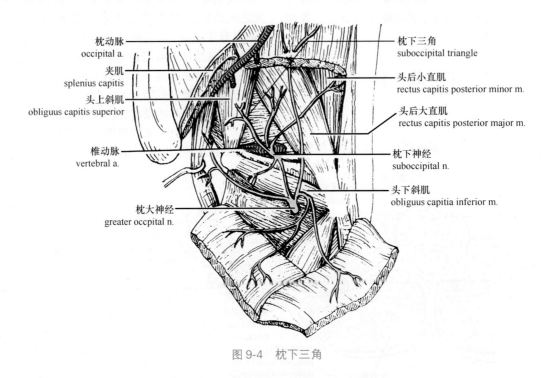

枕动脉 occipital a.	枕下三角 suboccipital triangle
夹肌 splenius capitis	头后小直肌 rectus capitis posterior minor m.
头上斜肌 obliguus capitis superior	头后大直肌 rectus capitis posterior major m.
椎动脉 vertebral a.	枕下神经 suboccipital n.
枕大神经 greater occcipital n.	头下斜肌 obliguus capitia inferior m.

图 9-4　枕下三角

表 9-1　背肌的起止、神经支配和作用

肌群	肌名	起点	止点	作用	神经支配
背肌浅层	第一层 斜方肌	上项线、枕外隆凸、项韧带、全部胸椎棘突	锁骨外侧 1/3、肩峰及肩胛冈	全肌收缩,使肩胛骨向脊柱靠拢;上部收缩,上提肩胛骨;下部收缩,下降肩胛骨;一侧收缩颈向同侧屈,脸转向对侧,两侧同时收缩可使头后仰	副神经外支
	背阔肌	下6个胸椎和全部腰椎棘突、骶正中嵴、髂嵴后部	肱骨小结节嵴	后伸、内收、内旋肩关节,上肢固定时可引体向上	胸背神经 ($C_{6\sim8}$)
	第二层 肩胛提肌	上4个颈椎横突 第6、7颈椎和第1~4胸椎棘突	肩胛骨上角、肩胛骨内侧缘	上提肩胛骨 上提、内移肩胛骨	肩胛背神经 ($C_{2\sim5}$) 肩胛背神经 ($C_{4\sim5}$)

续表

肌群		肌名	起点	止点	作用	神经支配
背肌深层		竖脊肌	骶骨背面、髂嵴后部、胸腰筋膜、腰椎棘突	胸椎棘突、肋角、颈椎横突、颞骨乳突	伸脊柱,仰头,降肋	脊神经后支($C_1 \sim C_{01}$)
		夹肌	项韧带下部、第 $1 \sim 6$ 胸椎棘突	第 $1 \sim 3$ 颈椎横突、颞骨乳突	一侧收缩,头转向同侧;两侧收缩使头后仰	颈神经($C_{2 \sim 5}$)后支
	枕下肌	头后大直肌	第 2 颈椎棘突	下项线	一侧收缩,头向同侧旋转;两侧收缩,头后仰	
		头后小直肌	寰椎后结节	下项线	使头后仰	枕下神经($C_{1 \sim 2}$)后支
		头上斜肌	寰椎横突	下项线	一侧收缩使头向对侧旋转;双侧收缩头后仰	
		头下斜肌	第 2 颈椎棘突	寰椎横突	头向同侧旋转侧屈	

4. 腰下三角 inferior lumbar triangle 位于腰部下方,其内上界为背阔肌下缘,外下界为腹外斜肌后缘,下界为髂嵴,三角的底为腹内斜肌,表面仅覆以皮肤和浅筋膜。该三角为腹后壁的又一薄弱区,亦可形成腰疝,但较少见。在右侧,三角前方与阑尾、盲肠相对应,故盲肠后阑尾发炎时,此三角区有明显压痛(图 9-2)。

案例 9-2

一名举重运动员逐渐增加举起的重量以做比赛热身。脊柱过度仰伸时,突然感到腰部剧烈疼痛,临床诊断为急性腰痛。

请思考以下问题:

1. 此人急剧腰痛的可能原因是什么?
2. 通常损伤哪些背部肌肉?
3. 这类病人会出现哪些症状和体征?
4. 如何预防这种腰背部损伤的发生?

背肌的起止、神经支配和作用,见表 9-1。

视窗 9-1 背部肌肉的拉伤和扭伤

充分的热身和伸展运动能有效防止背部肌肉拉伤和扭伤发生。对于参加体育运动的人而言,背部拉伤是背部常见的问题。该症状起因于脊柱的过度运动,例如过度后仰或旋转。背部拉伤指背部肌纤维和/或韧带一定程度的拉长或细微的撕裂,受损的肌肉通常是运动腰椎间关节的肌肉,尤其是竖脊肌柱。如果重量在脊柱没有取得适当平衡,背部肌肉就受到拉伸,这是腰痛的常见原因。提物时,如果脊柱、脊柱的韧带和肌肉受到巨大的牵拉,背部的作用就如同杠杆。如果搬运者蹲下,尽量伸直背部并利用臀部和下肢的肌肉辅助上提,巨大的牵拉力就可以最小化。

背部肌肉在受损后或在背部韧带等结构感染时会发生痉挛,这是一种保护机制。痉挛是一群或多群肌肉突然的无意识的收缩。痉挛伴有抽筋和疼痛并干扰运动功能,产生无意识的运动和扭曲。

四、深部血管和神经

(一) 动脉

项区主要由枕动脉、肩胛背动脉和椎动脉等供血;胸背区由肋间后动脉、胸背动脉和肩胛背动脉等供血;腰区由腰动脉和肋下动脉等供血;骶尾区由臀上、下动脉等供血。

1. 枕动脉 occipital artery 自颈外动脉向后上方经乳突内面进入项区,在夹肌深面,从半棘肌外侧缘处越过枕下三角分出数支。本干继续向上至上项线高度,在穿斜方肌与胸锁乳突肌止点间浅出,与枕大神经伴行分布至枕部。分支中有一较大的降支,向下分布至项区诸肌并与椎动脉、肩胛背动脉等分支吻合,形成动脉网。

2. 肩胛背动脉 dorsal scapular artery 多数起自锁骨下动脉,向外侧穿过或越过臂丛,经中斜角肌前方至肩胛提肌深面,与同名神经伴行转向内下,在菱形肌的深面下行,分布至背肌和肩带肌,并参与形成肩胛动脉网。肩胛背动脉常出现变异,有时肩胛背动脉与颈浅动脉共干起自甲状颈干,称**颈横动脉 transverse cervical artery**,颈浅动脉即颈横动脉的浅支,肩胛背动脉即其深支。

3. 椎动脉 vertebral artery 自锁骨下动脉第一段出发,沿前斜角肌内侧上行,向上穿第 $6 \sim 1$ 颈椎横突孔(图 9-5),经枕下三角入颅腔。骨质增生导致横突孔变小时,椎动脉受压迫而致颅内供血不足,即所谓椎动脉型颈椎病。

（二）静脉

脊柱区深静脉与动脉伴行。项区静脉主要汇入椎静脉、颈内静脉或锁骨下静脉；胸背区静脉经肋间后静脉汇入奇静脉，部分汇入锁骨下静脉和腋静脉；腰区静脉经腰静脉汇入下腔静脉；骶尾区静脉经臀上、下静脉汇入髂内静脉。

脊柱区深静脉可通过椎静脉丛，广泛地与椎管内外、颅内以及盆部等处的静脉相交通。

（三）神经

脊柱区的神经主要来自31对脊神经后支、副神经、胸背神经和肩胛背神经。

1. 脊神经后支 posterior rami（图9-2、图9-5）在椎间孔处自脊神经分出后，绕上关节突外侧行向后外方，至相邻横突间分为内侧支和外侧支。内侧支向内下方行至棘突附近，外侧支向后外，分布于脊柱区皮肤及深层的肌肉。

骨纤维孔又称脊神经后支骨纤维孔（图9-6）。此孔位于椎间孔的后外方，开口向后，与椎间孔方向垂直。其外侧界为横突间韧带的内侧缘，下界为下位椎骨横突的上缘，内侧界为下位椎骨上关节突的外侧缘，骨纤维孔内有腰神经的后支通过。

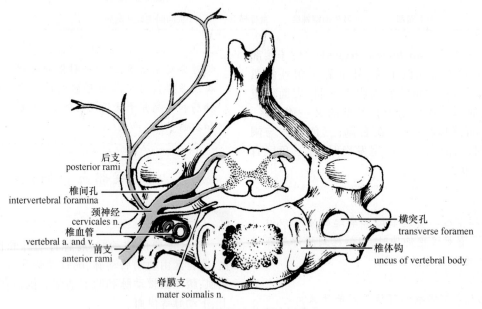

图9-5 颈椎间孔及脊神经分支

骨纤维管又称脊神经后内侧支骨纤维管（图9-6）。该管位于腰椎乳突与副突间的骨沟处。自外上斜向内下，由前、后、上、下四壁构成。前壁为乳突副突间沟，后壁为上关节突副突韧带，上壁为乳突，下壁为副突。管的前、上、下三壁为骨质，后壁为韧带，故称骨纤维管。其内有脊神经后支内侧支通过。有时骨纤维管后壁的韧带因多种原因而骨化，则形成完全的骨管。骨纤维管的体表投影在同序数腰椎棘突下外方的两点连线上：上位点在第1腰椎平面后正中线外侧2.1cm，下位点在第5腰椎平面后正中线外侧2.5cm。

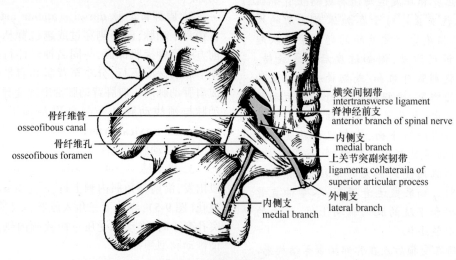

图9-6 脊神经后支及分支

腰神经后支及其分出的内侧支和外侧支,在各自的行程中分别经过骨纤维孔、骨纤维管或穿胸腰筋膜裂隙。正常情况下这些孔、管或裂隙有保护通过其内的血管和神经的作用。病理情况下,这些孔道会变形、变窄压迫血管和神经而导致腰腿痛。

2. 副神经 accessory nerve 自胸锁乳突肌后缘中、上 1/3 交点处斜向外下,经枕三角至斜方肌前缘中、下 1/3 交点处深面进入该肌。支配胸锁乳突肌和斜方肌(图 9-2)。

3. 胸背神经 thoracodorsal nerve 自后束发出后沿肩胛骨外侧缘伴肩胛下血管下降,支配背阔肌。乳癌根治术清除淋巴结时,应注意勿伤此神经。

4. 肩胛背神经 dorsal scapular nerve 起自神经根,穿斜角肌向后至肩胛提肌深面,继沿肩胛骨内侧缘下行,与肩胛背动脉伴行,支配肩胛提肌和菱形肌。

> **案例 9-1 提示**
> 1. 腰痛伴沿坐骨神经的放射痛,用力时,疼痛加剧是椎间盘损伤的典型症状。
> 2. 坐骨神经起源于腰 4~5 神经和骶 1~3 神经。骶 1 神经根是坐骨神经的一个重要组成部分。
> 3. 椎间盘突出,特别容易压迫下一脊神经根。
> 4. 骶 1 神经根受累最典型的感觉障碍区,是膝下、小腿外侧面和第 5 趾。

五、椎管及其内容

(一)椎管

椎管 vertebral canal 是由各椎骨的椎孔和骶骨的骶管借骨连结结构相连而形成的骨纤维性管道。上至枕骨大孔与颅腔相通,下达骶管裂孔而终。椎管内有脊髓、脊髓被膜、脊神经根、血管及少量结缔组织等。脊髓上端平枕骨大孔处连于脑,下端终于第 1 腰椎下缘(小儿平第 3 腰椎),向下以终丝附于尾骨背面。脊髓表面被膜由外向内为硬脊膜、脊髓蛛网膜和软脊膜,各层膜间及硬脊膜与椎管骨膜间存在腔隙,由外向内依次为硬膜外隙、硬膜下隙、蛛网膜下隙。

1. 椎内间的连结结构

(1)椎体间的连结:椎体借椎间盘、前纵韧带和后纵韧带相连。

1)**椎间盘 intervertebral disc**:椎间盘位于相邻两椎体之间的纤维软骨盘,由髓核、纤维环和上、下软骨板构成。其前份较厚,后外侧较薄;人脊柱腰部承压重,活动量大,动作过猛时可使腰部椎间盘纤维环

破裂,髓核脱出,压迫神经,引起腰腿痛。老人椎间盘萎缩,加以椎骨退化性变,因此,身高缩减,并可引起驼背。

2)**前纵韧带 anterior longitudinal ligament**:位于椎体和椎间盘前方,与椎体边缘和椎间盘连结紧密,有防止椎间盘向前突出和限制脊柱过度后伸的作用。

3)**后纵韧带 posterior longitudinal ligament**:位于椎体和椎间盘后方正中线,有防止椎间盘向后突出和限制脊柱过度前屈的作用。

钩椎关节:又称 Luschka 关节,是第 3~7 颈椎椎体间形成的结构,由椎体钩与上位椎体的唇缘所组成。钩椎关节的重要毗邻:后方为脊髓、脊膜支和椎体的血管;后外侧部构成椎间孔的前壁,邻接颈神经根;外侧有椎动静脉和交感神经丛。随年龄增长,椎体钩常出现骨质增生,可能压迫脊神经或椎血管。

(2)椎弓间的连结

1)**黄韧带 ligamenta flava**:又称弓间韧带,为连结相邻两椎弓板之间的韧带,由黄色的弹力纤维构成,参与围成椎管的后外侧壁。腰穿或硬膜外麻醉,需穿经此韧带达椎管。黄韧带较坚韧,刺入黄韧带时的阻力和穿刺黄韧带后的阻力消失感较显著,通常以此作为判断是否刺入硬膜外隙的依据。随年龄增长,黄韧带可出现增生肥厚,以腰段为多见,常导致腰椎管狭窄,压迫马尾,引起腰腿痛。

2)**棘间韧带 interspinal ligament**:位于相邻各棘突之间。前接黄韧带,后方移行为棘上韧带和项韧带。颈、胸部的较薄弱,腰部较发达,穿刺时针感疏松。

3)**棘上韧带和项韧带**:为连结胸、腰、骶椎棘突之间的纵行韧带。在颈部,颈椎棘突尖向后扩展成三角形板状的弹性纤维膜称为项韧带。

4)**横突间韧带**:为连结相邻椎骨横突之间的韧带。

5)**关节突关节 zygapophyseal joints**:由相邻上、下关节突的关节面构成。其关节囊松紧不一。颈部松弛易脱位,胸部较紧张,腰部又紧又厚。前方有黄韧带,后方有棘间韧带要加强。关节突关节参与构成椎管和椎间孔的后壁,前方与脊髓和脊神经相邻,关节突关节的退变可以压迫脊髓和脊神经,引起腰腿痛。

2. 椎管的形态

(1)椎管壁的构成:椎管前壁由椎体后面、椎间盘后缘和后纵韧带构成;后壁为椎弓板、黄韧带和关节突关节;两侧壁为椎弓根和椎间孔;椎管骶段为骶管,是骨性管道。构成椎管壁的任何结构发生病变,如椎体骨质样增生、椎间盘突出以及黄韧带肥厚等因素均可使椎管腔变形或变狭窄,压迫其内容物而引起一系列症状。

（2）椎管腔的形态:颈段上部近枕骨大孔处似圆形,往下为三角形,矢径短,横径长;胸段椎管较小接近圆形;腰段上、中部呈三角形,下部呈三叶形;骶段呈扁三角形。椎管以第4～6胸椎最为狭小,颈段以第7颈椎、腰段以第4腰椎较小。

（二）脊髓被膜(图9-7)

1. **硬脊膜 spinal dura mater**　由致密结缔组织构成,厚而坚韧,少弹性,形成一长筒状的硬脊膜囊。穿刺后针孔不易马上闭合,常致脑脊液外溢。膜的厚度各段不一(0.25～2.5mm),上方附于枕骨大孔周缘,与硬脑膜相连,向下在平第2骶椎高度形成一盲端,并借终丝附于尾骨。硬脊膜囊内有脊髓和31对脊神经根。硬脊膜囊两侧伸出筒状鞘膜分别包被脊神经前根和后根,形成硬根膜。

2. **脊髓蛛网膜 spinal arachnoid mater**　衬于硬脊膜的内面,薄而半透明。由纤细的胶原纤维、弹性纤维和网状纤维构成,薄而柔软,富含血管,外面均覆有间皮细胞。向上与脑蛛网膜相连,向下在平第2骶椎高度形成一盲端。

3. **软脊膜 spinal pia mater**　与脊髓表面紧密相贴,前正中裂和后正中沟处,有软脊膜前纤维索和后纤维隔与脊髓相连,在脊髓两侧,软脊膜增厚并向外突,形成齿状韧带。各以外侧尖附于硬脊膜,起固定脊髓的作用。

（三）被膜间隙

1. **硬膜外隙 epidural space(图9-7)**　是位于椎管内壁与硬脊膜之间的窄隙。其内含有脂肪组织、动脉、静脉和淋巴管,并有脊神经根及伴行血管通过,此隙上端起自枕骨大孔(硬脊膜附于大孔边缘,将此隙封闭),下端终于骶管裂孔(即骶尾背侧浅韧带封闭)。由于硬脊膜附于枕骨大孔边缘,此隙不通颅内。硬膜外隙一般呈负压状态,针穿入此隙后因负压有抽空感。临床硬膜外麻醉即将药物注入此隙,以阻滞脊神经根。临床进行硬膜外隙的阻滞麻醉,通过脊柱的后正中线相邻的椎骨之间向椎管进针,依次经过皮肤、浅筋膜、深筋膜、棘上韧带、棘间韧带、黄韧带和椎管内的硬膜外隙。

椎静脉丛 vertebral venous plexus(图9-8)可分为椎内静脉丛和椎外静脉丛。椎内静脉丛相当丰富,密布于硬膜外隙内,上端起自枕骨大孔高度,下达骶骨尖端,贯穿于椎管全长。椎外静脉丛位于脊柱外面,围绕脊柱表面,在椎体前方和椎弓及其突起的后方更为丰富。椎内静脉丛和椎外静脉丛互相吻合沟通,无瓣膜,收集脊柱、脊髓及邻近肌肉的静脉血,分别汇入椎静脉、肋间后静脉、腰静脉和骶外侧静脉等。

椎静脉丛不仅沟通上，下腔静脉系，而且其上部可经枕骨大孔与硬脑膜窦相通，下部与盆腔静脉丛相通，

故腹、盆部的感染或肿瘤，有时可以不经肺循环而直接散播或转移至颅内。

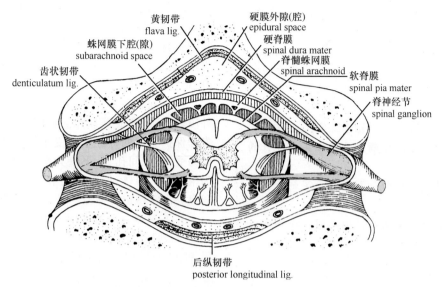

图 9-7　脊髓的被膜

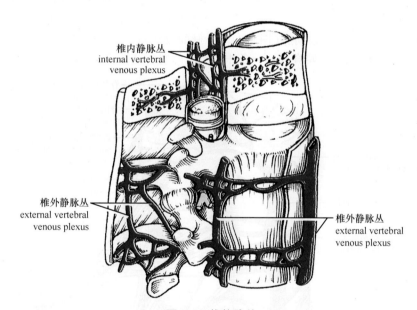

图 9-8　椎静脉丛

2. 硬膜下隙 subdural space　是指硬脊膜与脊髓蛛网膜之间的潜在间隙。此隙与脊神经周围的淋巴间隙相通。

3. 脊髓蛛网膜下隙 subarachnoid space　是指脊髓网膜与软脊膜之间，隙内充满脑脊液。向上经枕骨大孔与颅内相应的隙相通，向下达第 2 骶椎高度，两侧包裹脊神经根形成脊神经周围隙。蛛网膜下隙在第 1 腰椎至第 2 骶椎高度扩大，称**终池 terminal cistern**。池内有腰、骶神经根构成的马尾和软脊膜向下延伸的终丝。

蛛网膜下隙是充满脑脊液的"水囊"，脑和脊髓悬浮于其中。成人脊髓下端平第 1 腰椎下缘，故在

第 3、4 或 4、5 腰椎间进行穿刺，一般不会损伤脊髓。当穿刺刺破脊膜时，多已进入蛛网膜下隙。在后正中线进行腰穿时，穿刺针依次经皮肤、浅筋膜、棘上韧带、棘间韧带、黄韧带、硬脊膜和脊髓蛛网膜而到达终池。

硬膜外隙（腔）阻滞麻醉穿刺时，穿刺针由外入内可经皮肤、浅筋膜、棘上韧带、棘间韧带和黄韧带达硬膜外隙（腔）。该隙通常为负压。腰椎穿刺在第 3、4 或第 4、5 腰椎棘突之间进针，除穿过上述结构，还要穿过硬脊膜，硬膜下隙，蛛网膜，至蛛网膜下隙，才有脑脊液流出。

案例 9-3

　　患者，男孩，5岁。因发热，头痛，伴喷射状呕吐，急诊入院。既往有结核病接触史。体检：一般状态差，神志模糊，时有惊厥，颈部强直，角弓反张，腱反射亢进，凯尔尼格征、布鲁津斯基征及巴宾斯基征阳性。经做腰椎穿刺被确诊为结核性脑膜炎。临床诊断：结核性脑膜炎。

请思考以下问题：

　　1. 何处是腰椎穿刺的最适位置？

　　2. 有何体表标志可确定是腰椎穿刺进针的最适位置？

　　3. 腰椎棘突的方向是否有利于穿刺针进入椎管？

　　4. 脑脊液位于哪两层被膜之间？含脑脊液的脊膜囊的最下端在何处？

　　5. 在腰椎穿刺中黄韧带有何临床意义？

　　6. 腰椎穿刺针经过哪些层次到达蛛网膜下隙？

（四）被膜的血管

　　硬脊膜的血液供应来自节段性根动脉（图9-9）。根动脉进入神经前发出脊膜分支至硬脊膜。一条根动脉有两条伴行静脉。

（五）脊神经根

　　1. 行程和分段　脊神经根丝离开脊神经后即横行或斜行于蛛网膜下隙，汇成脊神经前根和后根，穿蛛网膜囊和硬膜囊，行于硬膜外隙中，脊神经前根分为两段，走行于硬脊膜囊以内的一段为蛛网膜下隙段，走行于硬脊膜囊外的一段为硬膜外段。

　　2. 与椎间孔和椎间盘的关系　脊神经根的硬膜外段较短，借硬根膜紧密连于椎间孔周围以固定硬膜囊和保护囊内的神经根不受牵拉。此段在椎间孔处最易受压，椎间孔上、下壁为椎弓根上、下切迹，前壁为椎间盘和椎体，后壁为关节突关节和黄韧带，故椎间盘突出常压迫脊神经。

　　3. 与脊髓被膜的关系　脊神经根离开脊髓时，脊髓三层被膜随其向两侧延伸。其中硬脊膜延伸为硬根膜，蛛网膜延伸为根蛛网膜，软脊膜延伸为软根膜。

（六）脊髓的血管

　　1. 脊髓的动脉　有两个来源：①来自椎动脉发出的脊髓前动脉和脊髓后动脉；②来自一些节段性动脉的根动脉。这些节段性动脉包括椎动脉、颈升动脉、肋间后动脉、腰动脉、骶外侧动脉等。

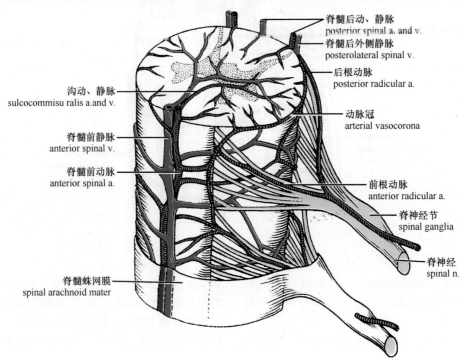

沟动、静脉 sulcocommisu ralis a.and v.

脊髓前静脉 anterior spinal v.

脊髓前动脉 anterior spinal a.

脊髓蛛网膜 spinal arachnoid mater

脊髓后动、静脉 posterior spinal a. and v.

脊髓后外侧静脉 posterolateral spinal v.

后根动脉 posterior radicular a.

动脉冠 arterial vasocorona

前根动脉 anterior radicular a.

脊神经节 spinal ganglia

脊神经 spinal n.

图 9-9　脊髓的血管

　　根动脉（图9-9）随脊神经进入椎管，分前、后根动脉和脊膜支。前根动脉随脊神经前根至脊髓，数量较后根少，多出现在下颈节、上胸节、下胸节和上腰节，其中有两支较粗大，即颈膨大动脉和腰骶膨大动脉，前者供应颈5至胸6节段，后者供应第7胸节以下的脊髓。在第1腰椎以上部位暴露降主动脉或行肋间后动脉起始部手术时，应注意保护前根动脉，以免影响脊髓的血供。后根动脉沿脊神经后根至脊髓，分支营养脊髓侧索的后部。

　　在脊髓表面，脊髓前动脉、前根动脉、后根动脉和两条脊髓后动脉之间有交通支相吻合而形成环状血管，称动脉冠，分支营养脊髓的周边部。这种吻合在脊髓的第4胸节和第1腰节常较缺乏,称为脊髓的乏血区,此两段脊髓易发生缺血性病变。

案例 9-4

一位58岁老年男性,有严重的吸烟饮酒史,向医师咨询腹部的脉搏搏动显著增强,感觉像是第二个心脏。主诉腹部、背部和腹股沟区疼痛。经临床检查确诊为腹主动脉瘤。因在回家的途中意识突然丧失,并发生了小型的车祸而入院。入院后进行了破裂性动脉瘤修复术。在手术过程中,患者的主动脉多处被移位,并结扎了几个节段性动脉。虽然使用聚酯纤维对动脉进行了成功的修复,但患者在术后仍发生了截瘫和阳痿,膀胱和直肠的功能也丧失了意识支配。

诊断 截瘫和其他神经损伤导致膀胱和肛管括约肌的瘫痪

请思考以下问题:

1. 供应脊髓的动脉有哪些?

2. 患者截瘫、括约肌功能障碍和阳痿的可能的解剖学基础是什么?

3. 手术中哪些动脉可能被结扎?

4. 指出供应脊髓并且可能发生缺血的重要动脉。为什么这些动脉对于脊髓的血供这么重要?

2. 脊髓的静脉 脊髓表面有6条纵行静脉行于前正中裂、后正中沟、前外侧沟和后外侧沟内。纵行静脉之间有许多交通支相互吻合,并穿硬脊膜与椎内静脉丛相交通。通过前、后根静脉注入(图9-9)。

案例 9-3 提示

1. 脊髓上端平枕骨大孔处连于脑,下端终于第1腰椎下缘(小儿平第3腰椎),腰椎穿刺的最适位置在第3、4腰椎或第4、5腰椎。

2. 髂嵴为髂骨翼的上缘,是计数椎骨的标志,呈"S"状弯曲,两侧髂嵴最高点的连线平对第4腰椎棘突。

3. 腰椎棘突呈垂直板状,水平走行,棘突之间有较宽的间隙因而穿刺针容易进入椎管。

4. 硬脊膜由致密结缔组织构成,厚而坚韧,少弹性,形成一长筒状的硬脊膜囊。穿刺后针孔不易马上闭合,常致脑脊液外溢。上方附于枕骨大孔周缘,与硬脑膜相连,向下在平第2骶椎高度形成一盲端。

5. 腰穿或硬膜外麻醉,需穿经此韧带方达椎管。刺入黄韧带时,阻力和刺穿黄韧带后的阻力消失感均显著,通常以此判断是否刺入硬膜外隙。

6. 临床进行硬膜外隙的阻滞麻醉或蛛网膜下隙穿刺,经过的层次见本章内容。

(七) 脊髓节与椎骨的对应关系

脊髓以其表面的每对脊神经根为标志分为31个节段:即8个颈节,12个胸节,5个腰节,5个骶节和1个尾节。由于成人的脊髓远较脊柱短,脊髓下端仅达第1腰椎体下缘,因此,脊髓节与其相对应的椎骨不在同一平面上。成人的脊髓节与椎骨的对应关系概括如下:上部颈节($C_{1\sim4}$)大致与同序椎骨对应;下部颈节和上部胸节($C_{5\sim8}$、$T_{1\sim4}$)为脊髓节减1等于椎骨数;中部胸节($T_{5\sim8}$)为脊髓节减2等于椎骨数;下部胸节($T_{9\sim12}$)为脊髓节减3等于椎骨数;腰部的所有脊髓节平对第10、11胸椎;骶、尾部全部脊髓节平对第12胸椎和第1腰椎。脊髓节与棘突尖的对应关系,见表9-2。掌握脊髓节与椎骨对应的位置关系,对于脊髓病变的定位诊断、腰椎穿刺和手术切口的选择均有实用价值(图9-10)。

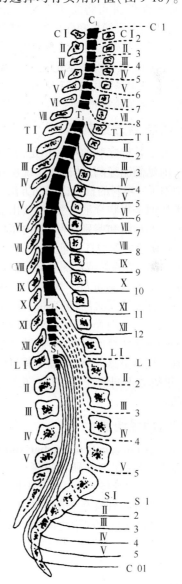

图 9-10 脊髓节段与椎骨的对应关系

表 9-2　脊髓节与棘突尖的对应关系

棘突尖	脊髓节	棘突尖	脊髓节
C_6	C_7	T_11	L_3
T_4	T_6	T_12	S_1
T_10	L_1		

（八）硬膜外麻醉与硬膜外隙

临床上将麻醉药注入硬膜外隙,以阻滞脊神经根,有时会出现单侧麻醉或麻醉不全。硬膜外隙并非是一个完整互通的腔隙,被以脊神经根为主形成的一个较厚的栅栏状结构分为前、后二隙。前隙较小,后隙较大,内有脂肪、静脉丛和脊神经根等结构。在中线上,前隙内有疏松结缔组织连于硬膜和后纵韧带之间,后隙内有纤维隔连于椎弓板与硬脊膜后面,这些结构以颈段和上胸段出现率较高,且较致密,并可将前、后二隙再分为两部分。这些结构特点是导致硬膜外麻醉有时会出现单侧麻醉或麻醉不全的解剖学基础。硬脊膜囊平第 2 骶椎高度变细,裹以终丝,其前、后有纤维索把它连于骶管前、后壁上,结合较紧,似有中隔作用,且腔内充满脂肪,这可能是骶管麻醉亦会出现单侧麻醉的原因。

（九）颈椎侧方穿刺术

本法弥补了腰椎穿刺的一些不足,替代了有一定危险性的小脑延髓池穿刺,为神经系统疾病的早期诊断和治疗增添了一项新的检查途径和方法。通过颈椎侧方穿刺术早期采集脑脊液检验,对脑出血和蛛网膜下腔出血的早期诊断和鉴别诊断、颅内压的动态监测和腰部以上脊髓造影等均具有重要的临床价值。颈椎侧方穿刺术的部位在左侧或右侧乳突尖下 0.5~1.0cm,再水平向后移 0.5~1.0cm 处。穿刺针可依次经过皮肤、皮下组织、深筋膜及肌层、黄韧带、硬膜外隙、硬脊膜、硬膜下隙、脊髓蛛网膜,最后进入蛛网膜下隙。因为黄韧带和硬脊膜较厚而坚韧,穿刺针穿过这两层结构时会各有一次落空感,注意不宜穿刺过深。根据患者的胖瘦、年龄等不同情况,一般在 (6.4±1.6) cm,以免损伤脊髓。

（十）腰神经通道

腰神经通道 the canals of lumbar spinal nerve 可分为两段:腰神经根在离开硬脊膜囊后,至椎间管内口处为第 1 段,称腰神经根管;走行于椎间管的部分为第 2 段。腰神经根管有几个易发生狭窄的部位,即盘黄间隙(为椎间盘与黄韧带之间的空隙)、侧隐窝、上关节突旁沟、椎弓根下沟。侧隐窝位于椎体后外侧,其前壁为椎体后外侧面,后壁为上关节突前面及黄韧带,外侧壁为椎弓根内侧面,内侧界相当于上关节突前缘。侧隐窝向外下续于椎间孔,有脊神经根经过,腰部狭窄较明显,以第 5 腰椎为最狭窄。侧隐窝

前后径正常为 3~4 mm,小于 3 mm 为狭窄。椎间管为侧隐窝外侧的骨性管道,由两口四壁组成:内口朝向侧隐窝,外口朝向脊柱的外侧;上壁为上位椎骨的椎下切迹,下壁为下位椎骨的椎上切迹,前壁为椎体后面及椎间盘,后壁为椎间关节和黄韧带。椎间管内不仅通过神经根而且还通过小动、静脉,因而比较容易使神经根受到卡压。

视窗 9-3　　椎间盘突出

腰椎间盘突出(膨出)症是骨科常见病,其主要病因是椎间盘组织在退变、老化等内因基础上,再遇扭伤、劳损、受寒等外因,使纤维环破裂、松弛,髓核突出于椎管或神经根管,刺激或压迫神经,引起神经组织发炎、变性及功能障碍,从而引起一系列症状。有的患者无明显诱因,仅在咳嗽、打喷嚏、排便或扫地等日常生活中发作,多见于青壮年。常由慢性损伤所致,急性外伤可使症状加重,主要为神经根或脊髓的压迫症状,表现为慢性腰背痛并向下肢放射,有时出现椎旁及下肢肌肉痉挛甚至肌肉萎缩、活动受限、神经牵拉试验阳性等。

腰椎间盘突出(膨出)症的治疗关键是解除神经刺激或压迫,消除神经炎症,促进神经修复和腰椎功能恢复。治疗方法有手术疗法、非手术疗法和介入疗法。哪种方法最好应因人而异、因病而异,不能用一种疗法治疗所有患者。治疗过程实行因人施法、因病施治的个体化方案,避免了盲目性和治疗周折。

案例 9-4 提示

1. 供应脊髓的动脉包括椎动脉发出的脊髓前、后动脉和节段性动脉发出的根动脉。

2. 在特定的腹部手术过程中,比如大的动脉瘤手术,必须结扎某些动脉的节段性分支(比如腰动脉)。如果发出脊髓根动脉的动脉被结扎,则腰骶膨大的血供会受到严重影响。就可能发生脊髓坏死、截瘫、阳痿以及损伤平面以下的感觉缺失。

3. 多数大的根动脉从下位肋间后动脉(T_6~T_12)和腰动脉(L_1~L_3)发出,通过椎间孔进入椎管,并主要供应脊髓下 2/3 的部分。因此,也就可以理解为什么当供应这些脊髓节段的动脉发生缺血时会导致下肢、膀胱和直肠功能的丧失。

4. 在脊髓的第 4 胸节和第 1 腰节表面,血管吻合常较缺乏,称为脊髓的乏血区,此两段脊髓易发生缺血性病变。

（遵义医学院　周播江　张潜）

参 考 文 献

柏树令 . 2005. 系统解剖学(供八年制用). 北京:人民卫生出版社

郭光文 . 2000. 人体解剖彩色图谱 . 北京:人民卫生出版社

李云庆 . 2006. 临床应用解剖学 . 第 4 版 . 河南:河南科学技术出版社

凌光烈,刘元健,田振国 . 2009. 徐恩多外科解剖学 . 第 2 版 . 北京:科学出版社

刘树伟 . 2013. 局部解剖学 . 第 8 版 . 北京:人民卫生出版社

彭裕文 . 2008. 局部解剖学 . 第 7 版 . 北京:人民卫生出版社

王根本,刘里侯 . 1996. 医用局部解剖学 . 第 3 版 . 北京:人民卫生出版社

王怀经 . 2005. 局部解剖学 . 北京:人民卫生出版社

徐恩多 . 1996. 局部解剖学 . 第 4 版 . 北京:人民卫生出版社

徐恩多,何维为,于频 . 1996. 外科解剖学 . 沈阳:辽宁教育出版社

徐群渊 . 2008. 格氏解剖学-临床实践的解剖学基础 . 中文版 . 北京:北京大学医学出版社

杨琳,高英茂 . 1999. 格氏解剖学 . 中文版 . 沈阳:辽宁教育出版社

张朝佑 . 1998. 人体解剖学 . 北京:人民卫生出版社

中国解剖学会体质调查组 . 1986. 中国人体质调查 . 上海:上海科学技术出版社

Keith LM, Arthur FD. 2006. Clinically Oriented Anatomy. 5th ed. New York: Lippincott Williams & Wilkins

Susan S. 2008. Gray's Anatomy-The Anatomical Basis of Clinical Practice. 40th ed. New York: Churchill Livingstone

中英文名词对照

222

第三枕神经	third occipital nerve
蝶腭动脉	sphenopalatine artery
动脉导管三角	ductus arteriosus triangle
动脉韧带	arterial ligament
动眼神经	oculomotor nerve
窦汇	confluence of sinus
段动脉	segmental artery

E

"鹅足囊"	anserine bursa
额板障静脉	frontal diploic vein
额结节	frontal tuber
腭降动脉	descending palatine artery
耳大神经	great auricular nerve
耳后动脉	posterior auricular artery
耳后静脉	posterior auricular vein
耳颞神经	auriculotemporal nerve

F

反转韧带	reflected ligament
腓肠神经	sural nerve
腓肠外侧皮神经	lateral sural cutaneous nerve
腓骨肌上支持带	superior peroneal retinaculum
腓骨肌下支持带	inferior peroneal retinaculum
腓浅神经	superficial peroneal nerve
腓深神经	deep peroneal nerve
腓总神经	common peroneal nerve
腓总神经交通支	communicating branch of common peroneal nerve
肺	lung
肺底	base of lung
肺动脉	pulmonary artery
肺动脉瓣	pulmenary valve
肺动脉瓣听诊区	anscultatory area of valve of pulmonary trunk
肺动脉干	pulmonary trunk
肺段间静脉	intersegmental artery
肺段支气管	segmental bronchi
肺根	root of lung
肺尖	apex of lung
肺静脉	pulmonary veins
肺淋巴结	pulmonary lymph nodes
肺门	hilum of lung
肺门淋巴结	hilar lymph nodes
肺韧带	pulmonary ligament
肺食管旁淋巴结	parapulmonary and esophagus lymph nodes
肺叶支气管	lobar bronchi
封套筋膜	investing fascia
缝	suture
跗内侧动脉	medial tarsal arteries

跗外侧动脉	lateral tarsal artery
附睾	epididymis
附脐静脉	paraumbilical veins
副半奇静脉	accessory hemiazygos vein
副膈神经	accessory phrenic nerve
副交感神经	parasympathetic nerve
副脾	accessory spleen
副神经	accessory nerve
副胰管	accessory pancreatic duct
腹壁浅动脉	superficial epigastric artery
腹壁浅静脉	superficial epigastric vein
腹壁下动脉	inferior epigastric artery
腹股沟管	inguinal canal
腹股沟镰	inguinal falx
腹股沟浅淋巴结	superficial inguinal lymph nodes
腹股沟韧带	inguinal ligament
腹股沟三角	inguinal triangle
腹股沟深淋巴结	deep inguinal lymph nodes
腹股沟斜疝	indirect inguinal hernia
腹股沟直疝	direct inguinal hernia
腹横肌	transversus abdominis
腹横筋膜	transverse fascia
腹膜	peritoneum
腹膜后隙	retroperitoneal space
腹膜后小静脉	retroperitonieal small veins
腹膜腔	peritoneal cavity
腹膜外组织	extraperitoneal tissue
腹内斜肌	obliguus internus abdominis
腹腔丛	celiac plexus
腹腔干	celiac trunk
腹腔淋巴结	caliac lymph nodes
腹外斜肌	obliquus externus abdominis
腹外斜肌腱膜	aponeurosis of obliquus externus abdominis
腹下丛	hypogastric plexus
腹直肌	rectus abdominis
腹直肌鞘	sheath of rectus abdominis
腹主动脉	abdominal artery

G

肝	liver
肝蒂	hepatic pedicle
肝裸区	bare area of liver
肝门	porta hepatic
肝门静脉	hepatic portal vein
肝曲	hepatic flexure
肝十二指肠韧带	hepatoduodenal ligament
肝胃韧带	hepatogastric ligament
肝胰壶腹	hepatopancreatic ampulla(vater 壶腹)
肝圆韧带	ligamentum teres hepatic

会阴膜	perineal membrane	降部	descending part
会阴浅横肌	superficial transverse perineal muscle	降结肠	descending colon
会阴浅筋膜	superficial fascia of perineum	交感干	sympathetic trunk
会阴浅隙	superficial perineal space	交感神经	sympathetic nerve
会阴曲	perineal flexure	脚间池	interpeduncular cistern
会阴深横肌	deep transverse perineal muscle	脚间纤维	intercrural fibers
会阴深隙	deep perineal space	结肠	colon
会阴神经	perineal nerve	结肠右曲	right colic flexure
会阴体	perineal body	结肠左曲	left colic flexure
会阴中心腱	perineal central tendon	精囊	seminal vesicle
喙肱肌	coracobrachialis	精索	spermatic cord
喙突	coracoid process	精索内筋膜	internal spermatic fascia
		精索外筋膜	external spermatic fascia
J		颈部	neck
肌腱袖	muscle tendinous cuff 或 musculotendi-nouscu	颈丛	cervical plexus
肌皮神经	musculocutaneous nerve	颈动脉窦	carotid sinus
肌腔隙	lacuna musculorum	颈动脉结节	carotid tubercle
肌三角	muscular triangle	颈动脉鞘	carotid sheath
脊髓	spinal cord	颈动脉三角	carotid triangle
脊髓根	spinal root	颈动脉小球	carotid glomus
脊柱区	vertebral region	颈横神经	transverse nerve of neck
颊动脉	buccal artery	颈交感干	cervical sympathetic trunk
颊神经	buccal nerve	颈筋膜	cervical fascia
颊支	buccal branches	颈静脉切迹	jugular notch
甲状旁腺	parathyroid gland	颈阔肌	platysma
甲状软骨	thyroid cartilage	颈淋巴结	cervical lymph nodes
甲状腺	thyroid gland	颈内动脉	internal carotid artery
甲状腺上动脉	superior thyroid artery	颈内静脉	internal jugular vein
甲状腺下动脉	inferior thyroid artery	颈内静脉二腹肌淋巴结	jugulodigastric lymph nodes
尖淋巴结	apical lymph nodes	颈内静脉肩胛舌骨肌淋巴结	juguloomohyoid lymph nodes
肩峰	acromion	颈襻	ansa cervicalis
肩峰下囊	bursa subacromialis	颈前静脉	anterior jugular vein
肩胛冈	spine of scapula	颈前浅淋巴结	superficial anterior cervical lymph nodes
肩胛骨上角	superior angle of scapula	颈前深淋巴结	deep anterior cervical lymph nodes
肩胛骨下角	inferior angle of scapula	颈外侧浅淋巴结	superficial lateral cervical lymph nodes
肩胛区	scapular region	颈外侧上深淋巴结	superior deep lateral cervical lymph nodes
肩胛提肌	levator scapulae	颈外侧深淋巴结	deep lateral cervical lymph nodes
肩胛下动脉	subscapular artery	颈外侧下深淋巴结	inferior deep lateral cervical lymph nodes
肩胛下淋巴结(后群)	subscapular lymph nodes	颈外动脉	external carotid artery
肩胛线	scapular line	颈外静脉	external jugular vein
剑突	xiphoid process	颈支	cervical branches
腱滑膜鞘	synovial sheath of tendon	颈总动脉	common carotid artery
腱间结合	intertendinous connections	颈总动脉及颈外动脉	common carotid artery and external carotid artery
腱膜下间隙	subaponeurotic space		
腱纽	vincula tendinum	胫后动脉	posterior tibial artery
腱系膜	mesotendon	胫后静脉	posterior tibial veins
腱纤维鞘	fibrous sheath of tendon	胫前动脉	anterior tibial artery
浆膜心包	serous pericardium	胫前静脉	anterior tibial veins

胫神经	tibial nerve	盲肠	caecum
K		帽状腱膜	galea aponeurotica
颏孔	mental foramen	帽状腱膜下疏松结缔组织	subaponeurotic loose connective tissue
颏神经	mental nerve	眉弓	Superciliary arch
颏下三角	submental triangle	迷走神经	vagus nerve
髁突	condylar process	迷走神经前干	anterior vagal trunk
空肠	jejunum	面动脉	facial artery
眶上动脉	supraorbital artery	面肌	facial muscles
眶上静脉	supraorbital vein	面静脉	facial vein
眶上孔(眶上切迹)	supraorbital foramen（notch）	面神经	facial nerve
眶上神经	supraorbital nerve	面神经颈支	cervical branch of facial nerve
眶下动脉	infraorbital artery	拇长屈肌	flexor pollicis longus
眶下孔	infraorbital foramen	拇长屈肌腱鞘	tendinous sheath of flexor pollicis longus
眶下神经	infraorbital nerve	拇长伸肌	extensor pollicis longus
阔筋膜	fascia lata	拇长展肌	abductor pollicis longus
阔筋膜张肌	tensor fascia lata	拇短伸肌	extensor pollicis brevis
L		拇收肌后间隙	posterior space of abductor pollicis
阑尾	vermiform appendix	拇收肌鞘	compartment of abductor pollicis
阑尾动脉	appendicular artery	拇主要动脉	principal artery of thumb
阑尾静脉	appendicular vein	**N**	
阑尾系膜	mesoappendix	男性尿道	male urethra
肋	ribs	脑干	brain stem
肋弓	costal arch	脑脊液	cerebral spinal fluid
肋间臂神经	intercostobrachial nerve	脑膜	cranial meninges
肋间后动脉	posterior intercostal artery	脑膜中动脉	middle meningeal artery
肋间后静脉	posterior intercostal vein	脑神经	cranial nerve
肋间淋巴结	intercostal lymph nodes	内侧弓状韧带	medial arcuate ligament
肋间内肌	intercostales interni	内侧脚	medial crus
肋间内膜	internal intercostal membrane	内侧鞘	medial compartment
肋间神经	intercostal nerves	内脏大神经	greater splanchnic nerve
肋间外肌	intercostales externi	尿道括约肌	sphincter of urethra
肋间隙	intercostal space	尿道球腺	bulbourethral gland
肋间最内肌	intercostales intimi	尿生殖膈	urogenital diaphragm
肋胸膜	costal pleura	尿生殖膈上筋膜	superior fascia of urogenital diaphragm
肋纵隔隐窝	costodiaphragmatic recess	尿生殖膈下筋膜	inferior fascia of urogenital diaphragm
泪腺神经	lacrimal nerve	尿生殖区	urogenital region
梨状肌	piriformis	颞后板障静脉	posterior temporal diploic vein
联合腱	conjoint tendon	颞肌	temporalis
镰状韧带	falciform ligament	颞筋膜	temporal fascia
颅盖	calvaria	颞前板障静脉	anterior temporal diploic vein
颅骨外膜	pericranium	颞浅动脉	superficial temporal artery
颅后窝	posterior cranial fossa	颞浅静脉	superficial temporal vein
颅前窝	anterior cranial fossa	颞支	temporal branches
颅中窝	middle cranial fossa	女性尿道	female urethra
卵巢	ovary	女阴	female pudendum
卵巢静脉	ovarian vein	**P**	
M		膀胱	urinary bladder
脉络丛	choroid plexus	膀胱三角	trigone of bladder
蔓状静脉丛	pampiniform plexus	膀胱上动脉	superior vesical artery

膀胱下动脉	inferior vesical artery	髂总静脉	common iliac vein
膀胱子宫凹陷	vesicouterine pouch	髂总淋巴结	common iliac lymph nodes
腓肠内侧皮神经	medial sural cutaneous nerve	前臂后皮神经	posterior antebrachial cutaneous nerve
盆壁筋膜	parietal pelvic fascia	前臂内侧皮神经	medial antebrachial cutaneous nerve
盆部	pelvis	前臂屈肌后间隙	posterior space of antebrachial flexor
盆膈	pelvic diaphragm	前臂外侧皮神经	lateral antebrachial cutaneous nerve
盆筋膜	pelvic fascia	前臂正中静脉	median antebrachial vein
盆内脏神经	pelvic splanchnic nerve	前锯肌	serratus anterior
盆脏筋膜	visceral pelvic fascia	前列腺	prostate
皮肤	skin	前庭窝神经	vestibulocochlear nerve
脾	spleen	前囟点	bregma
脾动脉	splenic artery	前正中线	anterior median line
脾结肠韧带	splenocolic ligament	前纵隔	anterior mediastinum
脾静脉	splenic vein	浅筋膜	superficial fascia
脾淋巴结	splenic lymph nodes	腔静脉孔	vena caval foramen
脾曲	splenic flexure	腔隙韧带	lacunar ligament
脾肾韧带	splenorenal ligament	桥池	pontine cistern
Q		球海绵体肌	bulbospongiosus
奇静脉	azygos vein	屈肌支持带	flexor retinaculum
奇神经节	ganglion impar	屈肌总腱鞘	common flexor sheath
脐周静脉网	periumbilical venous rete	颧弓	zygomatic arch
气管	trachea	颧面神经	zygomaticofacial nerve
气管杈	bifurcation of trachea	颧颞神经	malar nerve
气管隆嵴	carina of trachea	颧支	zygomatic branches
气管旁淋巴结	paratracheal lymph nodes	**R**	
气管前间隙	pretracheal space	桡侧腕长伸肌	extensor carpi radialis longus
气管前筋膜	pretracheal layer	桡侧腕短伸肌	extensor carpi radial brevis
气管胸部	thoracic part of trachea	桡侧腕管	radial carpal canal
气管支气管淋巴结	tracheobronchial lymph nodes	桡侧腕屈肌	flexor carpi radialis
气管支气管上淋巴结	superior tracheobronchial lymph nodes	桡动脉	radial artery
气管支气管下淋巴结	inferior tracheobronchial lymph nodes	桡静脉	radial vein
髂耻弓	iliopectineal arch	桡神经	radial nerve
髂腹股沟神经	ilioinguinal nerve	桡神经浅支	superficial branch of radial nerve
髂腹下神经	iliohypogastric nerve	桡神经深支	deep branch of radial nerve
髂后上棘	posterior superior iliac spine	人字点	lambda
髂后下棘	posterior inferior iliac spine	肉膜	dartos coat
髂嵴	iliac crest	乳房	mamma
髂结节	tubercle of iliac crest	乳房悬韧带	suspensory ligament of breast
髂胫束	iliotibial tract	乳糜池	cisterna chyli
髂内动脉	internal iliac artery	乳头	mammary papilla
髂内静脉	internal iliac vein	乳突	mastoid process
髂内淋巴结	internal iliac lymph nodes	乳腺	mammary gland
髂前上棘	anterior superior iliac spine	软脑膜	cerebral pia mater
髂前下棘	anterior inferior iliac spine	**S**	
髂外动脉	external iliac artery	腮腺	parotid gland
髂外静脉	external iliac vein	腮腺管	parotid duct
髂外淋巴结	external iliac lymph nodes	腮腺咬肌筋膜	fascia parotidea masseterica
髂腰动脉	iliolumbar artery	三边孔	rilaleral foramen
髂总动脉	common iliac artery	三叉神经	trigeminal nerve

头皮	scalp	胃左动脉	left gastric artery
臀大肌	gluteus maximus	胃左动脉分支	branches of left gastric artery
臀大肌转子囊	trochanteric bursa of gluteus maximus	胃左静脉	left gastric vein
臀大肌坐骨囊	sciatic bursa of gluteus maximus	**X**	
臀筋膜	gluteal fascia	希尔顿白线	white line of Hilton
臀内侧皮神经	middle clunial nerves	膝关节动脉网	arterial rete of knee joint
臀上动脉	superior gluteal artery	膝降动脉	descending genicular artery
臀上静脉	superior gluteal vein	膝上内侧动脉	medial superior genicular artery
臀上皮神经	superior gluteal nerves	膝上外侧动脉	lateral superior genicular artery
臀上神经	superior gluteal nerve	膝下内侧动脉	medial inferior genicular artery
臀下动、静脉	inferior gluteal artery and vein	膝下外侧动脉	lateral inferior genicular artery
臀下动脉	inferior gluteal artery	膝中动脉	middle genicular artery
臀下皮神经	inferior gluteal nerves	下肺静脉	inferior pulmonary vein
臀下神经	inferior gluteal nerve	下颌后静脉	retromandibular vein
臀小肌	gluteus minimus	下颌角	angle of mandible
臀中肌	gluteus medius	下颌神经	mandibular nerve
W		下颌下三角	submandibular triangle
外侧弓状韧带	lateral arcuate ligament	下颌缘支	marginal mandibular branches
外侧脚	lateral crus	下极动脉	lower polar artery
外侧淋巴结(外侧群)	lateral lymph nodes	下腔静脉	inferior vena cava
外侧鞘	lateral compartment	下矢状窦	inferior sagittal sinus
豌豆骨	pisiform bone	下牙槽动脉	inferior alveolar artery
腕	wrist	下牙槽神经	inferior alveolar nerve
腕骨沟	carpal groove	下孖肌	inferior gemellus
腕管	carpal canal	下纵隔	inferior mediastinum
腕管综合征	carpal tunnel syndrome	纤维囊	fibrous capsule
腕后区	posterior region of wrist	纤维心包	fibrous pericardium
腕近侧纹	proximal wrist crease	小菱形肌	rhomboides minor
腕前区	anterior region of wrist	小脑扁桃体	tonsil of cerebellum
腕远侧纹	distal wrist crease	小脑镰	cerebellar falx
腕掌侧韧带	volar carpal ligament	小脑幕	tentorium cerebelli
腕中纹	middle wrist crease	小脑延髓池	cerebellomedullary cistern
网膜	omentum	小网膜	lesser omentum
网膜孔	omental foramen	小阴唇	lesser lip of pudendum
网膜囊	omental bursa	小隐静脉	small saphenous vein
尾丛	coccygeal plexus	小鱼际	hypothenar
尾骨肌	coccygeus	小鱼际筋膜	hypothenar fascia
胃	stomach	小指尺侧固有动脉	ulnar palmar artery of quinary finger
胃短动脉	short gastric arteries	小指伸肌	extensor digiti minimi
胃膈韧带	gastrophrenic ligament	斜方肌	trapezius
胃后动脉	posterior gastric artery	斜裂	oblique fissure
胃结肠韧带	gastrocolic ligament	心	heart
胃脾韧带	gastrosplenic ligament	心包	pericardium
胃网膜右动脉	right gastroepiploic artery	心包窦	pericardial sinus
胃网膜左、右淋巴结	left and right gastroomental lymph nodes	心包膈动、静脉	pericardlacophrenic artery&vein
胃网膜左动脉	left gastroepiploic artery	心包横窦	transverse sinus of pericardium
胃胰淋巴结	gastropancreatic lymph nodes	心包前淋巴结	anterior pericardial lymph node
胃右动脉	right gastric artery	心包前下窦	anterior inferior sinus of pericardium
胃左、右淋巴结	left and right gastric lymph nodes	心包腔	pericardial cavity

心包三角	paricardium triangle	旋前方肌	pronator quadratus
心包外侧淋巴结	lateral pericardial lymph node	旋前圆肌	pronator teres
心包斜窦	oblique sinus of pericardium	血-脑屏障	blood-brain barrier
星点	asterion	血管腔隙	lacuna vasorum
胸壁	thoracic wall	**Y**	
胸部	thorax	咽后间隙	retropharyngeal space
胸大肌	pectoralis major	延髓	medulla oblongata
胸导管	thoracic duct	眼神经	ophthalmic nerve
胸腹壁静脉	thoracoepigastric vcins	腰动脉	lumbar artery
胸骨	sternum	腰交感干	lumbar sympathetic trunk
胸骨后间隙	retrosternal space	腰静脉	lumbar vein
胸骨角	sternal angle	腰肋韧带	lumbocostal ligament
胸骨旁淋巴结	parastemal lymph nodes	腰肋三角	lumbocostal triangle
胸骨旁线	parasternal line	腰上三角	superior lumbar triangle
胸骨上间隙	suprasternal space	腰神经通道	the canals of lumbar spinal nerve
胸骨下角	infirasternal angle	腰升静脉	ascending lumbar vein
胸骨线	sternal line	腰下三角	inferior lumbar triangle
胸肌淋巴结(前群)	pectoral lymph nodes	咬肌	masseter
胸肩峰动脉	thoracoacromial artery	腋后线	posterior axillary line
胸交感干	thoracic pollion of sympathetic trunk	腋静脉	axillary vein
胸廓	thoracic cage	腋淋巴结	axillary lymph nodes
胸廓内动脉	internal thoracic artery	腋前、后襞	anterior and posterior axillary fold
胸廓内静脉	internal thoracic veins	腋前线	anterior axillary line
胸肋三角	stemocostal triangle	腋腔	axillary cavity
胸膜	pleura	腋鞘	axillary sheath
胸膜顶	cupula of pleura	腋区	axillary region
胸膜后界	posteriorline of pleural reflection	腋神经	axillary nerve
胸膜腔	pleural cavity	腋中线	midaxillary line
胸膜上膜	suprapleural membrane	胰	pancreas
胸膜下静脉	inferior pleura vein	胰管	pancreatic duct
胸膜隐窝	pleural recesses	胰颈	neak of pancreas
胸内筋膜	endothoracic fascia	胰十二指肠上后动脉	superior posterior pancreaticoduodenal artery
胸腔	thoracic cavity		
胸上动脉	superior thoracic artery	胰十二指肠上前动脉	superior anterior pancreaticoduodenal artery
胸外侧动脉	lateral thoracic artery		
胸腺	thymus	胰十二指肠下动脉	inferior posterior pancreaticoduodenal artery
胸腺三角	thymus triangle		
胸腰筋膜	thoracolumbar fascia	胰体	body of pancreas
胸主动脉	thoracic aorta	胰头	head of pancreas
胸总动脉	thoracic artery	胰尾	tail of pancreas
嗅球	olfactory bulb	乙状窦	sigmoid sinus
嗅神经	olfactory nerve	乙状结肠	sigmoid colon
旋肱后动脉	posterior humeral circumflex artery	乙状结肠动脉	sigmoid artery
旋肱前动脉	anterior humeral circumflex artery	乙状结肠系膜	sigmoid mesocolon
旋股外侧动脉	lateral femoral circumflex artery	翼丛	pterygoid plexus
旋后肌	supinator	翼点	pterion
旋髂浅动脉	superficial iliac circumflex artery	翼下颌间隙	pterygomandibular space
旋髂浅静脉	superficial iliac circumflex vein	翼静脉丛	pterygoid venous plexus
旋髂深动脉	deep iliac circumflex artery	翼内、外肌	medial and lateral pterygoid

阴部管	pudendal canal	右心室	right ventricle
阴部内动、静脉	internal pudendal artery and vein	右胸膜下界	inferior line of right pleural reflection
阴部内动脉	internal pudendal artery	右腰干	right lumbar trunk
阴部内静脉	internal pudendal vein	右叶间裂	right interlobar fissure
阴部神经	pudendal nerve	鱼际	thenar
阴部外动脉	external pudendal artery	鱼际间隙	thenar space
阴部外静脉	external pudendal vein	鱼际筋膜	thenar fascia
阴道前庭	vaginal vestibule	鱼际纹	radial crease
阴道前庭窝	vestibular fossa of vagina	**Z**	
阴道穹	fornix of vagina	脏腹膜	visceral peritoneum
阴蒂	clitoris	脏胸膜	visceral pleura
阴阜	mons pubis	展神经	abducent nerve
阴茎	penis	掌长肌	palmaris longus
阴茎背神经	dorsal nerve of penis	掌腱膜	palmar aponeurosis
阴茎浅筋膜	superficial fascia of penis	掌内侧肌间隔	medial intermuscular septum of palm
阴茎深筋膜	deep fascia of penis	掌浅弓	superficial palmar arch
阴囊	scrotum	掌浅支	superficial palmar branch
阴囊肉膜	scrotal dartos	掌深弓	deep palmar arch
阴囊中隔	scrotal septum	掌外侧肌间隔	lateral intermuscular septum of palm
隐静脉裂孔	saphenous hiatus	掌心动脉	palmar metacarpal arteries
隐神经	saphenous nerve	掌远侧纹	distal palmar crease
隐窝	recess	掌中隔	palmar intermediate septum
硬膜外隙(腔)	epidural space	掌中间隙	midpalmar space
硬脑膜	cerebral dura mater	掌中纹	middle palmar crease
硬脑膜窦(静脉窦)	sinus of dura mater	枕板障静脉	occipital diploic vein
幽门淋巴结	pyloric lymph nodes	枕大神经	greater occipital nerve
幽门螺杆菌	helicobacter pylori	枕动脉	occipital artery
右肠系膜窦	right mesenteric sinus	枕窦	occipital sinus
右段间裂	right intersegmental fissure	枕骨大孔	foramen magnum
右房室瓣	right artioventricular valve	枕静脉	occipital vein
右房室瓣听诊区	anscultatory area of right artioventricular valve	枕内隆凸	inlernal occipital protuberance
		枕下三角	suboccipital triangle
右肺动脉	right pulmonary artery	枕下神经	suboccipital nerve
右肺上叶支气管	right superior lobar bronchus	枕小神经	lesser occipital nerve
右肺下界	inferior border of right lung	正中动脉	median artery
右肺下叶支气管	right inferior lobar bronchus	正中裂	median fissure
右肺中叶支气管	right middle lobar bronchus	正中神经	median nerve
右肝上间隙	right suprahepatic space	正中神经返支	recurrent branch of the median nerves
右肝下间隙	right subhepatic space	正中神经掌支	palmar branch of median nerve
右膈神经	right phrenic nerve	支气管动脉	bronchial artery
右喉返神经	right recurrent laryngeal nerve	支气管肺段	bronchopulmonary segments
右结肠动脉	right colic artery	支气管肺淋巴结	bronchopulmonary lymph nodes
右淋巴导管	right lymphatic duct	支气管静脉	bronchial veins
右迷走神经	right vagus nerve	支气管树	bronchial tree
右上肺静脉	right superior pulmonary vein	支气管支	brochial
右锁骨下动脉	right subclavian artery	脂肪垫	branches fat pad
右头臂静脉	right brachiocephalic vein	脂肪囊	adipose capsule
右下肺静脉	right inferior pulmonary vein	直肠	rectum
右心房	right atrium	直肠膀胱凹陷	rectovesical pouch

左肝下后间隙	posterior left subhepatic space	左心室	left ventricle
左肝下前间隙	anterior left subhepatic space	左胸膜前界	anterior line of left pleural reflection
左膈神经	left phrenic nerve	左胸膜下界	inferior line of left pleural reflection
左喉返神经	left recurrent laryngeal nerve	左腰干	left lumbar trunk
左结肠动脉	left colic artery	左叶间裂	left interlobar fissure
左颈总动脉	left common carotid artery	左主支气管	left principal bronchus
左迷走神经	left vagus nerve	左最上肋间静脉	the best left intercostal vein
左上肺静脉	left superior pulmonary vein	坐骨大孔	greater sciatic foramen
左锁骨下动脉	left subclavian artery	坐骨肛门窝	ischioanal fossa
左锁骨下干	left subclavian trunk	坐骨海绵体肌	ischiocavernosus
左头臂静脉	left brachiocephalic vein	坐骨神经	sciatic nerve
左下肺静脉	left inferior pulmonary vein	坐骨小孔	lesser sciatic foramen
左心房	left atrium		

（济宁医学院　徐旭东）